U0216394

丛书编委会

◎主　编

　　　林允照（浙大城市学院）

◎主　审

　　　曾玲晖（浙大城市学院）

◎编　委（**按姓氏笔画排序**）

　　　王巧娜（宁波大学附属第一医院）

　　　叶志宇（宁波大学附属第一医院）

　　　田　旭（西班牙 罗维拉·维尔吉利大学）

　　　沈　健（杭州医学院）

　　　沈浩雯（浙大城市学院）

　　　沈嘉宇（浙大城市学院）

　　　陈　欢（浙大城市学院）

　　　陈佳佳（浙大城市学院）

　　　林允寿（宁波大学附属第一医院）

　　　林朦朦（浙大城市学院）

　　　柯羽菲（浙大城市学院）

　　　施敏敏（浙江中医药大学）

　　　姚佳薇（浙大城市学院）

　　　郭　丰（温州商学院）

　　　唐　棋（浙大城市学院）

浙江省社科联社科普及课题成果（22KPD23YB）
浙江省社科规划课题成果（22LLXC25YB）
浙江省教育厅科研项目（Y202351283）

 中国智慧康养科教创新研究丛书

◎主编 林允照
◎主审 曾玲晖

高龄长者
情感交互对话艺术

THE ART OF EMOTIONAL INTERACTION
AND DIALOGUE AMONG THE ELDERLY

林允照 施敏敏 郭 丰 著
林允寿 王巧娜 林朦朦 副著

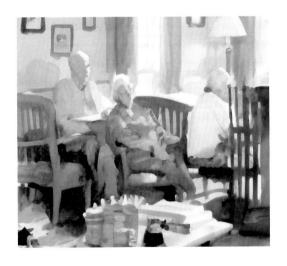

厦门大学出版社 国家一级出版社
XIAMEN UNIVERSITY PRESS 全国百佳图书出版单位

图书在版编目（CIP）数据

高龄长者情感交互对话艺术 / 林允照，施敏敏，郭丰著. -- 厦门：厦门大学出版社，2023.10
（中国智慧康养科教创新研究丛书）
ISBN 978-7-5615-8904-5

Ⅰ. ①高… Ⅱ. ①林… ②施… ③郭… Ⅲ. ①老年人-护理学-医学心理学 Ⅳ. ①R471

中国版本图书馆CIP数据核字(2023)第190523号

出 版 人	郑文礼
责任编辑	李峰伟
责任校对	郑鸿杰
美术编辑	李夏凌
技术编辑	许克华

出版发行　厦门大学出版社

社　　　址	厦门市软件园二期望海路 39 号
邮政编码	361008
总　　　机	0592-2181111　0592-2181406(传真)
营销中心	0592-2184458　0592-2181365
网　　　址	http://www.xmupress.com
邮　　　箱	xmup@xmupress.com
印　　　刷	厦门集大印刷有限公司

开本	787 mm×1 092 mm　1/16
印张	16.5
插页	2
字数	402 千字
版次	2023 年 10 月第 1 版
印次	2023 年 10 月第 1 次印刷
定价	59.00 元

本书如有印装质量问题请直接寄承印厂调换

厦门大学出版社
微信二维码

厦门大学出版社
微博二维码

习近平总书记在党的二十大作了题为《高举中国特色社会主义伟大旗帜 为全面建设社会主义现代化国家而团结奋斗》的报告。报告中的"一、过去五年的工作和新时代十年的伟大变革"这部分的第十项是:"我们深入贯彻以人民为中心的发展思想,在幼有所育、学有所教、劳有所得、病有所医、老有所养、住有所居、弱有所扶上持续用力,人民生活全方位改善……"党的二十大的胜利召开以及大会对党和国家今后发展前景的决策与践行,必将使"老有所养"的政策进一步落实,使包括老年人在内的人民群众的生活水平得到全方位提高。本书在编写过程中,按照二十大精神所阐述的"必须坚持在发展中保障和改善民生"的思想,对老人情感交互对话艺术进行了全方位梳理,响应"实施积极应对人口老龄化国家战略,发展养老事业和养老产业,优化孤寡老人服务,推进实现全体老年人享有基本养老服务"的号召,"老有所养"必将更加充实和丰富,老年人定能与全体人民一样生活得更美好。这正如习近平总书记在报告中说的:"人民群众获得感、幸福感、安全感更加充实、更有保障、更可持续,共同富裕取得新成效。"再者,在以习近平同志为核心的党中央领导下,我国践行积极应对人口老龄化的"中国方案",推动解决老年人养老、健康、精神文化生活、社会参与等方面的现实需求问题,努力满足亿万老年人对美好生活的新期待。按照习近平新时代中国特色社会主义思想,"要完善制度、改进工作,推动养老事业多元化、多样化发展,让所有老年人都能老有所养、老有所依、老有所乐、老有所安",在与老年人的情感交互对话中感知艺术之美,积极应对人口老龄化,构建养老、孝老、敬老政策体系和社会环境。

国家统计局数据显示,2022 年末,我国 60 岁及以上年龄人口达到 2.8 亿人,占全国总人口比重为 19.8%,65 岁及以上人口达到 2.1 亿人,占全国总人口比重为 14.9％。高龄长者的健康,除注重维护生理及四肢活动功能处于正常状态外,其情绪及心理素质也十分重要,这将会影响高龄长者的认知及社交活动,可引起老人忧郁问题及对生命意义的负面思考。

正是高龄长者在年轻时对国家所做的贡献,才能使今天的中国成长、壮大,两者之间有着不可分割的联系。但是高龄长者晚年离开了他们原先的工作岗位,社会地位及角色渐渐地被较为年轻的人所取代,有部分高龄长者会感怀身世,由此活得并不开心。

情感交互对话是一种有效的沟通方法,也是一种宜情交流,除增进对话者双方互相了解外,也可使双方因对话而增进感情;相对地,也可因对话的内容及语调产生不同的效果,所以对话也是一门艺术。

本书作者之一林允照,有多年的康养管理及教学经验,能用有趣而生动的例子,深入浅出地展现与高龄长者的最佳沟通方法,增加对高龄长者的深层了解,并达到互相尊重的效果。

在高龄长者保健及预防老人忧郁方面,情感交互对话能产生正向且积极的效果,更可鼓励高龄长者多参与老年社交活动,达到延年益寿、安享晚年的真正意义,对维护高龄长者身心健康与美好生活规划有重要成效。

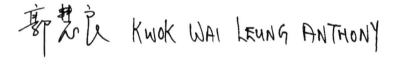

2023 年 5 月 19 日

香港东华学院医疗及健康科学学院副教授

香港中文大学医学院矫形外科及创伤学系客座助理教授

香港中文大学骨关节医学、康复及老年骨科理学硕士课程及公共卫生硕士课程论文导师

Preface 2

As the aging of society continues to accelerate, the quality of life and psychological well-being of older adults have become increasingly important concerns. Emotional interaction, as a crucial tool for social and psychological support, plays a vital role in helping older adults maintain a positive emotional state and foster social connections. This book aims to delve into the art of effective conversation and how it can assist older adults in achieving a more fulfilling and meaningful life, ultimately enhancing their happiness and life satisfaction.

The emotional needs of older adults are an immensely important and complex topic that requires a comprehensive consideration of their life backgrounds, psychological states, and social environments. These emotional needs encompass various aspects, including social interactions, respect, a sense of security, self-esteem, sharing experiences, psychological well-being, companionship, and individualized requirements. Meeting these needs is essential for enhancing their quality of life, promoting positive aging, and ensuring that they lead fulfilling and meaningful lives in their later years. Therefore, society and families should collaborate in focusing on and addressing the emotional needs of older adults, ensuring that they can enjoy dignified and joyful senior years. The emotional needs of older adults primarily are manifested in the following ways.

1. Loneliness and Social Needs

Older adults often face the challenge of loneliness. They may have lost their spouses or close friends, and retirement can lead to a loss of social circles with colleagues. Therefore, establishing connections with others and maintaining social relationships are crucial for them. Engaging in social activities, participating in community groups, volunteering, or joining senior clubs can help fulfill their social needs and alleviate feelings of loneliness.

2. Respect and Dignity

Older adults yearn to be treated with respect and dignity. They want to be seen as valuable individuals, not as useless or unimportant one. Demonstrating respect and dignity includes listening to their opinions, respecting their choices, and providing appropriate support and care without undue interference.

3. Security and Stability

With advancing age, physical health and financial stability can become uncertain. Hence, older adults need stability and a sense of security, including access to healthcare, financial security, and housing stability. Offering reliable support and information helps them feel safe and stable, meeting their need.

4. Self-esteem and Self-assurance

Older adults still desire to maintain their self-esteem and self-assurance. Encouraging their engagement in meaningful activities, providing opportunities for learning and growth, and helping them maintain a sense of self-worth are crucial for their psychological well-being.

5. Recollection and Sharing of Experiences

Older adults possess a wealth of life experiences and stories. They often desire to share these experiences with family, friends, and the community. Listening to their stories, interacting with them, and respecting their experiences enhance their emotional fulfillment.

6. Psychological Health Support

With age, some older adults may face mental health issues such as depression and anxiety. Providing psychological health support and therapy, as well as dispelling societal stigmas around mental health issues, helps meet their emotional needs.

7. Companionship and Care

Older adults often require the companionship and care of family members, friends, or professional caregivers. This companionship provides comfort and emotional support while also helping monitor their physical health and address daily life challenges.

8. Individualized Needs

Each older adult is unique, with emotional needs that can vary due to individual differences. Therefore, understanding their individual requirements, preferences, and values is crucial to providing personalized support and care.

Older adults are invaluable resources in society, possessing a wealth of life experiences and wisdom. However, they often grapple with loneliness and health challenges in their daily lives. In this fast-paced modern society, emotional interaction has become a crucial task when it comes to caring for older adults. Emotional interaction goes beyond simple verbal communication; it is a manifestation of care and respect that has profound effects on the psychological and physical well-being of older adults.

The lives of older adults are often constrained by health issues and social isolation. They may face life changes such as widowhood or children moving away, making them more susceptible to feelings of loneliness and depression. Emotional interaction, through kind words, caring gestures, and patient listening, can alleviate these negative emotions and enhance the quality of life for older adults.

Furthermore, emotional interaction positively impacts the physical health of older adults. Scientific research has shown that establishing positive emotional connections with others can reduce psychological stress, alleviate anxiety and depression, and even contribute to strengthening the immune system. Regular emotional interaction can ignite a sense of purpose in older adults, increase their self-awareness regarding their physical health, and thereby help prevent the onset of certain chronic illnesses.

In summary, emotional interaction is of paramount importance for older adults. It not only improves their psychological and physical health but also brings warmth and happiness into their later years. In the hustle and bustle of life, we should not forget to respect and care for those who have contributed to society. Through emotional interaction, we can add more colors and happiness to their twilight years.

Elizabeth Bautista

Dean and Professor
School of Nursing
Saint Louis University

目 录

第一章 高龄人群的心理效应类型与对应沟通艺术

任何组织都离不开沟通,有效的沟通受多种因素的影响。心理效应是沟通能否顺利进行的重要影响因素之一。心理效应既能带来积极影响,也能产生消极影响。只有学会正确地运用心理效应,与老年人建立有效的沟通,才能产生积极的沟通效果。

第一节 近因效应及沟通艺术

人们常说,第一印象很重要,殊不知,最近的印象也很重要。我们把这种机制作用下形成的印象称为近因效应(recency effect)。你最近看完的一部电视剧,令你印象最深刻的是第一集、中间的剧情还是大结局?夜深人静时,你回忆起多年未见的同窗好友,在你脑海中印象最深的,其实就是临别时的情景。

本节内容思维导图如图 1-1 所示。

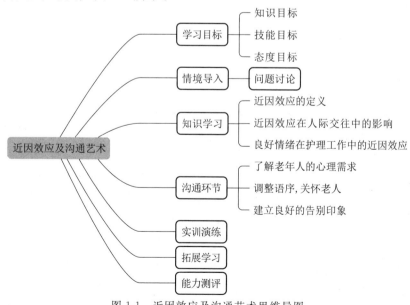

图 1-1 近因效应及沟通艺术思维导图

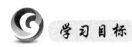 **学习目标**

知识目标：了解什么是"近因效应"；理解近因效应对决策和印象形成的影响；掌握如何利用近因效应来增强沟通的效果。

技能目标：能够识别和利用近因效应来引导他人的决策和观点；学会安排信息和事件，以便最近的内容更有影响力；掌握沟通艺术的技巧，包括非语言沟通、积极倾听和有效表达；能够应对不同的沟通情境，如面对面、书面、虚拟等。

态度目标：培养对近因效应的认识，以更加有意识地管理和引导他人的印象和决策；培养尊重他人观点和意见的态度，以建立更良好的人际关系；提高自身的沟通技能，以便更有效地与他人交流、合作和解决问题。

 情境导入

小赵是一家中高端养老机构新入职的员工，工作内容是协助活动管家进行老年人娱乐活动的策划与现场组织，包括每次活动前收集老年人的活动需求和意愿。作为新员工，小赵在工作中积极努力，对待老年人也很热情，谈吐风趣，常常逗得老人们哈哈大笑，很快成了机构内的"明星员工"。其中，李爷爷与小赵格外投缘。李爷爷的子女常年定居在国外，一年只能回国看望他一两次，久而久之，平日里李爷爷有什么需求，总会第一时间想到小赵，请他来解决。小赵也因为李爷爷对自己的这份信任，每次都尽心尽力，力求做到让李爷爷满意。

然而，这几天小赵发现李爷爷对自己冷淡了很多，碰面时也不像以前那样热情地与他打招呼，只是微微一笑就离开了，有什么困难都去找机构内其他工作人员帮忙。这令小赵很困扰，是不是自己哪里做得不够好？通过多方了解，小赵才明白，原来是上周在收集老人们的活动需求时，作为摄影发烧友的李爷爷提出举办一场郊外摄影比赛，以丰富老人们的文化娱乐活动。但小赵通过调查了解到机构内其他老年人对摄影的兴趣并不大，且大部分老年人并不擅长摄影，于是决定暂时搁置这项提议，并如实告诉李爷爷："您的活动开展不了，因为机构内其他人对摄影的兴趣不大。"这令李爷爷感到很失落，他对同住的王大伯说："唉，平时对小赵这么信任，这么好的提议他也不争取争取，下次有问题再也不找小赵了。"

小赵非常不理解："李爷爷这是怎么了？仅仅因为一次意见分歧，就能造成这么大的转变吗？"他决定向自己的上级领导陈主管请教，希望陈主管能帮他解决这个难题。

 问题讨论

1. 为什么小赵不能理解李爷爷的变化？

2. 近因效应是什么？在李爷爷身上是如何体现的？

3. 面对李爷爷的变化，小赵应该如何与他沟通？需要注意哪些问题？

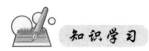

知识学习

一、近因效应的定义

近因效应由心理学家卢钦斯于 1957 年首次提出,指的是多种刺激出现的时候,印象的形成主要取决于后来出现的刺激。即在交往过程中,对他人最新的认识占了主体地位,掩盖了过去已经形成的评价,因此它也被称为新颖效应。

简单来讲,近因效应是系列位置效应(serial-position effect)的一部分,指的是当我们在记忆一系列内容的时候,相比于中间的内容,我们更容易回忆起结尾部分的现象。系列位置效应是指在一个系列学习(serial learning)中,人们能够更好地回忆开头和结尾部分的趋势。例如,在一场歌唱比赛中,结束时如果让大家回忆听到了哪些歌,除了那些发挥特别出色的,相比于中间的歌曲,比赛刚开始的歌和比赛结束前的那几首歌,肯定是最容易被大家回忆起来的。其中,更能回忆起开头的现象,叫首因效应(primacy effect);而更能回忆起结尾的现象叫近因效应,如图 1-2 所示。两者的差异分析见表 1-1,比较见表 1-2。

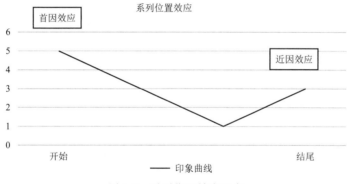

图 1-2　系列位置效应示意

表 1-1　首因效应和近因效应的差异分析

类　型	差　异
首因效应	是指开头刺激或信息记忆过于引人注目的认知偏差。举例来说,一个人如果读一份足够长的名单,他更可能只记得开头,而忘记中间的大部分。 这种现象被认为是由于短期记忆在一个事件序列的开头时远没有在中段和末端时那么"繁忙",与之相较,在开头就有更多的时间给短时记忆处理信息,使其转换进入长时记忆,从而足以保存更长时间
近因效应	是指末端刺激或信息记忆过于引人注目的认知偏差。例如,一位司机在高速公路之旅中看到了同样多的红色汽车和蓝色汽车,但如果在下高速的时候他看到的是一辆红色的汽车,那么他会认为这趟旅行中他见到了大量的红色汽车

表 1-2 首因效应和近因效应的比较

项 目	近因效应	首因效应
定义	倾向于记住最近发生的事情或信息,而忽视较早的事情	倾向于记住首次接触到的信息或事件,而忽视后续的信息
时间因素	影响范围通常在短期内,即对最近的印象和经历更为敏感	影响范围通常在长期内,即在较长的时间内保持对首次印象的影响
应用领域	在一次购物后,更容易记住最后一个购买的物品	首次见面时,对某人的第一印象可能会长期影响后续互动
影响因素	记忆的新颖性:新的信息或经历更容易引起注意和记忆	初始印象:首次接触的信息通常会对人们产生更深刻的印象
决策和评估	在短期内做出决策时可能会受到近因效应的影响	长期决策和评估可能受到首因效应的影响
信息处理	更关注当前信息,容易忽略较早的信息	对首次接触的信息更为敏感,可能更难改变首次印象

常见的印象形成效应如图 1-3 所示。

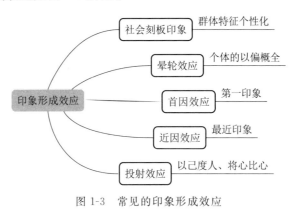

图 1-3 常见的印象形成效应

二、近因效应在人际交往中的影响

心理学研究证明,在与陌生人的交往中,第一印象的影响较大;但在与熟悉的人的交往中,往往近因效应的影响更大(图 1-4)。在经常接触、较为熟悉的人之间,彼此往往把最近一次的印象作为评价对方的依据,因此近因效应对人际交往的质量有着潜在影响。例如,当恋人发生争吵时,双方眼里再也看不到对方可爱的一面,脑中只剩下"他(她)做得不对"这个念头,从而导致无法对对方做出客观理性的评价;长期共事的同事间产生矛盾时,彼此会立马忘记对方的优点,虽不一定上升到争吵的地步,但心存不满也往往会对工作造成负面影响,使办公室内弥漫着一股"剑拔弩张"的氛围。清朝康熙年间文华殿大学士张英的老家与吴姓人家比邻而居,两家人为了造房争地皮产生了争执。张家人千里修书给张英,张英回复:"千里修书只为墙,让他三尺又何妨?万里长城今犹在,不见当年秦始皇。"于是,张家人立即主动把墙往后退了三尺。吴家深感惭愧,也马上把墙退后三尺,两家化干戈为玉帛。这正是近因效应的体现。

在近因效应的影响下,尤其是在与熟人的交往中,要特别注意近期的表现,要认真对待每一次的沟通和交往。千万不能因为彼此之间足够熟悉、交情匪浅就"忘乎所以、肆无忌惮"。言行不当,举止欠妥,以前积攒的友情就可能消失殆尽。为了与老年人建立有效的沟通,我们需要从近因效应的角度思考,寻找哪些印象是近因效应在起作用,哪些因素有利于沟通,哪些因素会阻碍沟通,运用近因效应与老年人建立有效的沟通模式。

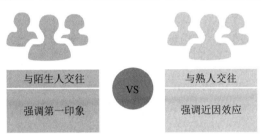

图 1-4　第一印象与近因效应

三、良好情绪在护理工作中的近因效应

在医院里,护士接触患者最多,其一言一行,一举一动,都对患者产生直接影响。作为护理人员,当你闷闷不乐或愠怒地走进病房,你的不佳情绪就会感染给患者,患者或萎靡不振,或担惊受怕,脑中枢处于紧张状态,接受护理时常处于被动状态;当你满面春风地走进病房,患者会在你的良好情绪影响下,产生一种轻松愉快的感觉,对接受护理、配合治疗满怀信心,这就是在护理工作中不可缺少的护患双方共建的一种良好情绪的"近因效应"。良好情绪产生的效果见表 1-3。

表 1-3　良好情绪产生的效果

良好情绪产生的效果	身体健康:良好情绪有助于降低慢性压力水平,减轻心理和生理紧张,有益于心血管健康,增强免疫系统功能
	心理健康:良好情绪有助于提高自尊心和自信心,减少焦虑和抑郁的风险,增强心理抵抗力
	社交关系:积极的情绪有助于建立更好的人际关系,增进亲密关系,提高合作和沟通能力
	工作和学业表现:良好情绪有助于提高专注力、创造力和解决问题的能力,提高工作和学业的成绩
	生活满意度:心情愉快的人更容易感到满足和幸福,享受生活中的积极体验
	身心平衡:良好情绪有助于维持身心平衡,更好地处理生活中的挑战和压力

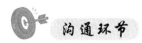 沟通环节

一、了解老年人的心理需求

人到老年,身心都在趋向老化。老年人的心理老化有其自身特点,在性格上显得焦虑、多疑、孤独。有时老年人并不会从正面提出意见,这就需要工作人员通过细节上的观察,了解老年人的内在需求。李爷爷之所以对小赵的印象转变如此之大,与小赵没能较好地把握李爷爷的内在需求有关系。李爷爷酷爱摄影,希望机构组织摄影比赛的愿望没有错,小赵从大局出发考虑摄影比赛可行性不大也没有错,但是否能换一种形式满足李爷爷的需求呢?比如外出活动时请李爷爷担当摄影师,并在活动结束后将照片在机构内展出,既考虑了全局,也满足了李爷爷的愿望。因此,作为养老服务人员,只有满足了老年人的内在需求,才能与老年人建立有效的沟通,使老年人更信任自己;相反,脱离了老年人的内在需求,无论提供的服务如何丰富,都只是一个包装漂亮的空壳而已。

二、调整语序,关怀老人

说话顺序在语言表达中的作用很大,不同的语序,往往代表不同的意义。举个通俗的例子,"狗咬人"不算个新鲜的新闻,但换成"人咬狗"则是个稀罕的新闻。在我们日常的沟通交流中,常常是结束时的那句话奠定了整段话的感情基调。例如,老师告诉孩子的家长说:"你的孩子很聪明,但就是不爱学习,聪明劲儿都用在玩耍上了。"虽然一开始先夸了孩子,家长听了很开心,但老师话锋一转,最后一句其实是数落了孩子的缺点,令家长对孩子的缺点记忆深刻。但若老师说"你的孩子虽然调皮喜欢玩耍,但很聪明,好好引导肯定会有很大进步",则意义完全不同。同样的语句内容仅仅因为顺序的变化,就影响了意思的表达。

所以,语言表达时要考虑近因效应的影响,多从老年人的内心需求出发,在理解、关心、体贴的基础上组织语言,热情主动,只有这样才能和老年人建立起良好的关系,获得老年人情感上的认可。如在情境导入中,小赵对李爷爷说:"您的活动开展不了,因为机构内其他人对摄影的兴趣不大。"虽是事实,但难免给人一种消极否定的态度,若改成:"您的提议很好,但因为咱们机构内懂摄影的老年人不多,所以大家报名兴趣不大。下次我们考虑开展一个学习摄影的活动,等大家都学会了,就可以开办比赛了!"尽管最后李爷爷的提议被搁置了,但后者明显给人一种更积极肯定的态度。

三、建立良好的告别印象

人们在交往过程中,常常利用近因效应维护自身的形象。例如送别友人时,人们都会精心打扮自己,以期在朋友心目中留下美好的印象。在情境导入中,小赵除了要理解李爷爷的心理需求,也不能忽略与李爷爷的告别方式,通过告别强化对李爷爷关心、关爱的印象,可以让其从心理上得到满足。比如在告别的时候,请李爷爷注意身体,给他一个温暖

的拥抱,并告知有任何困难都可以找自己,等等。

 实训演练

蔡阿姨因糖尿病、高血压住院,护士小洁在午餐前为她发药。"蔡阿姨,今天感觉怎么样?这是降糖药,您要与第一口饭同服。"护士小洁的解释很清楚,蔡阿姨按照小洁的要求服药了,但蔡阿姨很疑惑,自己的降压药还没发呢。午餐后,蔡阿姨见小洁还没有拿来降压药,忍不住打铃叫来小洁问:"你刚刚落了一种药吧?我记得医生还给我开了降压药。"小洁微笑着说:"哦,您记得很清楚啊,是还有一种,餐后半小时服用,我正准备给您拿来。因为降糖药和降压药的服用时间不同,怕您不好区分,没有同时发给您。"

 请思考

1. 护士小洁在跟蔡阿姨的沟通中是否存在问题?请简要阐述。
2. 如果是你,会如何把握好近因效应,跟蔡阿姨结束对话?

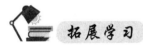 **拓展学习**

小陈刚刚大学毕业,到一家企业应聘,但没有被录用。不过在小陈离开那家企业时,人事主管亲自将小陈送出了办公室,并善意地为小陈提出了改进的建议。人事主管善待小陈的举动给小陈留下了很深的印象,特别是在离开时,主管与小陈的握手、微笑,都充分表达了对小陈的尊重,令他非常感动,深深地印在了他的脑海里,因为在此前的应聘过程中小陈已经遭受了太多的冷遇。后来通过努力,小陈在另一家企业成功应聘,后得知所在公司和之前这家公司在业务上有合作,由于此前那位主管给小陈留下了好印象,小陈成了两家企业之间的"润滑剂",两家公司的合作一直很愉快,实现了双赢。

由此可见,近因效应在职场中的运用也是非常有效的。职场人士若能利用近因效应的原理,把握好每一次的交往,把每一次新的交往都当成一次机遇,不断将之前留给对方的印象进行改写和更新,那么自己的人脉关系、人际评价也将逐渐积蓄为巨大的宝藏。对大学生而言,利用好近因效应,将对未来职业生涯中人际关系的改善带来意想不到的益处。

 能力测评

本次任务可根据上述知识点及模拟与李爷爷沟通的情况来开展能力测评,可从知识学习、技能要求和职业态度三个方面开展评价(表1-4)。

表 1-4　能力测评

项　目	测评标准		得　分
知识学习(20分)	是否掌握理论知识(5分)		
	有无针对模拟情境提出潜在的心理评估要点(5分)		
	能否针对模拟情境给出结局方案(10分)		
技能要求(50分)	模拟沟通是否恰当、规范(40分)	沟通前准备是否充分(了解老年人的背景情况)(10分)	
		是否确认需求(分析老年人的心理需求)(10分)	
		是否运用近因效应和相关沟通艺术(调整语序,关怀老人)(15分)	
		建立良好的告别印象(开展后续工作)(5分)	
	沟通过程中有无发现或者提出问题(5分)		
	跟老年人是否有互动(5分)		
职业态度(30分)	沟通时是否尊重老人,微笑面对老人(10分)		
	与老人沟通时语气是否温柔,语速是否适中,吐字是否清晰(10分)		
	是否能进行有效的沟通,达到沟通的目的(10分)		
总分(100分)			

第二节　晕轮效应及沟通艺术

俄国著名诗人普希金的妻子娜塔丽娅是"莫斯科第一美人"。在普希金眼里,一个美丽的女人也必然有非凡的智慧和高贵的品格,然而事实并非如此。婚后普希金每次将自己的诗读给娜塔丽娅听时,她总是不耐烦地捂着耳朵说:"不听！ 不听！"相反,她总是要求普希金陪她游玩,参加各种晚宴、舞会。普希金为了她放弃了诗歌创作,结果债台高筑,甚至还为了她与人决斗而丢掉了生命,一颗文学巨星就这样过早地陨落。普希金的这种心理现象被称为晕轮效应(halo effect)。

其实,晕轮效应在日常生活中也经常出现。如有的人特别喜欢一个明星,只要是该明星主演的电影,无论内容如何都会第一时间去看,并给予极高的赞美。"爱屋及乌""情人眼里出西施"等说的正是晕轮效应的典型表现。那么,在与老年人的沟通中晕轮效应是如何起作用的呢?

本节内容思维导图如图 1-5 所示。

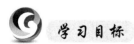
学习目标

知识目标:掌握晕轮效应的定义;掌握晕轮效应对人际交往的影响。

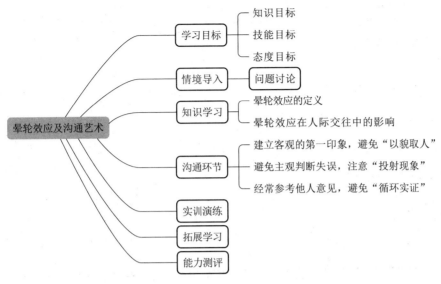

图 1-5　晕轮效应及沟通艺术思维导图

技能目标：能够根据晕轮效应判断印象形成中的偏见，避免偏见的发生；能够客观认识老年人的第一印象。

态度目标：具备关心、体贴的情感，在与老年人的沟通中恰当地运用心理效应和沟通艺术，真诚地与老年人沟通。

 情境导入

刘阿姨退休前是当地某小学的教师，工作上一直深受领导和同事的好评。自打去年退休后，她就赋闲在家。习惯了原先忙碌的生活节奏，退休后的刘阿姨觉得生活一下子变得单调起来。一次偶然的机会，刘阿姨从微信群里认识了一位富有文化和口才的"张老师"。在受邀参加了几次"张老师"的讲座后，刘阿姨深受鼓舞，并且非常崇拜这位"张老师"。凡是"张老师"讲的话，她都奉为金科玉律，推荐的保健产品则统统买回家……直到电视台曝光了"张老师"所在的传销组织后，她才恍然大悟，原来自己过去是"晕"了。

 问题讨论

1.什么是晕轮效应？

2.在刘阿姨和"张老师"的交往中，晕轮效应是如何起作用的？

3.如果你是刘阿姨的子女，会如何与刘阿姨沟通，帮助她客观地认识"张老师"的言行？

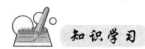 **知识学习**

一、晕轮效应的定义

20世纪20年代,美国著名心理学家爱德华·李·桑代克首次提出晕轮效应。他认为,人们对人的认知和判断常常只从局部出发,扩散而得出整体印象,即所谓的"以偏概全"。正如日、月的光辉,在云雾的作用下扩大到四周,形成一种光环作用,因而晕轮效应也称作"光环效应"或"成见效应"。晕轮效应是在人际交往过程中形成的一种夸大的社会现象,如果一个人被标明是好的,他就会被一种积极肯定的光环所笼罩,并被赋予一切都好的品质;如果一个人被标明是坏的,他就会被一种消极否定的光环所笼罩,并被认为具有各种糟糕的品质。

二、晕轮效应在人际交往中的影响

在日常生活中,晕轮效应往往悄悄地影响着人们对他人的认知和评价。有时候晕轮效应会对人际关系产生积极作用。比如,某个员工虽然工作能力一般,但做事勤快、可靠,深受领导信任。因此,当公司有重大项目要上时,领导总会第一时间想到这个员工。而晕轮效应的最大弊端就在于以偏概全。比如,有的老年人对年轻人的个别缺点,或生活习惯、衣着打扮看不顺眼,就认为他们一定没出息;当我们得知某位名人被媒体曝光丑闻时,总是非常惊讶,而事实上我们只是被该名人在荧幕或媒体上展现的那圈"光环"给弄"晕"了,他(她)真实的人格我们并不知晓,仅仅是推断的。晕轮效应是一种以偏概全的主观心理臆测,其错误在于:第一,它容易抓住事物的个别特征,习惯以个别推及一般,就像盲人摸象一样,以点代面;第二,它把并无内在联系的一些个性或外貌特征联系在一起,断言有这种特征必然会有另一种特征;第三,它说好就全部肯定,说坏就全部否定,这是一种受主观偏见支配的绝对化倾向。总之,晕轮效应是人际交往中对人的心理影响很大的认知障碍,我们在交往中要尽量地避免和克服晕轮效应的副作用。

心理学家戴恩曾经做过这样一个实验:他让被试者看一组照片,照片上的人有的富有魅力,有的魅力中等,有的毫无魅力。接着让被试者在与魅力无关的特点方面对这组人进行评价。结果显示,被试者对有魅力的人比对无魅力的人赋予了更多理想的人格特征,如沉着、和蔼、善于交际等。这在生活中,其实就是一种"以貌取人"的表现,也体现了对初识者的一种晕轮效应。在对不太熟悉的人进行评价时,晕轮效应体现得尤其明显。

美国著名的心理咨询专家莱特博士认为:"老年人害怕失去权力,喜欢坐在方向盘后面,宁可翻地图也不愿去问。"然而,残酷的现实往往令他们感到焦虑,因此老年人更倾向于获得"导师"的指点,并发展为盲目崇拜。当老年人遇到懂得搞关系的推销人员时,往往无法自持,容易出现晕轮效应。"张老师"便是刘阿姨心目中的"导师",她认为只要是"张老师"讲的话都是对的,只要是"张老师"推销的产品都是健康的、安全的,从而失去了理性、客观的评判能力。作为养老服务人员,在与老年人交往中应避免晕轮效应的影响,以免陷入以偏概全的误区。

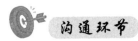

一、建立客观的第一印象,避免"以貌取人"

对于第一次接触的老年人,服务人员应建立起客观的第一印象,不能仅根据老年人的年龄、学历、职业、经济状况等因素对其做出先入为主的评价,并将这个印象持续保留下去。比如,第一次见面时对老年人产生"老人看着不苟言笑,一定很威严,不易亲近"的印象,就不利于客观认识这位老人,也不利于良好沟通关系的建立,在后期的接触过程中也会不由自主地以"不易亲近"去解释老人的其他行为表现。因此,我们在跟老年人的沟通中,应客观、理性地对待第一印象,抱着开放的心态,在深入接触过程中逐渐改变甚至推翻第一印象。

二、避免主观判断失误,注意"投射(projection)现象"

在认知和评价的形成过程中,评价者自身的心理特质也在悄悄地发挥影响。每个养老服务人员都是独立的个体,都有自己独特的心理特质。比如,有的人个性积极乐观,凡事总是习惯从好的一面去解释别人;而有的人因为自身经验的关系,更倾向于从负面角度去判断别人的行为,这种把自己的某些心理特点附加给对方的现象,就是"投射现象"。"投射现象"的发生往往比较隐蔽,不易引起我们的注意,如没有进行及时深刻的反思,很可能导致晕轮效应,对老年人产生偏见。

例如,小杨在一家养老机构担任生活管家一职,负责协调与管理老年人的日常生活服务。小杨开朗热情,和老年人非常亲近,常喜欢和他们开玩笑。其中一些个性外向、言谈风趣的老人令小杨印象深刻,小杨也更愿意与他们交谈;而对于一些个性内向、不善言谈的老人,在沟通中小杨则好像总是少了一点热情。其实,这就是"投射现象"导致的晕轮效应,小杨天然地喜欢亲近一些与自己个性相近的老年人,而对于那些与自己个性差异较大的老年人则显得疏远。作为养老服务人员,这在工作中是需要避免的。

三、经常参考他人意见,避免"循环实证"(cycling demonstration)

心理学研究发现,当一个人对他人产生偏见后,常常会得到自动的证实。比如,当你怀疑一个人时,久而久之,对方也会有所察觉,并对你产生戒心,而对方的这种情绪的流露,又反过来使你坚信自己最初的判断。显然,这是一个互相加深成见的循环往复的过程,并不利于沟通和良好关系的建立。所以在与人沟通时,我们应多听听他人的意见,自觉地对自身的态度与行为进行反思,尽可能地避免主观性的判断,走出晕轮效应的迷宫。

 实训演练

孙爷爷,72岁,退休工人,初中文化程度。孙爷爷结婚已有50多年,一直与老伴居住在一起,两人感情十分深厚。去年,孙爷爷的老伴因病去世,这对他打击很大,常常一个人在家睹物思人,默默流泪。孙爷爷的两个子女因为都定居在外地,担心他一人在家无人照顾,心情过度伤悲,便将他送到养老机构居住。

孙爷爷刚到机构的时候,是工作人员小刘负责接待的。她隐隐约约听到家属在聊天,原来在送孙爷爷来机构之前,他们曾经请过两个保姆负责照顾他的生活起居。但孙爷爷不善言谈,也不习惯与他人相处,所以没过多久就辞退了保姆。这让小刘隐约觉得孙爷爷应该不易相处。果然,在接下来的时间里,孙爷爷基本上不会主动和其他老人或是工作人员聊天,有时还因为小事与同住的老人发生争执,好像又进一步验证了小刘对孙爷爷不易相处、不够随和的印象。

请思考

1. 小刘对孙爷爷的印象是否客观?印象在形成过程中受到哪些因素影响?
2. 如果你是小刘,应如何避免晕轮效应的影响,客观地认识孙爷爷?

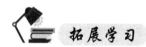 **拓展学习**

美国心理学家凯利曾经在麻省理工学院做过一个实验:他请一位研究生来给两个班的学生上课。上课之前,凯利向一个班的学生介绍这位研究生具有热情、勤奋、务实、果断等品质,而向另一个班的学生介绍时,把"热情"换成了"冷漠",其余各项都相同。当然两个班的学生彼此并不知道。两种介绍产生的差别是:下课之后,前一个班的学生与研究生一见如故,亲密攀谈;另一个班的学生对他却敬而远之,冷淡回避。可见,仅介绍中的一词之别,竟会影响到整体的印象。当学生戴着这种有色眼镜去观察代课者时,这位研究生就被罩上了不同色彩的晕轮。

从这个角度来说,利用晕轮效应留下美好的第一印象,有利于营造良好的气氛。正如歌德所说:"人们见到的,正是他们知道的。"

 能力测评

本次任务可根据学生听课及模拟与刘阿姨沟通的情况对学生开展测评,可从知识学习、技能要求和职业态度三个方面开展测评(表1-5)。

表 1-5 能力测评

项 目	测评标准		得 分
知识学习(20分)	是否认真听老师讲课(5分)		
	听课过程中有无提出问题(5分)		
	能否回答老师提出的问题(10分)		
技能要求(50分)	模拟沟通是否恰当、规范(40分)	沟通前准备是否充分(了解老年人的背景情况)(10分)	
		是否客观认识老年人的第一印象(避免偏见的发生)(10分)	
		是否运用晕轮效应和相关沟通艺术(避免"投射现象"和"循环实证")(15分)	
		共同实施(开展后续工作)(5分)	
	沟通过程中有无发现或者提出问题(5分)		
	跟同学、老师是否有互动(5分)		
职业态度(30分)	沟通时是否尊重老人,微笑面对老人(10分)		
	与老人沟通时语气是否温柔,语速是否适中,吐字是否清晰(10分)		
	是否能进行有效的沟通,达到沟通的目的(10分)		
总分(100分)			

第三节 定式效应及沟通艺术

心理学中有个非常有趣的实验,把鲅鱼和鲦鱼养在一个水池里,中间用玻璃板将它们隔开。一开始,鲅鱼见到鲦鱼就会飞快地游去,想吃到鲦鱼,结果一次次地撞在玻璃板上。几天后,英勇的鲅鱼已经被撞得"头破血流",便再也不向玻璃板对面游了。此时,心理学家把玻璃板抽去,使鲅鱼和鲦鱼混游在一起。有趣的事情发生了,鲦鱼即使游到鲅鱼的跟前,鲅鱼也不去尝试吃鲦鱼了。这是定式效应对鲅鱼思维的影响,使鲅鱼得了一种"恐鲦症"。在人际交往与沟通中,定式效应的影响更为广泛。除了思维,感知、记忆、社会态度等都可能受到来自定式效应的影响。

本节内容思维导图如图 1-6 所示。

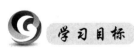 学习目标

知识目标:掌握定式效应的定义;掌握定式效应对人际交往的影响。

技能目标:能够识别常见的对老年人的刻板印象;能够利用定式效应与老年人进行有

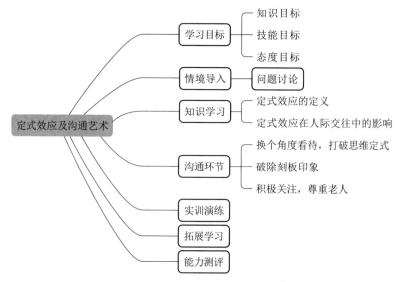

图 1-6　定式效应及沟通艺术思维导图

效沟通。

态度目标：具备关心、体贴的情感，在与老年人的沟通中恰当地运用心理效应和沟通艺术，真诚地与老年人沟通。

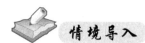

小可是某高校老年服务与管理专业的一名大一新生，在老师的组织下，周末她与班里其他几个同学一同前往当地一家养老机构为老年人提供志愿服务。活动结束后，小可感慨很多，以下是她撰写的活动体会：

此次养老院一行让我感慨很多。我们去的养老院，条件比想象中要好很多，里面的设施非常齐全。我们在养老院里主动与老人聊天、谈心，真切的关怀令老人很是感动。老人给我们讲了很多他们以前的事情，有的老人讲着讲着情不自禁地流下了眼泪。最令我印象深刻的是，当我们问老人："您现在过得幸福吗？"他们每一个都回答很幸福，在养老院里待得很快乐，没有烦恼。这让我们很惊讶，因为我们普遍认为没有孩子的陪伴，老人家会很落寞。而事实正相反，他们对待生活积极乐观，每天过得很充实，也非常享受现在的生活。这次活动使我对养老行业有了很大的信心，希望以后在这个行业能尽自己的力量去帮助老人。

 问题讨论

1. 你印象中的"老年人"一般具有哪些特征，请用 10 个形容词进行描述。
2. 案例中的老年人与你印象中的老年人是否有区别？

3.什么是定式效应？在小可身上有哪些体现？

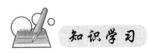 知识学习

一、定式效应的定义

定式效应(fixed effect)是指有准备的心理状态能影响后继活动的趋向、程度及方式。随着这个理论的发展,我们不仅可以用定式这个概念来解释人们在感觉、知觉、记忆、思维等方面的倾向,而且可用这一概念解释人们在社会态度方面的倾向。其中,人们对某一类人或事物产生的比较固定、概括而笼统的看法也称为"刻板印象"。

原型和定式的区别与联系见表1-6。

表1-6 原型和定式的区别与联系

项 目	原 型	定 式
区别	理想的概念化,倾向于基于多个类别的成员,而不仅限于一个或几个范畴	倾向于围绕特性化的观点,用非大众化的概念来单方面地代表全部
	是人们更深层次的理想化认识	人们对事物的片面认识
联系	原型在一定条件下可转化为定式	

二、定式效应在人际交往中的影响

定式效应的存在可以帮助我们在从事一些活动或工作时达到相当熟练的程度,甚至达到自动化,从而提高工作效率。但同时,定式效应的存在也会限制我们的思维,使我们只用常规方法去解决问题,从而带来一些消极的影响,"恐鲞症"就是一种典型的思维定式表现。在人际交往中,若习惯于用定式思维去看待与处理事务,或是想当然地由"部分推全部",在对陌生人形成最初印象时,就容易产生错误的判断(图1-7)。小品《主角与配角》中"配角"朱时茂说陈佩斯:"就你那模样,一看就是个反面角色……"然后说自己:"看我穿上这身衣服,起码也是个地下工作者呀……"这是从外貌上形成的思维定式。

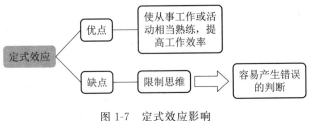

图1-7 定式效应影响

刻板印象一经形成,就很难改变。因此,在日常生活中,一定要考虑到刻板印象的影响。例如,我们总是习惯于给老年人贴上"固执""保守""谨慎""灵活性差""适应能力下

降""以自我为中心""孤独""好管闲事"等标签(图1-8),但这仅仅是老年群体整体上比较常见的一些表现,若把这些标签统统安在某一个老人身上,就极容易形成与事实不符的判断。情境导入中的大学生小可认为养老机构的老年人幸福感一定不高,没有子女的陪伴应该会感觉到非常孤独,其实就是一种先入为主的错误判断。

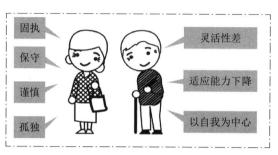

图1-8　贴标签行为

　　一些研究显示,亚洲人对老年群体的老化刻板印象更加消极。2001年Harwood等人对中国、菲律宾、日本、韩国等地的青年人与美国、澳大利亚、加拿大、新西兰等地的青年人进行调查,前四者认为老年人更缺乏活力。在我国社会,老年人常被视为社会的弱势群体。但事实上,老年人在外表上虽然逐渐老化,但他们在智慧上有更多的积累,与年轻人相比更富有社会经验和人生阅历。因此,在与老年人的沟通交往过程中,应注意打破思维定式,避免刻板印象的形成。刻板印象的类型见表1-7。

表1-7　刻板印象的类型

类　型	内　容
种族刻板印象 (ethnic stereotypes)	对某一种族群体共有的品质特征的归纳综合
性别刻板印象 (gender stereotypes)	指大众对男性和女性的看法,包括个性特征、角色行为、外表和职业等方面
年龄刻板印象 (age stereotypes)	学者主要围绕老年人展开研究
地域刻板印象 (regional stereotypes)	人们对来自不同地区的人群特征进行评论
容貌刻板印象 (physical Attractiveness stereotypes)	人们根据容貌特点推断他人的人格特质、社会地位、未来发展等方面内容
职业刻板印象 (occupational stereotypes)	包括种族职业刻板印象、性别职业刻板印象、外貌职业刻板印象、语言职业刻板印象和社会经济地位职业刻板印象

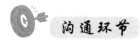

沟通环节

一、换个角度看待，打破思维定式

从前，有个农夫丢失了一把斧头，怀疑是邻居的儿子偷盗的，于是观察他走路的样子、脸上的表情，感觉从言行举止看，他怎么都像是个偷斧头的贼。后来农夫在深山里找到了丢失的斧头，当他再看邻居儿子时，竟觉得对方的言行举止中没有一点偷了斧头的模样。这则故事非常生动地描述了农夫在思维定式作用下的心理活动过程。在人际交往中，思维定式常常会阻碍我们正确地认知他人，最终导致偏见和成见。而打破定式效应最有效的方法就是摆脱旧有的思维习惯，勇于用新的眼光看待问题。司马光救人没有采用费劲的方法把人从缸中直接拉出来，而是采取了砸缸的方法，更简单，见效更快，靠的就是打破定式思维。所以，我们要学会换个角度看人、看事，用"士别三日，当刮目相看"的态度去看待，避免一味地用老眼光待人处事。

二、破除刻板印象

在人际交往中，我们要有意识地克服惯性思维的弱点，实事求是地评价与看待对方。但刻板印象往往会带来负面效应，如种族偏见、民族偏见、性别偏见等，它常使人以点代面，固化地看人，从而导致判断上的偏差和认识上的错觉。比如，面对职业为教师的老人，便认为他"文质彬彬、爱说教"；碰到职业为商人的老人，就认为他"精于算计、唯利是图"；等等。人的性格类型是丰富多样的，仅以性别、职业、年龄等来分类认知是一种懒人思维。要破除这种刻板印象就要求养老服务人员主动地多接触、多了解每一位老人，只有了解对方的兴趣、爱好、人生经历等，对对方的认知才会更全面客观。

思维定式与思维定势的定义与举例见表1-8。刻板印象内容模型两维假设见表1-9。

表 1-8　思维定式与思维定势

项　目	定　义	举　例
思维定式	人们长期形成的程序化考虑和解决问题的固定思维方式	我平常芹菜买来后都会把叶子去掉，今天我看了一个养生视频，里面提到芹菜叶也是可以食用的，且其含有的维生素、膳食纤维以及某些微量元素指标高于茎，我便尝试以后芹菜叶和茎一起炒。这次，我清洗完芹菜后，无意当中开始去掉芹菜叶，等我意识到上次养生视频提到的内容后，芹菜叶早已快摘干净了
思维定势	人们受原来的生活经历的影响而形成的惯性思维	给你看两张照片，一张照片上的人衣着整洁高雅，另一张照片上的人打扮粗俗，告诉你其中有一个人是罪犯，让你猜是这里的哪张照片，很多人都会选择后者

表1-9　刻板印象内容模型(stereotype content mode，SCM)两维假设

项　目	群体特征	唤起情绪	行为取向	群体举例
低热情低能力	社会地位低 缺乏竞争力	轻视/贬低/嫌弃	攻击/反抗	药物滥用者/吸毒者
低热情高能力	社会地位高 具有竞争力	忌妒/羡慕	合作/联系	亚裔/犹太人/富人
高热情低能力	社会地位低 缺乏竞争力	可怜/同情	忽略/漠视	穷人/残疾人/家庭妇女
高热情高能力	社会地位高 具有竞争力	自豪/赞美/钦佩	帮助/保护	中产阶级/大学生

三、积极关注，尊重老年人

尊重老年人不仅体现在日常礼仪规范上，更体现在尊重老年人的真实想法和感受上。在与老年人的沟通过程中，要学会倾听，更要善于倾听，注意对方的非语言表达，以及对方透露出来的"弦外音"等，从而更准确地把握老年人的主要意思和真实感受。比如，年轻人认为老年人的行动能力与自理能力下降，应注意养生，在家享清福，跳广场舞，逗鸟下棋，不要太辛苦。但实际上，许多老年人在退休后闲不下来，开始另一番事业。对于这部分老年人，他们追求的是人生价值的不断探索和实现，强调的是自己作为个体的需求。日本是老龄化情况最为严峻的国家之一，也是最长寿的国家之一，在解决老年人再就业问题上走在世界前列。更多的用人单位发现，所有的"银发族"都是珍贵资源，可以转化为商业财富。因此，我们应理解并尊重有这些需求的老年人。

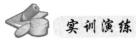 实训演练

这是一段养老院工作人员小王和李爷爷的对话。

小王："李爷爷，您近来住得还习惯吗？身体怎么样？"李爷爷："还可以，身体一切都好。虽然70多岁了，但自己感觉精力充沛，养老院后门那里有块地荒着，我还在那里种了点蔬菜。"小王："哎，李爷爷，您都退休了，该享享清福了，种菜什么的就别忙乎了。"李爷爷："别看我70多岁了，体力还是有的，干那点活不费劲的。"小王："您看隔壁房的陈大爷，退休了就下下棋，写写书法，多轻松啊。您还去种菜，太辛苦了啊。"李爷爷："噢，我就是想找点事情做而已，真让我闲下来还不习惯。"

请思考

1. 小王和李爷爷的对话体现了小王对老年人的哪些刻板印象？
2. 如果你是小王，在沟通中应该注意哪些问题？

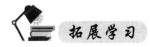拓展学习

刻板印象对自我发展的影响包括积极和消极两个方面。老年刻板印象中较为积极的认知有老年人热衷健康医疗、休闲娱乐、饮食养生、宗教信仰方面的活动；负面的认知通常有寂寞孤独、行动力与适应力低下、思想保守，特别是将部分老年人定型为唠叨的、无理性的、吝啬的、控制欲强的消极形象。老年刻板印象的正向特征如慈爱、慷慨、智慧、独立、健康等，能对老年人的行为给予积极的刺激，帮助老年人继续实现自我价值。但事实上，老年刻板印象的负向特征如固执、邋遢、迟钝等对老年人产生的负面影响比正面影响要大得多。

与定式相关的其他词见表1-10。

表1-10　与定式相关的其他词

思维定式（mindset）	指人们的思维框架，涉及人们在表征问题本身、问题的背景以及解决问题程序方面的既定模式。对于程式化的问题的解决，思维定式起到了决定性的作用
固化模式（entrenchment）	指处理问题中的一般模式，但对于特定问题的处理，它往往不起作用
功能固定模式（functional fixation）	指一种认知缺陷，即人们往往会因为某一事物的某一特定用途而忽视了其还可用于实现其他功能的作用

能力测评

本次任务可根据学生听课及模拟小王与李爷爷沟通的情况对学生开展测评，可从知识学习、技能要求和职业态度三个方面开展测评（表1-11）。

表1-11　能力测评

项　目	测评标准		得　分
知识学习（20分）	是否认真听老师讲课（5分）		
	听课过程中有无提出问题（5分）		
	能否回答老师提出的问题（10分）		
技能要求（50分）	模拟沟通是否恰当、规范（40分）	沟通前准备是否充分（了解老年人的背景情况）（10分）	
		是否存在定式思维和刻板印象（10分）	
		是否运用定式效应和相关沟通艺术（积极关注、尊重老人）（15分）	
		共同实施（开展后续工作）（5分）	
	沟通过程中有无发现或者提出问题（5分）		
	跟同学、老师是否有互动（5分）		

续表

项　目	测评标准	得　分
职业态度（30分）	沟通时是否尊重老人,微笑面对老人(10分)	
	与老人沟通时语气是否温柔,语速是否适中,吐字是否清晰(10分)	
	是否能进行有效的沟通,达到沟通的目的(10分)	
总分（100分）		

第二章　语言式沟通对话艺术 和非语言式沟通对话艺术

第一节　语言式沟通对话艺术

有这样一则故事:一把坚实的大锁挂在铁门上,一根铁杆费了九牛二虎之力,还是没能将它撬开。钥匙来了,它瘦小的身子钻进锁孔,轻轻一转,"嗒"的一声,那把大锁就打开了。铁杆奇怪地问:"为什么我费了那么大力气也打不开,而你却轻而易举地就把它打开了呢?"钥匙说:"因为我最了解它的芯。"是的,在人际沟通当中,特别是语言沟通中,巧妙的沟通能达到事半功倍的效果。同样地,如果语言沟通的方法、策略不合理,则会事倍功半。作为一名老年服务工作人员,掌握一定的沟通艺术会使我们的工作和生活变得轻松、简单。

本节内容思维导图如图 2-1 所示。

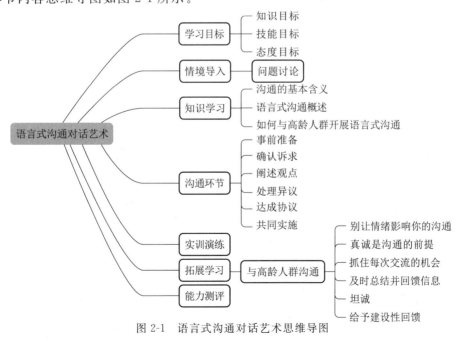

图 2-1　语言式沟通对话艺术思维导图

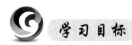 **学习目标**

知识目标:知晓语言式沟通的概念、功能等基础知识;了解老年人语言式沟通的常见形式。

技能目标:能够分析老年人语言式沟通的常见类型;会使用语言式沟通中的修辞与老年人开展正确且有效的沟通。

态度目标:培养学生乐于与老年人交流的态度。

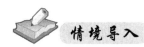 **情境导入**

林奶奶,81岁,退休教师,在某养老机构住了15年,由于脑出血,身体偏瘫,经过长时间的康复治疗,可通过助行器来行走。在近段时间的检查中,医生发现林奶奶患有白内障,养老机构的领导与社区医院的主治医生取得联系,医生向林奶奶及其儿子讲授了有关白内障手术的治疗事宜,其儿子主张通过早期手术的方式来治疗白内障,但是林奶奶犹豫不决。最近,林奶奶出现纳差、心神不宁、入睡困难、较易惊醒等状况,并多次向工作人员咨询手术可能诱发的不良风险事件。老年服务工作人员小陈一直在安慰林奶奶:"您应该尽快采取手术治疗,那里的医生医术都很高明,一定能治好您的疾病,您大可放心。"

请问小陈的回答能劝服林奶奶去医院接受手术治疗吗? 如果不能,我们应该怎样劝服林奶奶尽快去医院就诊呢?

 问题讨论

1.什么是沟通?

2.什么是语言式沟通?

3.沟通有哪些艺术?

4.针对高龄人群这一群体,我们应该如何有效且正确地与他们沟通呢?

5.在本案例中,小陈的劝导有哪些问题? 为什么?

6.结合本案例,请思考你认为该怎样沟通才能达到让林奶奶尽快就医的目的。

 知识学习

一、沟通的基本含义

(一)沟通的定义

沟通涵盖语言式沟通(verbal communication)和非语言式沟通(nonverbal communication)。语言式沟通涉及口头语言式沟通和书面语言式沟通,非语言式沟通涉及声音语气(比如音乐)、肢体动作(比如手势、舞蹈、武术、体育运动等)。最有效的沟通是语言式沟通和非语言式沟通的结合。

(二)沟通的基本艺术

《哈佛人力资源管理全集》对沟通艺术的模式进行了如下介绍。

1. 倾听艺术

倾听能鼓励他人倾吐自己当前的状况与问题,并能协助他们找出解决问题的方法。倾听艺术是提高语言式沟通影响力的关键,它需要相当的耐心与全神贯注。

倾听艺术由4个个体艺术所组成,分别是鼓励、询问、反应与复述。

(1)鼓励:促进对方表达的意愿。

(2)询问:以探索的方式来获得更多对方的信息资料。

(3)反应:告诉对方你在听,同时确定完全了解对方的意思。

(4)复述:用于讨论结束时,确定没有误解对方的意思。

2. 气氛控制艺术

安全且和谐的气氛,能使对方更愿意沟通。如果沟通双方彼此猜忌、批评或恶意中伤,将使气氛紧张,加速彼此心理设防,使沟通中断或无效。

气氛控制艺术由4个个体艺术所组成,分别是联合、参与、依赖与觉察。

(1)联合:以兴趣、价值、需求和目标等强调双方所共有的事物,营造和谐的气氛,从而达到积极的沟通效果。

(2)参与:激发对方的投入态度,创造一种热忱感,使目标更快完成,并为随后进行的推动艺术创造积极氛围。

(3)依赖:创造安全的情境,提高对方的安全感,并接纳对方的感受、态度与价值等。

(4)觉察:将潜在"爆炸性"或高度冲突状况予以化解,避免讨论演变为负面或破坏性话题。

3. 推动艺术

推动艺术是用来影响他人的行为,使其逐渐符合我们的议题。有效运用推动艺术的关键在于以明白具体的积极态度,让对方在毫不怀疑的情况下接受你的意见,并觉得受到激励,想完成工作。推动艺术由4个个体策略所组成,分别是回馈、提议、推论与增强。

(1)回馈:让对方了解你对其行为的感受,这些回馈对人们改变行为或维持适当行为是相当重要的,尤其是提供回馈时,要以清晰而非使人受侵犯的态度提出。

(2)提议:将自己的意见具体明确地表达出来,让对方能了解自己的行动方向与目的。

(3)推论:使讨论具有进展性,整理谈话内容,并以它为基础,为讨论目的延伸而锁定目标。

(4)增强:利用"增强"对方出现的正向行为(符合沟通意图的行为)来影响他人,也就是利用"增强"来激励他人做你想要他们做的事情。

二、语言式沟通概述

(一)语言式沟通的含义

语言是人类特有的一种非常有效的沟通形式。语言式沟通,就是借助词语符号来进行沟通的方式,分为有声语言式沟通(即口头语言式沟通,比如交谈、演讲等)和无声语言式沟通(即书面语言式沟通,比如写信、记录等)。

(二)开展有效且正确的语言式沟通方式

1.你要说什么

确定沟通目标是有效沟通的重要前提与保障,沟通的主题要始终围绕着沟通目标来展开,否则,沟通的次数再多都是无济于事的。

2.你要如何表达

这里主要讨论语言选择的四个方面:清楚、有力、生动和道德(图2-2)。

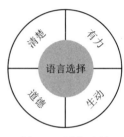

图2-2　语言选择

清楚是指思想依靠语言的精确与简练,以能立即被理解的方式表达出来。

说话有力的人被视为更可信、更有吸引力和更有说服力的人。为了获得有力的说话方式,我们应该避免一些特定的沟通行为。比如,避免模棱两可的话和修饰性词语,如"我猜想""某种……"这些表达形式;消除"啊""你知道"这些含义模糊的表达方式;避开附加提问,即避开以陈述开始、以问题结束的表达方式,如"这次的中秋联欢会很有趣,是吗",附加提问使说话者显得不果断;不要使用否认自己的表达,否认自己的表达是指那些辩解或请求听者原谅自己的词语或表达方式,如"我知道你或许不同意我的观点,但是……""我今天确实没有准备说话"等。

生动是一种以引起逼真想象或联想的方式来表达思想的语言风格。生动也是一种说话方式的独特形式。

在语言式沟通中,注重道德是至关重要的。道德在沟通中涉及诸多方面,包括尊重、诚实、公平、善意和关怀等。

(1)尊重:在沟通中,尊重是最基本的道德原则之一。这包括尊重对方的观点、意见和感情。不论与对方存在何种差异,都应该以尊重的态度对待他们,避免歧视或侮辱。

(2)诚实:诚实是道德的核心。在沟通中,应该始终保持诚实,不说谎言或误导他人。诚实有助于建立信任,而信任是有效沟通的基础。

(3)公平:公平意味着在沟通中对待所有人一视同仁,不偏袒或歧视。即应该给予每个人平等的机会发表意见,听取他们的声音,不论其社会地位、性别、种族或其他因素如何。

(4)善意:在沟通中,应该采取善意的态度。这意味着不要有恶意地攻击或伤害他人,而是试图建立积极的互动和关系。善意的表现包括善意的言辞、倾听和支持。

(5)关怀:关怀是道德沟通的一部分。在与他人交流时,应该考虑他们的感受和需求。

关怀表现在关注他人的情感和福祉,并尽力避免伤害他们。

总之,道德在语言式沟通中起着重要作用,有助于建立良好的人际关系,增强信任,解决冲突,并创造积极的交流环境。要注意,道德原则可以根据文化、社会背景和情境而有所不同,因此在不同情况下,可能需要灵活运用这些原则。然而,尊重、诚实、公平、善意和关怀通常被认为是跨文化的基本道德准则。

3.你在对谁说话

在沟通之前,我们需要明确一个问题,即沟通的对象是谁。根据不同的沟通对象,选择的沟通方式、沟通艺术都会不同。

4.你在发送什么样的变形信息

在语言式沟通中,信息的传递受到众多因素的影响,如情绪、语调、语气、表情等。比如,微笑着说"谢谢"和瞪着眼睛说"谢谢",虽然传递出来的语言信息都是"谢谢",但背后的含义是完全不同的。由于语言式沟通中充满着变形信息,如果要准确地开展沟通,我们必须要听出这种变形信息并理解它的含义,即"弦外之音"或"话中话"。当然,我们也应该清楚自己所传递出的变形信息。

三、如何与高龄人群开展语言式沟通

(一)要了解他们的生理结构特征

高龄人群这一群体,是身体健康状况最不容易被忽视的社会群体。高龄人群由于脑组织的退化,大脑对情绪、情感的控制减弱,其情绪变化向着两个方向发展:一是对外界事物反应较慢、不敏感,表情冷淡,处事淡漠;二是可能出现情绪变化快,变化幅度大,较易激动,有时情绪不能自控等现象。高龄人群总是会出现各种各样的问题,所以在与他们沟通的过程中,要具备良好的心理素质,要有耐心与爱心。

(二)要了解他们的环境

对于很大一部分居住于养老机构的高龄人群来说,封闭的生活环境使他们内心深处跟外部世界产生了隔阂,很多思想观念都发生了改变。此外,离退休、丧偶、经济问题等都会造成高龄人群的情绪变化,这些问题对高龄人群的影响常常是深刻而持久的,不但会对情感产生深刻而持久的负面影响,甚至还会使老人出现性格上的变化或者扭曲。所以,要想更好地实现与他们之间的沟通与交流,那就要全面地了解他们的生活环境,明白他们是否过得很好,很舒心。

(三)说话要简洁明了,避免运用复杂的语言

由于高龄人群大多存在听力下降的问题,因此在沟通交流中,我们应充分考虑他们的信息接收能力,说话的声音太小,高龄人群根本无法听清。但是,需要注意的是,如果因为担心老人听不清你说的话,就冲他们大喊大叫,这也是很不礼貌的行为,在很大程度上会伤害到他们的自尊心。所以,沟通要适度,要根据不同的状况,采用不同的沟通艺术。另外,在与老人交谈的过程中,应尽量避免使用当下的流行语,在不影响思想表达的前提下,

简单明了地组织语言。

(四)尊重高龄人群,耐心倾听、交流

尊重对方是沟通的基石,在与高龄人群进行沟通时,要时刻面带微笑,因为笑容能够给人一种亲和感,也表示尊重,有利于拉近双方之间的关系,提升沟通效果。工作人员可以根据老年人的职业、性别、文化层次等给予对方一个恰当的称呼,使其心情愉快,自尊心得到满足。同时,在与老人沟通交流时要耐心地倾听,不可粗暴、打断或表现出不耐烦的情绪,说一遍不行就再说一遍,慢慢地讲,让对方一点一点地理解,这样才能达到预期的沟通效果。

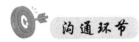

假如你是养老机构里的工作人员小陈,你该如何劝说林奶奶尽快去医院就诊呢?下面将介绍有效沟通的六个环节(图2-3)。

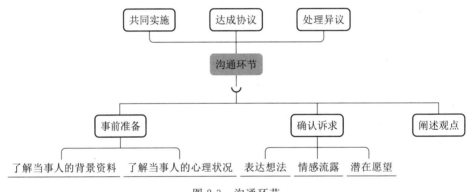

图 2-3　沟通环节

一、事前准备

(一)了解当事人的背景资料

由于脑出血,林奶奶身体偏瘫,经过长时间的康复治疗后,可通过助行器行动,近期检查又发现患有白内障。长期的康复治疗使林奶奶对自己、对医院的治疗均产生了怀疑,所以才会出现多次询问手术风险的情况。

(二)了解当事人的心理状况

从林奶奶的行为来看,她显得忧心忡忡,非常焦虑,也为自己的犹豫不决感到不满意,出现心神不宁、入睡困难、较易惊醒等情况。

二、确认诉求

有效沟通的一个重要前提是确认双方的需求,明确双方的目的是不是一致的。本案例中,我们的任务是帮助林奶奶消除顾虑,尽快去医院就诊,因此需要分析林奶奶的真实

需求是什么,她真实的想法是什么。

表达想法:林奶奶认为眼睛对一个人来说很重要,这个特殊部位手术不好做,而她对手术表示怀疑,她想了解更多、更详细的手术信息。

情感流露:从林奶奶的行为来看,她显得忧心忡忡,非常焦虑,也为自己的犹豫不决感到不满意。

潜在愿望:希望得到同情、理解和安慰,希望自己的儿子能更多地关心和重视她,以帮助自己做出决定。

三、阐述观点

案例中,小陈的回答是不能有效地达到劝服林奶奶尽快到医院就诊的目的的,原因在于这样的回答并没有针对林奶奶的需求。林奶奶的需求一是希望得到同情、安慰,二是对手术确实存在担心,三是希望得到儿子更多的关心与支持。因此,要针对这三个问题回答才能获得理想的结果。可以做出的回答如下:

"这场疾病是意料之外的事情,您能坚强地应对实在很不容易。现在已经为您提供了手术治疗的条件和机会,您儿子主张尽量手术治疗不是没有道理的。当然,我也非常理解您的紧张和担忧。这种手术在这家医院已经做了很多次了,都很成功。我们院也有好几位和您情况相似的老人,我可以详细向您介绍他们手术前后的基本情况……另外,我也和您的儿子进行了深入的沟通,他会陪同您去医院就诊并进行后期的康复训练的,所以您不要有任何的后顾之忧。"

对上述回答的分析:这个回答比较能与林奶奶产生情感上的共鸣,是针对老人的要求、情感需求和内心的愿望所展开的回答,充满了对老人的关注、理解和支持,故能有效地缓解老人的焦虑。

四、处理异议

沟通中的异议就是没有达成协议,对方不同意你的观点,或者你不同意对方的观点,这时应该如何处理? 在本案例中,可能会出现异议的地方有两个:

一是林奶奶对手术的担忧。

二是她儿子能不能对她有更多的精神支持与情感关怀。

针对第一个问题,可以先与养老院里做过同样手术的老人进行沟通,让他们直接进行交流,给予林奶奶治疗的信心。

针对第二个问题,需要与林奶奶的儿子进行充分沟通,告诉他林奶奶需要更多的支持和关心,希望他通过更多的实际行动来支持林奶奶,给予她信心。

五、达成协议

达成协议就是完成了沟通过程并形成了一个协议。在实际沟通中,任何一个协议都不是一次工作的结束,而只是沟通的结束,意味着一项工作的开始。在本案例中,劝服林奶奶去医院就诊后,只是劝服的目标达成了,后续的工作才刚刚开始。

六、共同实施

工作一:先与养老机构中做过白内障手术的老人沟通,希望他们能帮助林奶奶,将手术前后的情况详细地告诉她,增强她去医院治疗的信心。

工作二:联系林奶奶的儿子,将林奶奶的情况告知他,林奶奶需要他更多的支持与关心,如果继续拖下去,病情只会越来越严重。

工作三:让林奶奶尽快去医院就诊。

 实训演练

薛爷爷,70岁,意外摔倒导致大腿骨折,经过长时间的康复治疗后,可通过助行器行走,近期发现听力下降非常明显,几乎听不到声音了。工作人员建议薛爷爷赶快去医院检查治疗,但薛爷爷犹豫不决。请帮助薛爷爷下定决心去医院治疗。

方法指导:针对薛爷爷的情况,可按照上述方法进行操作,但需要注意的是,应事先了解薛爷爷的情况,了解其心理需求和情感需求,从而有针对性地开展劝说,帮助薛爷爷解决后顾之忧。

 请思考

如何帮助薛爷爷去医院进行治疗?

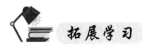 **拓展学习**

一起分享工作人员与高龄人群沟通的小诀窍。

一、别让情绪影响你的沟通

即使老年人看上去是在对你发脾气,也不要还击。他的情绪或反应很可能和你一样,是畏惧或感到挫败造成的。做一个深呼吸,然后静静数到 10,让他尽情发泄情绪,直至他愿意说出他真正在想的是什么。

二、真诚是沟通的前提

老年人经常会问工作人员一些问题,对于自己不甚了解的问题就直接说"我不知道",因为我们不可能知道所有的答案,说"我不知道"也是很好的。如果你知道什么就说出来,然后说出你的想法,或者强调你愿意与对方一起找出问题的答案。

三、抓住每次交流的机会

对事实或感受做出正面反应,不要有抵触情绪。比如,说"多告诉我一些您关心的事情"或者"我了解您的失落",总比说"喂,我正在工作"或"这不是我分内的事情"要好。掌握好每一次的交流机会,很多时候你可能因为小小的心不在焉而与别人逐渐疏远。

四、及时总结并回馈信息

别人说的和我们所听到的可能会产生理解上的偏差。我们个人的分析、假设、判断和信仰可能会歪曲我们所听到的事实。为了确保你真正理解,重复一遍你听到的,说出你的想法并问:"我的理解恰当吗?"如果你对某人说的话有情绪反应,就直接说出来,并询问更多的信息:"我没有完全理解您的话,我以我自己的方式来理解的,我想您所说的就是……这是您的意思吗?"

五、坦　诚

比如,一位老人进了办公室想找你谈谈,但是,这个时候你手头上有一些急事需要处理,你该怎么办呢?是边工作边交谈,还是直接告诉他:"我现在手头上有些急事需要处理,半个小时之后您再来找我,或者我过去找您,到时再详细谈,您看行吗?"选择后者可能会更合适,因为坦诚告诉对方自己的处境对接下来的沟通非常有帮助,这就是尊重、真诚,也是沟通的重要前提。

六、给予建设性回馈

如果别人询问你,你刚好知道问题的答案,能不能直接告诉别人应该怎么做呢?记住了,即使你知道问题的解决方法,也需要用婉转的表达方式告诉别人,如"有可能是……"或"我也遇到过这种相似的状况……就可以帮助解决,您要是认为有用的话,我愿意与您分享更多我的经验"。以上这些比你说"你应该怎么怎么样"好得多。

 能力测评

本次任务可根据学生听课及模拟与林奶奶沟通的情况对学生开展测评,可从知识学习、技能要求和职业态度三个方面开展测评(表 2-1)。

表 2-1　能力测评

项　目	测评标准	得　分
知识学习(20分)	是否认真听老师讲课(5分)	
	听课过程中有无提出问题(5分)	
	能否回答老师提出的问题(10分)	

续表

项 目	测评标准		得 分
技能要求(50分)	模拟沟通是否恰当、规范(40分)	事前准备是否充分(了解当事人的背景情况和心理状态)(10分)	
		是否确认需求(分析当事人最真实的需求是什么)(10分)	
		阐述观点是否合理(消除当事人的顾虑)(10分)	
		共同实施(开展后续工作)(10分)	
	沟通过程中有无发现或者提出问题(5分)		
	跟同学、老师是否有互动(5分)		
职业态度(30分)	沟通时是否尊重老人,微笑面对老人(10分)		
	与老人沟通时语气是否温柔,语速是否适中,吐字是否清晰(10分)		
	是否能进行有效的沟通,达到沟通的目的(10分)		
总分(100分)			

第二节　非语言式沟通对话艺术

爱默生说过:"人的眼睛和舌头所说的话一样多,不需要字典,却能够从眼睛的语言中了解整个世界,这是它的好处。"在许多场合,人们通常用点头来表示赞美、赞赏、同意,用摇头来表示否定或拒绝,用手舞足蹈来表示兴奋、高兴。俗语说:"眉来眼去传情意,举手投足皆语言。"可见,非语言式沟通在沟通中起着不可替代的作用。

本节内容思维导图如图2-4所示。

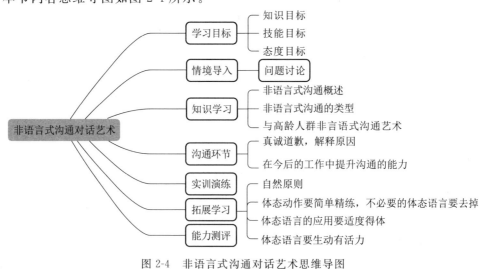

图2-4　非语言式沟通对话艺术思维导图

学习目标

知识目标:了解非语言式沟通的基本知识;知晓与高龄人群开展非语言式沟通的常见方式。

技能目标:能掌握高龄人群非语言式沟通的常见类型;能正确分析高龄人群非语言式信息所传达的意思;能使用各种非语言式信息来促进与高龄人群之间的正常沟通。

态度目标:培养学生在各类情境中乐于与高龄人群沟通交流的态度;热爱为高龄人群提供服务的岗位。

 情境导入

小陈是某养老机构新入职的工作人员,平日里工作积极热情而且效率高,深受上级领导的赏识。一天早上,小陈刚上班,电话铃声突然响起来了,为了抓紧时间,她边接听电话边同步整理文件。这时,林爷爷走过来找小陈,他看见小陈正在忙,就站在桌前等待。只见小陈一个电话接着一个电话,最后,林爷爷终于等到了与小陈说话的机会,小陈头也不抬地问林爷爷什么事,并且一脸严肃。然而,当林爷爷正要回答时,小陈突然又想到了其他事情,与同办公室的小张交代了几句。这时的林爷爷已经忍无可忍了,他充满怒气地说:"你们这些工作人员就是这样对待老人的吗?"说完,就愤然离去⋯⋯

 问题讨论

1.这一案例所反映出的问题主要发生在谁身上? 为什么呢?
2.什么是非语言式沟通?
3.非语言式沟通的特征有哪些?
4.非语言式沟通有哪些类型?

知识学习

一、非语言式沟通概述

(一)非语言式沟通的定义

非语言式沟通是相对于语言式沟通而言的,是指通过身体动作、体态、语气语调、空间距离等方式来传达信息、进行沟通的过程。在人际沟通过程中,人们常常应用一些非语言式沟通的方式来表达思想,传达情感。例如,一个人捶胸顿足、痛哭流涕,通过这样的方式来表达自己内心的悲痛和难过;相反,眉开眼笑、手舞足蹈,能体现一个人正处于快乐和兴奋当中。再如,宴席上主人频频敬酒是对客人的尊敬与欢迎;久别的朋友见面时紧紧相拥表示双方之间深厚的情谊。

(二)非语言式沟通的特征

非语言式沟通的特征如图 2-5 所示。

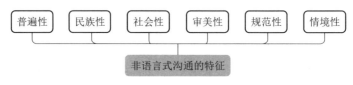

图 2-5　非语言式沟通的特征

1.普遍性

几乎每个个体从小就具备了非语言式沟通的能力,这种非语言式沟通能力不仅中国人有,外国人也有。不过,由于各国文化的不同,这种非语言的表达方式也有所不同,但就一般意义而言,与各国各民族所使用的语言相比,非语言式沟通的信息共享能力更强一些。国际音乐节和舞蹈节邀请了许多国家的歌唱家共同演出,有时并不需要说同一种语言,这是因为音乐和舞蹈可以跨越语言障碍,进行人与人之间的非语言式沟通与交流。

2.民族性

不同的民族有不同的文化和风俗习惯,这种不同的文化传统和风俗习惯决定了其特有的非语言式沟通符号。比较典型的人际沟通例子是人们通过握手、拥抱和亲吻来表达自己对他人的关心与欢迎。在欧洲一些国家,亲吻、亲鼻是一种礼节,是一种友好热情的表示,尤其是对女性而言。但是,中国人往往不太习惯亲吻、亲鼻,而更习惯于通过握手的方式来表达同样的情谊。

3.社会性

个体的性别、年龄、文化层次、伦理道德、价值取向、生活环境、宗教信仰等因素都对非语言式沟通产生影响。社会中的不同职业角色、不同阶层都对非语言式沟通有着较为细微的规定,如有些年轻人喜欢以相互用手拍肩膀的方式来表达友好或者表示彼此之间是"哥们儿"。

4.审美性

非语言式沟通所传达的行为举止是一种美德的体现,人们审美观念的形成与年龄、经历有着很大的关系。例如,人的仪表美就是一个有争议的题目。有些年轻人喜欢潮流,追求时尚和个性,会穿破洞牛仔裤,给人的视觉感受就是带点叛逆感,酷酷的;而有些老人则不明白好好的衣服为什么要弄个破洞,不美观也不保暖。

5.规范性

每一种社会角色都有着被大家承认的行为举止准则,在应用非语言符号时,要考虑沟通对象的文化因素、民族因素、环境因素、年龄因素、心理因素、社会道德因素等,一旦忽略了某种非语言符号所特有的规范性,便会造成误会和理解障碍。

6.情境性

非语言式沟通一般不能单独应用,不能脱离当时当地的条件、环境背景,包括与相应语言情境相配合。只有那些善于将非语言符号与真实情境相融合的个体,才能将非语言符号应用得更加恰当和准确。

二、非语言式沟通的类型

非语言式沟通的类型如图 2-6 所示。

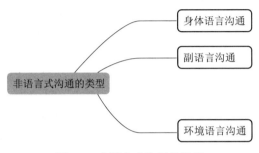

图 2-6 非语言式沟通的类型

(一)身体语言沟通

身体语言沟通指的是在沟通过程中通过身体的固有特征或身体的某些动作来表达交流信息。身体语言沟通又分为个人的身体特征和身体动作,其中,个人的身体特征有体形、气味、高度、体重、头发颜色和肤色等;身体动作有面部表情、手势、眼神、头部和四肢的动作等。

(二)副语言沟通

副语言沟通(paralanguage)即通过非语言的声音,如声调的变化、重音和停顿等非语言内容来实现沟通。心理学家将非语言的声音信号称为副语言。

比如,一句简单的口头禅"真棒",当音调较低、语气肯定时,表示由衷的赞赏;而当音调升高、语气抑扬顿挫时,则可能变成刻薄的讥讽和幸灾乐祸。

(三)环境语言沟通

环境语言沟通指的是通过环境因素来进行信息交流和传递。环境因素又分为自然环境、空间环境和时间环境,其中,自然环境包括建筑设计、办公场所、房间布置、家具摆放、色彩搭配、光线、噪声等;空间环境包括空间利用方式、座位布置、空间距离等;时间环境包括准时、迟到或早到、让别人等候等。

三、与高龄人群非语言式沟通艺术

与高龄人群非语言式沟通艺术如图 2-7 所示。

(一)端庄的仪表和稳重的举止

大多数老年人刚步入养老机构时,会出现恐惧、焦虑心理,希望由资深、技术能力好的

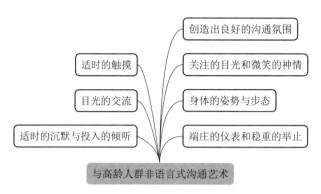

图 2-7　与高龄人群非语言式沟通艺术

工作人员提供服务。此时，从事养老服务与管理工作的人员若有端庄的仪表、沉着稳重的举止，便可消除老年人的疑虑。工作人员表现出镇定、当机立断等非语言行为，无疑能取得高龄人群的信赖与配合。

(二)身体的姿势与步态

工作人员的身体姿势，包括手势、静止体态、运动体态。如果工作人员风风火火、动作粗暴，会带给老年人恐惧心理和厌烦情绪；沉着、冷静的心理状态，良好的工作态度与娴熟的技术，可给老年人留下安全和可信赖感，也能使老年人的情绪趋于平稳。

(三)关注的目光和微笑的神情

在人际沟通中，来自面部表情的信息，更容易被人们察觉和理解。老年人会时常仔细观察工作人员的面部表情，特别是当他们想寻求帮助时，此时工作人员应给予亲切的微笑，使老年人从中获得慰藉。目光的接触通常能反映出希望交流的信息，工作人员可以坐在老人的身边，投以关注的目光，同时保持微笑的神情，表示出对老人的尊重，这样可增加信赖感。

(四)创造出良好的沟通氛围

老年人有着浓重的恋旧情绪，刚步入养老机构，受到陌生环境等的影响，他们常常会产生孤独感和失落感。所以，在力所能及的情况下，尽量将养老机构布置成家庭的模样，使老人有住在家里的感觉，有利于消除老年人紧张不安的情绪。

(五)适时的触摸

触摸是一种无声的语言，可以传递关心、理解等情感。在专业范围内，审慎地、有选择地使用触摸对沟通起着促进作用。工作人员可握住老人的手，耐心地倾听对方诉说，适当地给老年人拉拉被子，理理蓬松的头发，通过皮肤的接触表现出对老年人的关爱和理解，使他们有安全感。

(六)目光的交流

人际沟通中的目光交流是一种非常重要的非语言沟通方式，它可以传递丰富的信息和情感。以下是关于人际沟通中目光交流的一些阐述：

（1）表达兴趣和重视。当你与他人进行交流时，通过眼神接触可以表达你对他们的兴趣和重视。通过注视对方，传达出你正在专注于他们所说的话，这有助于建立信任和亲近感。

（2）建立联系。目光交流有助于建立一种情感联系。当你与他人建立眼神接触时，你们之间会建立更深的联系，这可以促进更深入的对话和更好的理解。

（3）表达情感。眼神可以传达情感，无需言辞。例如，通过眼神交流，你可以表达关心、喜悦、愤怒、担忧等情感，这可以增加沟通的情感深度。

（4）监测对方反应。目光交流可以帮助你监测对方的反应。通过观察对方的眼神和面部表情，你可以了解他们对你说的话或提出的问题的反应，从而调整自己的表达方式。

（5）传递信号。有时，眼神交流可以用来传递特定的信号或暗示。例如，在会议中，一个微笑或眨眼可能表示支持或同意，而长时间的凝视可能表示不满或不耐烦。

（6）避免误解。适当的眼神交流可以有助于避免误解。通过与对方建立目光联系，你可以确认他们是否理解你的话语或意图，从而及时纠正误解。

（7）尊重和文化考虑。在一些文化中，目光交流的方式和重要性可能会有所不同。在一些文化中，长时间的直视可能被视为挑衅或无礼，而在其他文化中则可能被视为表现自信或诚实。因此，在不同文化的交流中，了解文化差异是很重要的。

总之，目光交流在人际沟通中扮演着重要的角色，可以增强交流的质量和效果，建立信任和深度联系。然而，要注意适度和尊重对方的舒适程度，因为过于强烈的眼神接触可能会被视为侵犯个人空间。在交流中，要根据情境和对方的反应来决定如何使用目光交流。

（七）适时的沉默与投入的倾听

一些患有慢性病的老年人，由于长期被疾病所困扰，对治疗失去信心，会变得狂躁、蛮不讲理，甚至责骂工作人员。这时，工作人员不应对老年人产生厌烦情绪，最正确的做法是适时沉默，同时耐心倾听，使其压抑的情感得到释放。

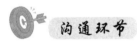
沟通环节

假如你是本案例中的小陈，遇到这种情况该怎么做呢？

一、真诚道歉，解释原因

出现本案例中的情况后，小陈应该尽快处理完手头的工作去找林爷爷。需要注意的是，此时不应该马上去找林爷爷，原因在于林爷爷这时正在气头上，还不是沟通的最佳时机。等处理完手头的工作后再去找林爷爷，这个时间差可以让林爷爷的情绪稍微平复一些。

找到林爷爷后，如果林爷爷仍然在生气，语言上颇多指责，就等到林爷爷消气了以后再说话，其间保持沉默，等林爷爷不说话了，再开口道歉，解释事情的原因是今天手头的工作很多，有些工作是非常重要的，需要马上去完成。另外，再询问林爷爷之前过来有什么需要帮忙，需要自己做些什么。

在这个过程中，要注意非语言式沟通，道歉时要态度诚恳，不应该嬉皮笑脸，可以面带歉意地微笑;在说话的过程中要一直站着,表示对林爷爷的尊重。

二、在今后的工作中提升沟通的能力

(一)提高察言观色的能力

提高察言观色的能力,需要对对方的表情、面相、打扮、动作以及看似不经意的行为进行敏锐细致的观察,在第一时间掌握对方的意图,了解对方的内心世界,从而随机应变,做出正确的反应。在本案例中,如果小陈的电话一直在响,有事暂时忙不过来,则可以直接跟林爷爷说:"我现在很忙,您可以半个小时后过来找我;或者我忙完之后再去找您,可以吗?"还有在沟通中如果突然想起一些很重要的事情,比较合适的处理方法是先记录下来,等谈话结束后再去处理,当然如果是一些急事的话,也可以直接跟对方说清楚,表示歉意,说明等这边事情处理完马上会主动去找对方沟通。

(二)提升非语言式沟通艺术

在人际沟通中要注意体态语言对沟通效果的影响。在本案例中,当小陈接完电话后询问林爷爷有什么事情时,面部表情要显示出关切的样子,而且应该站起来表示尊重。

 实训演练

小薛是某养老机构的新员工,也是个年轻的"90后"。为了加深对老人们的了解,小薛很希望与老人们聊天,由于担心老人们听不到,小薛说话的声音非常大,有时候老人们听不清楚,小薛说话会更大声,就像大声喊叫,弄得老人们很不自在。渐渐地,老人们都不太愿意与小薛聊天了。小薛觉得很困惑,也不知道自己是哪里做错了。

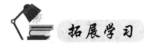 请思考

我们应该如何帮助案例中的小薛更好地与老人们交流呢?

拓展学习

尽管体态语言的作用很大,不可或缺,但由于社会规范、工作环境和任务的需要、心理因素等存在差异,对于不同的人来说,体态语言在流露及表述的层次、程度、方式和姿势上,也会各不相同,甚至截然相反。因此,体态语言的应用也必须讲究一定的原则。

一、自然原则

有的人说话时,动作生硬、刻板木讷;有的人则刻意表演,动作和姿态做作,像在"背台词"。这些都会使人觉得不真实,也缺乏诚意。因此,才有"宁要自然的稚拙,不要做作的乖巧"之说。

二、体态动作要简单精练,不必要的体态语言要去掉

动作简单精练即举手投足要符合一般生活习惯,简洁明了,这样才易于被老年人看懂和接受。如果搞得烦琐复杂,不仅会喧宾夺主,妨碍有声语言的正常表达,也会使听的人不知所措。

三、体态语言的应用要适度得体

适度得体即动作要适量,以不影响听者对你说话的注意力为准。同时,动作必须与说话内容、情绪、气氛协调一致,不要故作姿态、故弄玄虚,甚至手口不一。

四、体态语言要生动有活力

只有生动的体态语言,才能艺术地表情达意,才能给人以美感,从而产生感染力和说服力。而在日常交际过程中,多种体态语言也应相互配合,整体协调、连贯,从而表现出优美自然的风度美、气质美和韵致美,为听众塑造良好的说话形象。

 能力测评

本次任务可根据学生听课、对案例的分析及做出的回复对学生开展测评,可从知识学习、技能要求和职业态度三个方面进行测评(表 2-2)。

表 2-2　能力测评

项　目	测评标准		得　分
知识学习(20分)	是否认真听老师讲课(5分)		
	听课过程中有无提出问题(5分)		
	能否回答老师提出的问题(10分)		
技能要求(50分)	模拟沟通是否恰当、规范(40分)	事前准备(控制时间差)(5分)	
		确认诉求(消除林爷爷的负面情感)(7分)	
		阐述观点(解释原因)(8分)	
		处理异议(应用非语言式沟通)(8分)	
		达成协议(询问林爷爷有什么事情)(7分)	
		共同实施(完成林爷爷的要求)(5分)	
	沟通过程中有无发现或者提出问题(5分)		
	跟同学、老师是否有互动(5分)		
职业态度(30分)	沟通时是否尊重老人,微笑面对老人(10分)		
	与老人沟通时语气是否温柔,语速是否适中,吐字是否清晰(10分)		
	是否能进行有效的沟通,达到沟通的目的(10分)		
总分(100分)			

第三章 基于倾听元素和共情元素的沟通对话艺术

在任何场景下产生的沟通行为都需要有一些基本的沟通艺术。本章重点阐述倾听艺术、共情艺术、PAC(peaceful,平和的;authority,权威性;communicativeness,互动性)沟通艺术以及其他一些沟通对话艺术的相关知识,并详细介绍如何应用这些艺术与老年人进行更有效的沟通。

第一节 基于倾听元素的沟通对话艺术

人到老年,自然而然会对之前经历过的生活进行回顾和总结,并特别喜欢将其倾诉给其他人以获得认同。而一部分老年人由于生活条件发生剧烈变化,特别是子女各自成家,产生了极大的孤独感,他们需要与他人交流、向他人倾诉来满足自己的人际需要。基于老年人的这种心理特征,学会倾听艺术,是与老年人建立良好沟通的基础。

本节内容思维导图如图 3-1 所示。

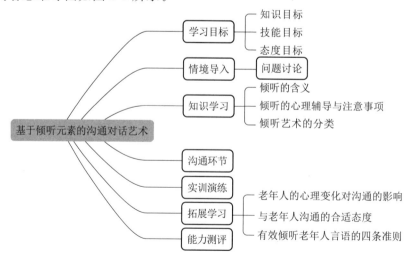

图 3-1 基于倾听元素的沟通对话艺术思维导图

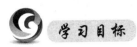 学习目标

知识目标：了解倾听的含义；掌握倾听艺术的基本知识点。

技能目标：能在与老年人的沟通过程中予以倾听；能在倾听时感受到老年人的情感与情绪；能使用各类倾听艺术。

态度目标：在倾听过程中，能够做到认真、耐心、全神贯注，并不时予以反馈。

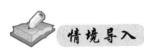 情境导入

陈爷爷，72岁，退休老干部，住在老年公寓里，有两个女儿和一个儿子。最近一段时间，陈爷爷觉得他的两个女儿和一个儿子都太忙了，没有时间来看望自己，感觉比较孤单，平时找个人说说话的机会都没有。而老年公寓的服务也不是很令他满意，小林作为社区义工特地去看望陈爷爷。

陈爷爷："你们能来看我实在太好了，我都觉得连个说话的人都没有。"

小林："……"

陈爷爷："我啊，有三个孩子，不过他们都很忙，我很希望他们能来看看我，不过也怕他们因为来看我而耽误工作，唉。他们每个月都给我打钱的，钱我真的不愁花，我就是希望有人能陪我聊聊天啊！上次我大女儿来过一趟，就只待了10分钟，以前她很喜欢和我们聊天的，以前老伴在的时候他们说话比较多，自从老伴去世后，他们可能觉得和我这个人聊天没什么意思吧，所以话也不多。"

小林："……"

从以上案例中可以看出，陈爷爷在向别人倾诉。老年人遇到烦恼时特别喜欢向他人倾诉，此时如果能很好地倾听老人的对话，有助于与老年人建立良好的关系。

 问题讨论

1. 在本案例中，如果你是小林，省略号部分你会怎么说？
2. 想象在倾听陈爷爷说话的过程中，你的姿势、表情和神态是什么样子的。
3. "倾听"和普通的"听"有什么区别？

 知识学习

一、倾听的含义

倾听是心理咨询的一种技术，也是可以在日常交流中使用的沟通技术。倾听不仅仅

是用耳朵去感知对方所讲的内容,更是用心去探索,去发现,在对方言语和非言语的表达中"听"出潜台词、话外音。当对方自觉或不自觉地避重就轻时,还要从其谈话中"听"出主要问题。

二、倾听的心理辅导与注意事项

机构进行心理辅导是倾听环节中的重要一环。不仅要基于老年人心理普遍存在的孤独感进行心理健康教育,还要在倾听的同时了解老年人的情感与情绪,为之后实施良好的沟通打下基础,作为了解老年人、倾听共情的前期准备。其主要教育特征如下:

第一,机构心理辅导通过开设专门课程或选修课,通过心理健康知识与生活技能的训练和教育,来帮助老年人解决相应的心理问题,健全心理素质。

第二,机构心理辅导应重视开拓的、发展的心理健康教育活动,即对机构不适应行为、问题行为等进行积极的预防,防患于未然,尽量消除其发生的根源;对广大精神健康、人格健全的老年人进行建设性的、开拓性的、教育性的心理辅导,有助于消除他们的孤独感。

第三,机构心理辅导的主力军是全体工作人员。心理健康教育是在机构内开展的,在机构中兼职和专职的心理辅导师毕竟是少数,大部分是专科医护工作者、护工等,所以机构心理辅导必须发挥全体工作人员协作教育咨询的优势,在日常的活动中全面渗透心理健康教育的理念。

第四,机构心理辅导需要机构负责人、医护人员、护工、心理辅导师等协同作战、配合教育,才能发挥更大的作用,这里特别推荐"机构心理辅导协作会议记录表"(表3-1)。其与心理辅导基础表(表3-2)的关系如下所述。

机构心理辅导协作会议记录表用于规划和指导工作,而心理辅导基础表用于执行和评估工作,从而实现了心理辅导服务的连贯性和质量提升。机构心理辅导协作会议记录表和心理辅导基础表之间存在紧密的逻辑关系。机构心理辅导协作会议记录表用于跟踪和记录机构心理辅导协作会议的进展、讨论、决策和下一步行动,而心理辅导基础表则用于记录具体的心理辅导工作的细节、进展和评估。这两个表格之间的关系可以总结如下:

"机构心理辅导协作会议记录表用于记录协作会议的讨论和决策,而心理辅导基础表则为这些决策提供了具体的执行和跟踪数据。机构心理辅导协作会议记录表指导协作会议的进行,确定需要进行的心理辅导工作,而心理辅导基础表则记录了这项工作的实际进展、结果和效果。这两个表格协同工作,确保了机构心理辅导的连贯性和有效性,通过记录、反馈和改进不断提高服务质量。"

表3-1　机构心理辅导协作会议记录表

会议名称:	〔日期〕
会议时间:	〔时间〕
地点:	〔地点〕
与会人员:	
一 主持人:	〔姓名〕

续表

会议名称：	〔日期〕
— 心理辅导师：	〔姓名〕
— 机构代表：	〔姓名〕
— 其他参与者：	〔姓名〕
会议议程：	
1. 会议开场：	
— 欢迎与会人员。	
— 简要介绍会议的目的和议程。	
2. 心理辅导师工作报告：	
— 心理辅导师汇报最近的工作进展和重要事件。	
— 讨论已经进行的辅导工作的情况,包括案例讨论、进展和挑战。	
3. 机构代表反馈：	
— 机构代表分享对心理辅导工作的反馈和评估。	
— 讨论机构内部的变化和需求,以及心理辅导的角色。	
4. 共同讨论和建议：	
— 就心理辅导的效果、改进措施和策略进行讨论。	
— 提出建议和解决方案,以改进心理辅导服务。	
5. 下一步行动：	
— 确定下一次协作会议的日期、时间和地点。	
— 梳理下一步行动计划,包括分工和责任分配。	
6. 总结和结束：	
— 主持人总结会议的要点和决策。	
— 感谢与会人员的参与,并宣布会议结束。	
会议记录者：	〔姓名〕
下次会议日期：	〔日期〕

表 3-2　心理辅导基础表

领域 老年对象	心理、人格的特点			辅导、教育方案		
	长处、特征	问题、缺点	之前表现	心理辅导方法	负责人	时间
1. 当前状况 ① 健康 ② 心理						
2. 人际关系 ① 其他患者 ② 医护人员 ③ 其他工作者 ④ 家属						
3. 一般情况						
4. 家庭生活						

倾听的过程中,不能随便打断对方的话,不能随便插入自己对谈话内容的评价,同时还要注意思考,及时注意老人言语背后的情绪。

三、倾听艺术的分类

(一)非语言式倾听

非语言式倾听是指倾听者通过目光接触、身体语言、空间距离、沉默等传递信息,让倾诉者有被关注和被重视的感觉,使其愿意与倾听者建立良好的关系(图3-2)。

(1)目光:一般来说,目光在对方的嘴、头顶和脸颊两侧这个范围内活动为好,大致是在眉毛和嘴巴构成的一个倒三角区域内。目光落在这个区域会给对方一种舒适的、很有礼貌的感觉,并且表情要轻松自然。目光范围过小会使对方有压迫感,目光范围过大则会显得太散漫、随便。

(2)身体姿势:是一种有力的非言语式信息。即使你在言语中表达了倾听的意愿,但如果做出非倾听的身体姿势,同样会让对方感到不受重视从而停止沟通。倾听时,身体微微向交谈者方向倾斜,四肢无交叉、无紧缩感等。

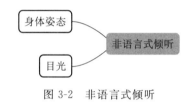

图 3-2　非语言式倾听

(二)重　复

重复就是倾听者全部或部分复述对方所表达的内容。如果老年人在谈自己去世的子女生前的故事,当他讲到"当时儿子和女儿对自己特别好"时,倾听者应点头并重复说"当时他们对您特别好"。重复的内容多为关键内容,对这些关键内容进行重复,有利于老年人缓解或发泄背后隐含的情绪,避免因消极情绪过多潜在地影响其心理健康。重复还可以帮助倾听者引导谈话朝着其希望的方向发展。

不过使用重复艺术时也有一些注意事宜,如不能过度地应用,以免老人觉得你并不是在真正地倾听,而只是简单的鹦鹉学舌。因此,重复艺术要和其他沟通艺术一并使用。此外,重复要尽可能避免用专业性或生僻的词汇,言语要清楚、简洁并尽可能口语化。

(三)询　问

询问艺术是指倾听者为了鼓励对方更多地表达自己,在必要情况下,配合对方的问题与咨询目标,提出相关问题并进行询问。

与老年人开展沟通时,要让他们感觉到被倾听,仅仅靠重复是不够的。而适当应用询问艺术能够让老年人进行更多的表达,使沟通的信息更加充分,又能够让他们感受到倾诉被重视。询问艺术有两种,一种是封闭式询问,一种是开放式询问。封闭式询问和开放式询问各有优点:封闭式询问特别适合想得到对方的基本资料或者是与否的简单答案时,但如果过度使用,会使对方有被"审问"的压抑感觉,从而影响沟通效果;开放式询问适合在无明确目标的情况下,想了解更多的信息时使用。总体来说,与老年人沟通时,询问艺术不宜使用过多,也不能因为提问而使得谈话转移到不重要的话题上去。

(四)澄　清

澄清是指要求对方对"含糊、模棱两可或意义隐藏的语句"给予详细叙述,让对方表达的信息更加清楚。澄清反应通常以疑问句的形式表达,并以下面的短句开始,如"您是说……"或"您能试着再描述……"或"您正在说的是……"。澄清的目的在于帮助对方更好地描述,确定信息的准确性,对一些含糊混淆的信息进行明确。在与老年人的交谈中非常有可能碰到交谈内容含糊不清的情况,这时如果要维持正常沟通,保证倾听正常进行,就需要使用澄清艺术。

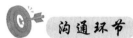

沟通环节

如果你是本案例中的小林,该如何与陈爷爷沟通?

小林:"陈爷爷,您好!"

陈爷爷:"你好啊。"

小林:(坐在陈爷爷边上,身体略微向前倾,目光关注陈爷爷)"陈爷爷,今天我们过来看看您。"

陈爷爷:"哈哈,你们能来看我太好了啊。"

小林:"陈爷爷,最近有什么事情是我们能帮上忙的吗?"(开放式询问)

陈爷爷:"最近还好啊,就是有时候一个人有点冷清。"

小林:"您觉得冷清啊(重复),您是希望有人多陪陪您唠嗑吧。"(内容反应艺术,详见本章第二节)

陈爷爷:"是啊,你看我这人,平时就是喜欢跟别人聊聊天。刚退休那阵子啊,我还经常参加单位组织的集体活动。你看现在年纪大了,身体也不行了,以前能做的事情现在不能做了,每天只能坐坐躺躺,我自己都不知道可以干什么了。"

小林:(点点头,关注的眼神)

陈爷爷:"想我以前当领导的时候,什么人都来找我办事,一会儿这个一会儿那个,我当时对他们很好的,可是退休后,他们好像根本就不理睬我了。有时我给他们打个电话或者要他们给我帮个小忙或者是来陪陪我,他们好像都爱理不理的,真是的!"

小林:"陈爷爷,您说的他们是……"(澄清)

陈爷爷:"哦,都是以前工作上的所谓朋友啊,现在我算是明白了,这些都是酒肉朋友啊,需要你的时候就来了,不需要你的时候就把你一脚踹开,现在真是什么人都靠不住,甚至连自己的孩子……(沉默)唉(叹气)……"

小林:"您的孩子来看过您吗?"(封闭式询问)

陈爷爷:(摇头)"唉,我有三个孩子,不过现在见他们的时间真的不多啊。老大是在一个企业当什么经理,据说管着很多人啊,他啊,以前带他的时候最不省心,总是惹是生非,学习成绩也是一般般,没想到脑子还挺灵活的,不知怎的都管上人了!"

小林:"看来您挺为他自豪啊!"(情感反应,详见本章第二节)

陈爷爷:"算是吧,现在挺有出息的,他现在没时间来看我,我也理解。你说这么一个大公司,他又负责这么多事情,怎么抽得出空来。我听他电话里说他下班都要到晚上七八点钟了,这个点我早就在床上准备睡觉了呢。"

小林:"嗯。"(点头)

陈爷爷:"我的大女儿啊,她在一个百货商店里工作,真不容易啊,她以前只是一个小小的售货员,现在可是那个商店一楼的总负责啊。对,我给你看看她的照片,我这里也只有大女儿的照片,儿子和小女儿的都不在身边。"(翻出照片来)

小林:"很干练的感觉啊。"

陈爷爷:"是吧,很能干,不过工作也是太忙,哎。小女儿就别说了,根本就不在国内,她现在在国外工作,一年回来一次算不错了,有时候甚至都不回来啊。现在还真想她,她最乖巧了,小时候总是特别黏我,她妈妈去世之后更是这样,现在去国外了,我想她应该也是想我的,唉,年轻人啊,终究有自己的事业,只剩下我这个老头,孤零零的……"

小林:(同情的表情)"孤零零的。"(重复)

陈爷爷:"可不是嘛,我从来不缺钱,我退休金还不错,三个孩子也会定时给我打钱,可我这钱能用在哪里呢?我没什么地方想用钱啊,有时我会把存起来的钱拿出来给我的孙子外孙女买点玩具,等他们来看我的时候给他们。不过他们这么忙,有时候他们带着孙子外孙女来,我都忘了把玩具拿出来,唉,人老了,真的是不中用了,记忆力也差。"

小林:"陈爷爷,看得出您特别喜欢您的孙子和外孙女,能跟我说说您的孙子和外孙女吗?"(开放式询问)

在以上的对话中,小林首先以倾听的身体姿态面对陈爷爷,然后在和陈爷爷的沟通对话中使用倾听艺术中的询问、重复、澄清等,使陈爷爷感到他的话受到重视,他的话有人听,同时也更愿意吐露心声。

需要注意的是,倾听艺术的使用,没有特别明确的步骤,因为与每个老年人的每一次谈话都不一样。因此,具体在何时使用倾听的哪一种艺术需要沟通者自己把握,但倾听应该要自始至终地贯穿在与老年人的沟通对话中,它也是其他沟通的基础。部分倾听标准见表3-3。

表3-3　部分倾听标准

序　号	标　准
1	能体会出字里行间的言外之意
2	把讲话者正在说的、已经说的和将要说的话综合到一起
3	注意他的动作语言并利用它来解释他传递的信息
4	听讲的时候你不能总是活动,如改变姿势、交叉腿和胳膊、前后挪动椅子

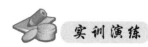 实训演练

张大爷和陈大爷居住在同一个小区,最近他们心情都不太好,因为他们都遇到了骗子。当社区工作者小汪去找他俩的时候,听见他们正在谈话。

张大爷说:"你说我这把老骨头,真是糊涂啊。原来在家帮忙看小孙子也挺好,可这心啊就是不安分,觉得自己年纪虽大还能成点事。有一天,在路上遇到了一个小伙子,他又是递烟又是送饮料地拉着我聊了半天,说是让我去参加个什么会,花多少钱投资就有好几倍的回报。我一想自己现在也不挣钱,就那么点退休金,如果能多赚点生活费也是件好事。就这样稀里糊涂砸进去两千元。最后才知道,压根不是我理解的那层意思,钱拿不回来不说,这苦水还得自己往肚子里咽,还不能让孩子们知道,唉……"

陈大爷说:"你还好了,只是花了两千元,我可是五六千元打了水漂呢!你也知道,我的儿女们都在国外,说是过几年就把我也接过去。我活到七十多岁了,也没去过国外,就想趁现在把身体养得好好的,等着到国外享享儿孙福。上次看到个广告,说是有个保健品是古代给皇帝吃的,是什么宫廷秘方,含有雪莲、鹿茸、人参之类的名贵药材,还送货上门。我打了电话之后就来了个小姑娘,左一个大爷右一个大爷嘘寒问暖了半天,还给我介绍了这东西怎么怎么好,最后我一口气买了三个疗程的药。吃了三个月,效果没看到,反倒把胃给吃出毛病了。本想找他们理论的,可打那电话,竟是空号。"

小汪以前了解过这两位老人,他们的子女都不在这个城市,张大爷儿媳妇嫌弃张大爷不能带孩子,觉得张大爷没用。陈大爷则很想念在国外的儿孙,总是担心国外的儿孙不能适应生活,不能好好地照顾自己。

分小组模拟,一人扮演张大爷或者陈大爷,另一人扮演小汪开展对话,要求使用倾听的各种艺术,之后两人互相练习。

请思考

针对张大爷和陈大爷目前的现况,如何有效缓解他们的负面情绪?

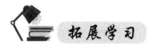 拓展学习

一、老年人的心理变化对沟通的影响

(一)角色的转变导致啰唆、爱教训人

由于社会角色与家庭角色的转变,老年人更倾向于以教育者的姿态与他人展开对话,那样可表现出他们的威望。一些曾在单位担任过要职的老年人,更难融入普通的群体,其主导者的心态很难转变,最突出的表现就是啰唆、爱教训人。

(二)怀旧心理导致爱讲从前的故事

老年人都有将自己的记忆和经验与他人分享的心理,常见于对用过的物品、相册、信件等有特别的依恋情结,常在有人来时拿出来把玩介绍,只要别人对它们感兴趣,他们就会感到自豪,有成就感。

(三)认知固化导致不容易改变主意

老年人经历得多,对很多事情有自己的看法,这些看法和观点比较牢固,因此在沟通时很难改变老年人的态度。

二、与老年人沟通的合适态度

与老年人沟通的合适态度如图 3-3 所示。

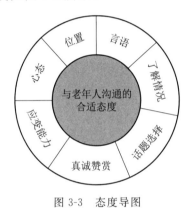

图 3-3　态度导图

(一)心　态

要和蔼可亲、平易近人,脸上常带微笑,让老人能感受到你的亲切。

(二)位　置

不要让老人抬起头或远距离跟你说话,那样老人会感觉你高高在上,难以亲近;应该近距离弯下腰去与老人交谈,这样老人才会觉得与你平等,觉得你重视他。

(三)言　语

说话的速度要相对慢些,语调要适中,有些老人存在弱听,则须大声点,但还要看对方的表情和反应,以此去判断对方的需要。

(四)了解情况

要了解老人的脾气、喜好,可以事先打听或在日后的相互接触中慢慢了解。

(五)话题选择

要选择老人喜爱的话题,如家乡、亲人、年轻时的事情、电视节目等,避免提及老人不喜欢的话题,也可以先多说一下自己,让老人信任你后再展开别的话题。

(六)真诚赞赏

人都渴望自己被肯定,老人就像小朋友一样,喜欢被表扬、夸奖,所以你要真诚、慷慨地多赞美他,他一高兴,谈话的气氛也会活跃很多。

(七)应变能力

万一有事情谈得不如意或老人情绪有变化时,尽量不要劝说,先用手轻拍对方的手或者肩膀安慰。

三、有效倾听老年人言语的四条准则

有效倾听的四条准则见表3-4。

表3-4 有效倾听的四条准则

准 则	错 误	正 确
不要打断倾听对象的话	打断对方的讲话是交谈中的一个普遍存在的问题。打断对方的讲话意味着对观点的轻视或没有耐心	在一个话题进行中,避免急于发言,在对方结束后,进行提问和观点表达。善听才能善言
不要让自己的思绪偏离	比如,有时候因为光顾玩弄自己的眼镜或铅笔,而一时没有集中精力听对方的讲话。另外,过于情绪化也会导致你思绪涣散	专注于对方的非言语表达行为,以求增强对其所讲内容的了解,力求领会预想传达的信息。克制自己,避免精神涣散
不要假装在意,过于敷衍	常常有这种情况,当并未真正注意听时,为迎合对方你假装附和,口头上讲一些表示积极应和的话,比如"我明白""真有趣""是的,是的"	对倾听对象的主要需要加以运用,抓住了解其疑问的机会。当你表现得比对自己的讲话更为感到想要听的时候,才能获得对方所说的有效信息
听话要听音	一些工作人员听话很认真,甚至做记录,但他们往往只注意表面现象,而忽略了大量内在的东西	注意力应集中在对方的各种语气、语调表现和话语中的内涵上,而不应集中在孤立的语句上

 能力测评

本次任务可根据学生听课及模拟与陈爷爷的沟通开展测评,可从知识学习、技能要求、职业态度三个方面开展测评(表3-5)。

表 3-5 能力测评

项　目	测评标准		得　分
知识学习(20分)	是否认真听老师讲课(5分)		
	听课过程中有无提出问题(5分)		
	能否回答老师提出的问题(10分)		
技能要求(50分)	模拟沟通是否恰当、规范(40分)	各种倾听艺术是否都使用到(10分)	
		非言语倾听是否能够做到(5分)	
		重复艺术的使用是否妥当(5分)	
		澄清艺术的使用是否恰当(5分)	
		开放式询问的使用是否妥当(5分)	
		封闭式询问的使用是否妥当(5分)	
		倾听时态度是否有向老人反馈(5分)	
	沟通过程中有无发现或者提出问题(5分)		
	跟同学、老师是否有互动(5分)		
职业态度(30分)	沟通时是否表现得有耐心(10分)		
	沟通时语气是否温柔,语速是否适中,吐字是否清晰(10分)		
	沟通时是否全神贯注(10分)		
总分(100分)			

第二节　基于共情元素的沟通对话艺术

在与老年人沟通的过程中,理解老年人是和老年人建立良好关系并开展良好沟通的重要环节。因此,共情艺术是与老年人沟通不可或缺的艺术。

本节内容思维导图如图 3-4 所示。

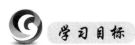 学习目标

知识目标:了解共情艺术的含义、重要性;了解共情艺术的基本知识点。

技能目标:在与老年人交流时能够开展共情;会使用内容反应和情感反应;能分辨不同层次的共情艺术。

态度目标:在共情过程中,能够做到耐心、认真、全神贯注;在学习过程中,对共情艺术有足够的关注度。

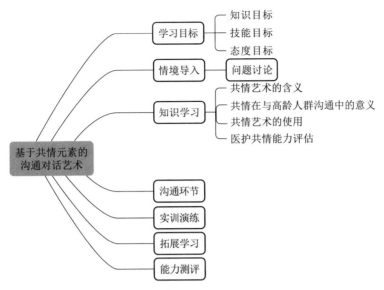

图 3-4　基于共情元素的沟通对话艺术思维导图

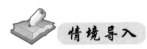

陈爷爷在与小林聊了他的儿女后，又开始抱怨起来了。

陈爷爷："现在住在这里其实挺好的，但就是你们不知道，隔壁有个孙老头，总是很晚睡觉，晚上不知道怎么回事老是弄出很大的声响，我这人本来睡眠就不是太好，这么一弄我还睡得着嘛，每天晚上睡觉的时候就心烦！"

小林："……"

陈爷爷："有一次我和那个孙老头去说理，想不到他恨得不得了的样子，还说又没妨碍到我，说其他隔壁的人怎么没有提意见就我提意见，我看见他这个态度，真是恨得不得了，你说怎么会有这么一个人呢！"

小林："……"

陈爷爷："要是换作我，我一定会心平气和地说，不就是晚上轻一点嘛，早点休息嘛！年纪大了还不消停，听说他的儿女都不怎么来看他的，他这样一个人，我看儿女和他的关系也不怎么样！"

小林："……"

陈爷爷："我当然去和公寓的管理员说过这个事情啊，管理员当时说得挺好的，说一定会帮忙转达意见的，会好好和他说的。我就想这事情一定能够解决的啊，想不到根本没什么好转，我后来找管理员说这个事情，这管理员呢，只会打哈哈，都没有正面回答问题，只是说会照顾所有老人的想法。我说你连我一个人的想法都照顾不了，你怎么照顾所有人？你说对不对？"

小林："……"

陈爷爷:"听老西头说,这孙老头可能还有些来头,一定是用什么办法把管理员给摆平了,唉,我现在真是烦啊,这里其他条件都挺好,搬出去住的话,我估计找不到比这里更合适的了,再说都已经习惯这里的生活了。不过,要是不搬出去,我都要被这个孙老头气死、烦死了,晚上一睡不好早上就没精神,身体估计要一天比一天差!"

小林:"……"

 问题讨论

1. 在本案例中,如果你是小林,省略号部分你会怎么说?

2. 从沟通过程中可以看出,陈爷爷主要的情绪有哪些?请用尽可能多的词汇来描述。

 知识学习

一、共情艺术的含义

共情又称为投情、同感心、通情达理等。它既是心理咨询的理念和技术,也可用于日常人际沟通中。按照人本主义心理学家罗杰斯的观点,共情是指体验别人内心世界的能力。它包含三方面的含义:第一,借助对方的言行,深入对方内心去体验他的情感、思维;第二,把握对方的体验与他的经历和性格之间的联系,更好地理解问题的实质;第三,运用艺术,把自己的共情传达给对方,以影响对方并取得反馈。共情需要理性,不能代替当事人做感性判断。

二、共情在与高龄人群沟通中的意义

首先,通过共情,沟通者能够设身处地地准确理解对方,把握老年人的内心世界。其次,通过共情,沟通者能使对方感到自己是被理解、被接纳的,从而与老年人建立起良好的关系。再次,沟通者的共情,鼓励并促进了老年人的自我表达,有助于老年人情绪的宣泄,也能促进双方彼此了解。最后,老年人往往迫切地需要情感倾诉,共情艺术的使用能够起到非常好的效果。

三、共情艺术的使用

在使用共情艺术时,所表达的内容通常包含两部分,一部分为简述对方叙述的内容,另一部分为整理对方所体验到的情绪,两者单独使用时分别称为内容反应和情感反应。

(一)内容反应

内容反应也称为释义,是指把沟通对象的主要言谈、思想加以综合整理,再反馈给对方,以达到加强理解、促进沟通的目的。沟通者以简明的方式反馈对方的思想,有助于对

方便清晰地做出决定。老年人往往在表达上有模糊、固定的特点,内容反应可使他们再次分析自己说过的话,深化会谈的内容。

举例:

老人:"我就在家里帮孩子做事情,带带小孩什么的,可是我儿媳妇总是对我不满意,说我教育孩子的方法落后,哪里落后了,落后怎么会带出两个小孩来,你老公还不是我带出来的啊。这些年轻人,有时真不知道怎么想的。"

沟通者:"您的儿媳妇不满意您教育孩子的方式,但您觉得自己的方法没有问题,而且您觉得难以理解年轻人。"

(二)情感反应

情感反应是指把沟通对象所陈述的有关情绪和情感的主要内容做概括、综合与整理,用自己的话反馈给对方,以加强对方对情绪、情感的理解,进而促进沟通。情感反应的关键是对沟通对象情感的察觉。

使用情感反应时需要注意以下事项:① 要辨认对方的情感,不仅要注意对方叙述中具有感情色彩的部分,还要注意对方的行为(姿势、语调、语速、其他的态度);② 需辨认对方情感的整体范围,即辨认言语或非言语行为所传达的不同情感;③ 使用感情词将所觉察到的情感反馈给对方。

举例:

老人:"我也不知道为什么,他总是来看我,我和他其实不是很熟啦,就是有一次在寺庙里碰见过他,他说我长得像他妈妈,我那个时候就和他聊了几句,他说他妈妈去世了,以后把我当成妈,以后要来看我。当时我也以为他只是说说的,想不到后来真来看我了,我就觉得这人不错。但是,他给我买了很多东西,我觉得挺不好意思的。后来几次他来的时候,我就觉得很难受了,觉得挺烦的,心想我和他不熟悉,为什么他三番五次来看我,还买很多东西来?觉得怪怪的。"

沟通者:"您对他的热情有点不自在,您觉得在不熟络的情况下,他的行为让您挺疑惑的,和他的相处又让您觉得尴尬。"

在以上例子中,老人表达的主要情感是和某人交往尴尬、疑惑、不自在,用情感反应艺术将这些情感反馈给老人,有助于沟通的继续。

(三)共情的层次

共情艺术可以分为初层次共情与高层次共情,在进行沟通时可以根据与沟通对象的关系,以及沟通的环境特点来选择不同层次的沟通。

1.初层次共情

使用初层次共情时,回应的内容是对方"明白表达"的感觉与思维。初层次共情适用于沟通早期,或与沟通个体尚未构建出良好关系之时。

举例:

老人:"今年九月开始,我就到了这个养老院。其实我真不想来的,但是子女都劝我过来,我也没办法,事先他们都没问过我意见,直到他们跟我说了才知道他们都已经安排好了。现在在这个养老院又有很多烦心事，我在这里算个文艺骨干，因为我会拉二胡啊，经过几次表演，竟然有不少人妒忌我。最近我考上了老年大学，他们更是表面上奉承暗地里说了我不少坏话。现在有些管理员可能是听了他们的话，还经常给我小鞋穿，让我做这做那，表面上还说是为我好，其实我都知道，就是针对我。搞得我现在都没有时间准备老年大学的课程，真是烦死了。"

沟通者："因为儿女不经过您的同意而将您安排到这里，您觉得不解和无奈，但也只好接受。在这里您又遇到了别人的妒忌，您非常生气，目前您没有时间和精力准备老年大学的功课，心有余而力不足，内心焦虑不已。"

在以上共情艺术的使用中，生气、焦虑、心有余而力不足都能够在老人的谈话中被直接感受到。

2. 高层次共情

使用高层次共情艺术时，回应的内容是对方叙述中"隐含"的感觉与想法。高层次共情艺术不但能够传递对沟通对象的了解，而且能协助对方全方位了解自己未知或逃避的部分。

事实上，在普通的沟通过程中，初层次共情已经足够使沟通顺利进行。而高层次共情适用于沟通的中后期，即与对方已经构建出了和谐的关系之时。

举例：

老人："说起来，不好意思了，年岁这么一大把了，我却好像对她有好感了。她长得非常好看，人又好，特别会体贴人（眉头紧皱，音量变小）。我只敢从远处遥望，不敢主动接近。其实有几次机会，可以增进彼此的关系，可是，当她和我说话或靠近我的时候，我就不由自主地退缩（双手交叉放在胸前，上半身往后缩），然后借口跑开了。每当想到我这个年纪对爱情没有希冀了，我就觉得眼前的世界一片混沌，有时候却又感觉异常兴奋，就又提醒自己，一定要珍惜机会，来一场有意思的黄昏恋。我就在这样的状态下度过了 3 年时间，但是，一转眼这个机会就丧失了，就是不知为什么，还是无法鼓起勇气表达这份爱恋，我都不知道我这样的想法是否正常。"

沟通者："该名阿姨的优秀条件让您感受到自卑了，其实年龄并非您的真实困扰，所以您也一直无法鼓起勇气对她展开追求，来一场有意思的黄昏恋。眼看着该机会慢慢消失，您虽倍感焦虑，却无能为力，您害怕自己的犹豫与胆怯，害怕在彷徨中逐步丧失机会。"

在上述案例中，老人出现了自我埋怨、心急如焚等负面情绪，这些虽然无法从老人的话语中获得直观感知，但其中的负面情绪无处不在。

四、医护共情能力评估

共情是近年来国内外护理学者研究的热点之一。研究者认为，共情有利于护患关系，并且能够改善患者的临床结局。对于医护共情的研究，需要有稳定有效的测量工具。

杰弗逊共情量表（the Jefferson scale of empathy-health professionals，JSE-HP）是由美国杰弗逊大学医学教育和健康护理研究中心的 Mohammadreza Hoiat 博士及其研究小

组成员于 2001 年研制的,作为一种评价医务人员共情的量表,已被翻译成 17 种语言。根据研究需要,我们引进杰弗逊共情量表,旨在进行杰弗逊共情量表中文版在医护工作人员中应用的信度和效度等心理测量学性质检验。

整个量表包括观点采择、情感护理、换位思考三个维度 20 个条目,从完全不同意到完全同意分别赋值 1~7 分,正向计分条目和反向计分条目各 10 个,全部条目得分总和即为量表总分,得分越高表明共情能力越强。杰弗逊共情量表见表 3-6。

表 3-6 杰弗逊共情量表

条 目	完全不同意	不同意	有点不同意	不确定	有点同意	同意	完全同意
1. 了解患者和家属的情绪状态是一个很重要的因素。							
2: 对我而言,从患者的角度看事情几乎是不可能的。							
3: 了解患者及其家属的感受与治疗是无关的。							
4. 缺乏共情,我将难以成为一名成功的医生。							
5. 我对患者感同身受,他们就会感觉更好一些。							
6. 在我和患者的关系中,了解他们的肢体语言和口语沟通同样重要。							
7: 在观察病情和询问病史时,我试着不去注意患者的情绪变化。							
8. 我会注意患者的肢体语言和非言语线索,以便了解患者在想什么。							
9: 我不允许自己被患者与其家属间的强烈的情感关系所感动。							
10. 我相信共情是治疗过程中的一项重要因素。							
11. 为了提供较好的医疗服务,我会尝试着从病患的角度来考虑问题。							
12: 疾病只能以药物或手术治疗,与患者建立感情对治疗没有明确好处。							

续表

条　目	完全不同意	不同意	有点不同意	不确定	有点同意	同意	完全同意
13. 我对患者感同身受,他们就会觉得治疗是有效的。							
14: 留意患者的个人经验与治疗效果没有关系。							
15: 我相信,询问患者日常生活中发生的事情对病情的了解没有帮助。							
16. 我认为幽默感有助于患者得到较好的临床治疗效果。							
17: 对我来说,从患者的角度进行思考是一件很难的事情。							
18: 我不喜欢阅读与医疗无关的文学或艺术方面的书籍。							
19. 诊疗患者时,我会尝试从患者的立场来思考。							
20: 我相信情感的投入在疾病治疗中是没有作用的。							

注:˙为反向计分。

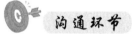

沟通环节

陈爷爷与小林的对话继续,双方之间的对话围绕隔壁床孙爷爷展开。

陈爷爷:"还有,你看那个小王,他以前专门负责我和隔壁床孙老头的日常照护起居,但是后来因为其他工作安排被调走了。我一直觉得他对隔壁床的孙老头偏心。在孙老头那里,他经常都是笑容满面,在我这里就经常摆着一副臭脸,就像我欠了他一百万似的,叫他都不太搭理我,每次我看到他心里就烦闷,我为什么要在这里受他的气?"

小林:"小王对您的态度和对孙爷爷的有所不同(内容反馈),您感到非常委屈与生气(情感反馈),觉得自己遭受到了不对等待遇(内容反馈)。"

陈爷爷:"是呀,小王这人就是人品不好,比较势利,比较喜欢与有钱有地位的人结交,上次我们这里住进来一位退休的干部,小王就常常在他面前献殷勤,特别是有家属过来的时候。听说家属还给他塞钱了,你说这样一个人怎么能来这里为老年人服务呢?你们单位是怎么把这样的人给招进来的呢?"

小林:"您感到内心不快(情绪反馈),因为小王巴结有钱有势的人,而看不起您,您觉得养老院不应该将这样的人招进来(内容反馈)。"

总而言之,共情并没有特别明确相应的沟通细节,主要由内容反馈与情感反馈所组成,在恰当的时候均可以应用。

实训演练

一家老年福利院新入住了一名71岁的林大爷,他自从入住以来每天都是独自行动,胃口较差。福利院基于对林大爷身体健康的考虑,采取多种方法为林大爷准备各式各样的美食,甚至餐饮部的工作人员从自己家乡快递来很多小吃,想激发林大爷的饮食欲望,但各种努力均达不到成效。眼看着林大爷身体愈加消瘦,身体状况一天不如一天,福利院邀请了林大爷的儿子来开展说服工作。林大爷的儿子在听完工作人员的情况说明后情绪比较激动,当场便对老人进行了训斥,并强行给林大爷喂饭,后被工作人员制止。无奈之下,工作人员向社会工作者寻求帮助。

社会工作者在了解到林大爷的基本情况后,主动联系了林大爷的儿子。根据其儿子介绍,林大爷是一位离退休老干部,原来是一个非常自信的人,而且性格开朗、通情达理。但是,他自退休后,性格也发生了明显改变,特别是在两年前老伴离世后,情绪相对低落,而且被医院诊断为患有高血压与冠心病,且经常发病。由于子女每天忙于工作,他在白天无人照料,家人怕老人突发疾病而周边无人照护,所以经过多次考虑,将林大爷送到福利院。

社会工作者在全方位了解林大爷的基本信息后,在遵循尊重与接纳等原则的前提下,借助同理心原则与林大爷开展了第一次会面,并构建出了初步的信任关系。社会工作者表示自己想听听林大爷对现存问题的看法,老人明确提出自从他退休后原来单位对自己并不关心,而老伴也离世了,家中的子女不征求他的意见就将他送至福利院,是把他当成了累赘,不要他了,他觉得活在世上也已经没有任何意思了,还不如自生自灭一死了之。

请同学们进行角色扮演,一人扮演林大爷,一人扮演社会工作者,借助共情艺术以及之前所掌握的倾听等艺术开展沟通模拟练习。

请思考

针对林大爷的生活背景以及情绪状态,如何从共情艺术以及之前所掌握的倾听等艺术开展沟通?

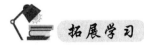
拓展学习

共情是人类在进化过程中使人类自身获得发展与完善的一个很重要的人格品质。共情具有十分重要的心理保健能力。一个社会人，他是否有共情能力及共情能力的大小，不仅影响到个人的精神情感，更直接影响到个人的人际交往能力。一是因为具备了共情的习惯，所以能最大限度地理解别人，遇到问题时就不会轻易产生激烈的消极情感；二是因为有共情能力的个体较少受到负面情绪的干扰，所以能够相对理性地、就事论事地处置相应问题。举例来说，以往在面对孩子说谎时会突然发怒的父母，在明白共情后，就能重新理解孩子的行为，知晓孩子是因为紧张或者恐惧才出现了"否认"，这只是一种本能的自我保护，并不是真正想要以谎言欺骗父母。当面对一个看起来十分傲慢无礼的人，一个具有共情能力的人会想"他是不是心情不好"或者"他是不是受过别人的伤害"；而一个缺乏共情能力的人可能会想"他凭什么那么傲慢"或"他凭什么对我这么无礼"，这两种想法会导致不同的心情。

 能力测评

本次任务可根据学生听课及模拟与陈爷爷的沟通开展测评，可从知识学习、技能要求、职业态度三个方面开展测评（表3-7）。

表3-7 能力测评

项　目	测评标准		得　分
知识学习（20分）	是否认真听老师讲课（5分）		
	听课过程中有无提出问题（5分）		
	能否回答老师提出的问题（10分）		
技能要求（50分）	模拟沟通是否恰当、规范（40分）	是否使用内容反馈艺术（7分）	
		内容反馈艺术的使用是否妥当（7分）	
		是否使用情感反馈艺术（7分）	
		情感反馈艺术的使用是否妥当（7分）	
		初层次共情的使用是否恰当（6分）	
		高层次共情的使用是否恰当（6分）	
	沟通过程中有无发现或者提出问题（5分）		
	跟同学、老师是否有互动（5分）		
职业态度（30分）	沟通时是否表现得有耐心（10分）		
	沟通时语气是否温柔，语速是否适中，吐字是否清晰（10分）		
	沟通时是否全神贯注（10分）		
总分（100分）			

第四章　与高龄人群首次会面的沟通要点

人与人的第一次交往给人留下的印象,在对方的头脑中占据着主导地位,这种效应即第一印象。在养老服务行业,与老年人的首次会面同样很重要,由于老年人相对固执,无论给老年人留下美好还是糟糕的第一印象都将很难改变。因此,与老年人的第一次见面显得尤为重要。

第一节　首次会面礼仪

中国素有"礼仪之邦"的美誉,礼仪在中国可谓历史悠久。会面礼仪是日常社交礼仪中最基础与最常用的礼仪,作为老年服务工作者,掌握必要的会面礼仪,能给老年人留下美好的第一印象,为之后顺利开展工作打下基础。

本节内容思维导图如图 4-1 所示。

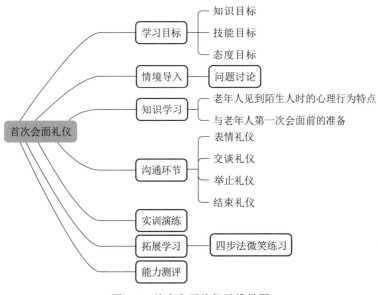

图 4-1　首次会面礼仪思维导图

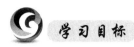 **学习目标**

知识目标:掌握与老年人第一次会面时的礼仪规范和要求。

技能目标:能够根据礼仪要求开展与老年人的第一次会面。

态度目标:在与老年人的相处过程中,具备关心、体贴的情感,尊重、敬重老年人,真诚地与老年人沟通。

 情境导入

小张是养老护理专业的一名大二学生,暑假期间在某养老机构内参加为期一个月的社会实践。李奶奶刚从政府部门退休,因为夫妻离异,子女又常年定居在国外,无法陪伴在身边。所以,在参观了当地多家养老机构后,李奶奶选择了小张实习的这家高端养老机构入住。入住当天,由小张的带教老师负责接待。小张第一次见到李奶奶时,一听说李奶奶来自政府部门,一下子显得手足无措,大脑一片空白,她觉得李奶奶很有气场,看起来比较严肃,不苟言笑,因此跟在带教老师身边什么话都不敢说,也不敢看李奶奶,一直低着头。老师让小张带着李奶奶参观下她的房间,面对李奶奶的提问小张竟紧张得语无伦次……

 问题讨论

1. 你认为案例中的小张在接待李奶奶时的表现怎么样?

2. 与老年人第一次见面时应掌握哪些方面的礼仪?

3. 与老年人第一次见面时有哪些注意事项或禁忌?

4. 你认为学习与老年人第一次见面的礼仪重要吗? 为什么?

5. 你认为老年人在初次入住养老机构时会有哪些心理变化?

 知识学习

一、老年人见到陌生人时的心理行为特点

(一)紧张感

从心理学上讲,人在遇到陌生人时总免不了有些紧张。老年人亦如此,尤其是一些偏内向性格的老年人,在第一次见面时或多或少地会表现出紧张无措感。

(二)不信任感

信任是一种依赖关系,是人际交往中弥足珍贵的情感。它的建立需要时间的积累,在

陌生人的初次见面中,最缺乏的就是彼此的信任和依赖。老年人受到人生阅历的影响,见多识广,并不容易随便信任一个陌生人。因此,与陌生人初次会面时产生不信任感也是其较常见的心理特征。

(三)自卑感

由于生理机能的退化,体貌越来越老化,肌肉松弛,牙齿松动脱落,耳聋眼花,手指哆嗦,运动障碍,记忆力下降,疾病缠身等,老年人越来越自卑,不想被人看到自己老年的"悲惨"现状。因此,老年人在与陌生人会面时,会特别在意自身尊严,产生自卑感。

受到上述心理变化的影响,老年人在第一次见面时常常表现得沉默不语,神色淡然,先等对方开口,待到了解对方的目的和来意之后,才会慢慢消除疑虑。

二、与老年人第一次会面前的准备

老年服务工作者与老年人的首次会面往往发生在老年人新入住养老机构时,或者当养老服务工作人员为新入职的员工时。无论属于哪一种情况,对老年人和养老服务工作人员来说,他们彼此都是陌生的。那么,如何使老年人以最快的速度接纳工作人员,在彼此之间建立起信任感呢?对于养老服务人员来说,做好与老年人第一次会面前的准备工作就显得尤为重要。

(一)仪容仪表的准备

仪容指的是一个人的容貌;仪表指的是一个人的外表。仪容仪表包括容貌、服饰、体态、举止等方面。良好的仪容仪表不仅展现了个人的精神面貌,而且是一家机构气氛、规格、服务水平的体现。因此,养老服务人员应做到仪容仪表的修饰美,包括美观、整洁、卫生、得体、貌美、发美、肌肤美。一般来说,女员工可以化职业淡妆,若是长发还可以束起来或盘起来;男员工不留胡须,头发不宜过长,要勤修剪并保持清洁。着装上尽量以简洁大方为主,避免奇装异服或过于彰显个性的服饰搭配,可着职业套装,从而给老年人留下一个端庄、稳重、富有亲和力的形象。

(二)自我介绍的准备

自我介绍在第一次会面时必不可少。在与老年人的第一次会面中,养老服务工作者通过恰当的自我介绍可以增进老年人对自己的了解,帮助老年人在较短的时间内对自己建立起信任感。按照礼仪的惯例,自我介绍中由地位低的一方先介绍。比如,主人在接待客人时应先介绍自己;男士和女士初次认识时,由男士先做自我介绍;晚辈要先向长辈做自我介绍;等等。位低者先介绍,这是非常重要的一个细节,以示对对方的尊重。因此,在与老年人的交往中应由养老服务工作者先自报家门。

一般而言,在正式的自我介绍中,单位、部门、职务、姓名缺一不可。供职的单位及部门,可能的话最好全部报出,具体工作部门有时也可以省略。在自报姓名时应当一口报出,不可有姓无名,或有名无姓。有职务的最好报出职务,职务较低或者无职务则可报出目前所从事的具体工作。比如:"张奶奶,欢迎您入住我们××公寓,我是您的生活管家陈玉兰,您可以叫我小陈。"在整个自我介绍过程中,一般先递名片;其次把握时间,尽量简短;再者要注意内容的完整,力求给对方留下一个清晰、准确、深刻的印象。

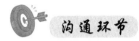

沟通环节

一、表情礼仪

现代心理学家总结过一个公式:感情的表达＝言语(7％)＋声音(38％)＋表情(55％),其中表情包括微笑和眼神,这在服务行业中显得尤为重要。

卡耐基在《人性的弱点》一书中提到:"在一个适当的时候、恰当的场合,一个简单的微笑可以创造奇迹,可以使陷入僵局的事情豁然开朗。"世界著名的希尔顿酒店要求每个员工无论多辛苦,也要对顾客投以微笑,即使在经济危机时也依然坚守这个理念。正如它的创始人唐纳德·希尔顿所说:"酒店如果缺少了服务员的美好微笑,好比花园里失去了春天的太阳和春风……"希尔顿酒店的微笑服务为其赢得了极大的声誉。同样具备服务性质的养老机构,养老服务工作者在与老年人第一次见面时,保持自然、真诚、友善的微笑是非常重要的,它能让老人感觉到温暖和安全。"三米六齿"国际微笑原则提出:"当他人在离你三米时可以看到你绝对标准迷人的微笑。"当我们这样做时,相信即使是固执的老人也能被你充满真诚关爱的微笑所感动。

眼睛是心灵的窗户,它在很大程度上能如实反映一个人的内心世界。眼神是人在交往时的一种无声语言,往往可以表达有声语言难以表达的意义和情感。一个良好的交际形象,目光应是坦然、亲切、和蔼、有神的。在与老年人第一次会面时,工作人员应通过真诚的眼神来表达对老人的尊敬、关心、热情和耐心。情境导入中的小张在第一次见到李奶奶时因为紧张而眼神闪躲,这对双方信任感的建立是非常不利的。

二、交谈礼仪

在与老年人第一次会面时,要注意多使用礼貌用语。比如,使用礼貌称谓"奶奶""爷爷""您"以及一些基本的日常礼貌用语,让老年人感到自己是受尊重的。同时,要注意交谈中的主动性并保持耐心,尤其当遇到老年人不会讲普通话、听不懂普通话或存在听力障碍时,应尽可能放慢语速,必要时向有经验的工作人员请教或由老年人熟悉的人员引见。

三、举止礼仪

英国哲学家培根有一句名言:"相貌的美高于色泽的美,而优雅合适的动作美又高于相貌的美,这才是美的精华。"这句名言充分体现了人们对举止礼仪的重视。在与老年人第一次会面时,可与老年人亲昵地握手,且一般应遵循"尊者决定"的原则,由尊者也就是老年人先伸出手来。握手的时间也不应太久,大约持续三秒钟,有力但不能握痛,以体现对老年人的好感和尊重。另外，站、坐、蹲、行时均应保持良好的姿态。一般要求站立时应该俯身或弯腰与老人交谈，不可摆出一副高高在上的姿态；坐相端正、得体，不可跷二郎腿或抖腿；蹲下时，抬头挺胸，保持上身挺拔，慢慢放低腰，臀部向下，神情自然；行走时头正、肩平、躯挺、步位直，步幅适度，步速平稳。

四、结束礼仪

在第一次交谈时应注意对老年人谈话的积极性进行评估，当老人感到疲惫时应立即结束交谈。同时，要向老年人做礼貌的告别，比如："李奶奶，很高兴能与您认识和交谈，聊了这么久您应该累了吧？我就不打扰您休息了，下次再来看您。"

 实训演练

小陈在某高端养老机构从事管家服务已有五年，业务能力受到领导认可。领导决定对小陈进行进一步培养，将其派往上海总部工作锻炼半年。小陈非常珍惜这次难得的机会，但刚到总部接待的第一位老人就令他感到有点手足无措。原来这位老人是位地地道道的上海人，小学文化，并不会说普通话，而小陈来自四川，完全听不懂老人说的话。在总部领导面前，小陈一时有些尴尬，不知如何处理是好……

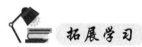 **请思考**

1. 如果你是小陈，你会选择怎么做？
2. 遇到类似情况，你认为应该注意哪些问题？

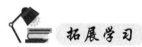 **拓展学习**

微笑是世界上最美的行为语言，虽然无声，但最能打动人；微笑也是人际关系的"润滑剂"，能很好地拉近人与人之间的心理距离。然而，迷人的微笑并不仅仅是天生的，它同样可以经过后天训练获得。平日里，我们可以采用四步法进行微笑练习：

（1）放松面部肌肉，使嘴角微微向上翘起，让嘴唇略微呈弧形，不牵动鼻子，不发出声音，不露出牙齿，轻轻地一笑。

（2）闭上眼睛，调动感情，并发挥想象力，回忆美好的过去或展望美好的未来，使微笑源自内心，有感而发。

（3）坚持对着镜子练习，使眼睛、面部肌肉、口型等和谐自然。

（4）当众练习，使微笑大方、自然，克服羞怯和胆怯心理，让他人加以评判并及时改进。

能力测评

本次任务可根据学生听课及模拟与李奶奶的第一次见面开展测评,可从知识学习、技能要求、职业态度三个方面开展测评(表4-1和表4-2)。

表4-1　能力测评1

项　目	测评标准		得　分
知识学习(20分)	是否认真听老师讲课(5分)		
	听课过程中有无提出问题(5分)		
	能否回答老师提出的问题(10分)		
技能要求(50分)	模拟沟通是否恰当、规范(40分)	事先准备是否充分(了解老年人的背景情况)(10分) 是否确认需求(分析老年人的心理行为特点)(10分) 是否运用会面礼仪(表情礼仪、交谈礼仪、举止礼仪、结束礼仪)(15分) 共同实施(开展后续工作)(5分)	
	沟通过程中有无发现或者提出问题(5分)		
	跟同学、老师是否有互动(5分)		
职业态度(30分)	沟通时是否尊重老人,微笑面对老人(10分)		
	与老人沟通时语气是否温柔,语速是否适中,吐字是否清晰(10分)		
	是否能进行有效的沟通,达到沟通的目的(10分)		
总分(100分)			

表4-2　能力测评2

项　目	测评标准		得　分
知识学习(20分)	是否认真听老师讲课(5分)		
	听课过程中有无提出问题(5分)		
	能否回答老师提出的问题(10分)		
技能要求(50分)	模拟沟通是否恰当、规范(40分)	事先准备是否充分(了解老年人的背景情况)(10分) 是否确认需求(分析老年人喜欢的话题)(10分) 是否应用与老年人第一次见面打开话题的艺术(关注情绪、给予赞美、热诚倾听)(15分) 共同实施(开展后续工作)(5分)	
	沟通过程中有无发现或者提出问题(5分)		
	跟同学、老师是否有互动(5分)		

续表

项 目	测评标准	得 分
职业态度(30分)	沟通时是否尊重老人,微笑面对老人(10分)	
	与老人沟通时语气是否温柔,语速是否适中,吐字是否清晰(10分)	
	是否能进行有效的沟通,达到沟通的目的(10分)	
总分(100分)		

第二节 化解会面冷场情境艺术

人们常说:家有一老,如有一宝。现实生活中大多数老年人就像小孩子一样待人友善,很快能与年轻人熟络起来;但也有些老年人性格内向,不主动与人亲近。那么,在与老年人首次会面交谈中遇到冷场时,该如何处理呢?

本节内容思维导图如图 4-2 所示。

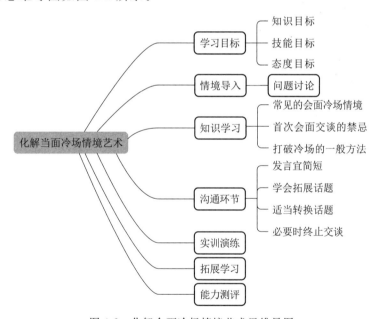

图 4-2 化解会面冷场情境艺术思维导图

学习目标

知识目标:了解常见的会面冷场情境;了解与老年人首次会面交谈的禁忌。

技能目标:能够运用沟通艺术化解与老年人会面冷场的情况。

态度目标:在与老年人的交流过程中,具备关心、体贴的情感,尊重、敬重老年人,真诚地与老年人沟通。

 情境导入

小张是某社区新入职的社会工作者,独立上岗后接到的第一个任务是为所在社区的赵奶奶提供社工服务。赵奶奶,68岁,高中文化,退休前在某工厂从事会计工作,性格内向安静。赵奶奶与老伴章爷爷感情和睦,育有一儿一女,虽然儿女常年居住在外地,但逢年过节都会赶回老家参加家庭聚会,一家人其乐融融。可是天有不测风云,一个月前章爷爷在小区公园锻炼时突发心脏病,紧急送医后抢救无效去世。

赵奶奶因目睹了老伴的猝死,整日伤心不已,一直责怪自己,认为是自己没有及早发现章爷爷的病情而导致他延误了治疗。近一个月来赵奶奶变得更加沉默寡言,人也日益消瘦。她每天将自己关在家里,以泪洗面。子女提出将赵奶奶接到身边,赵奶奶觉得自己会给子女添麻烦也不愿前往。由于赵奶奶是小张入职后服务的第一位老人,他非常希望能尽快帮助到赵奶奶,为此做了大量的准备工作。但当他来到赵奶奶家后,面对他热情的招呼,赵奶奶却显得异常冷漠。尤其当小张提到有关章爷爷去世的事情时,赵奶奶更是不愿开口讲话。在小张的极力劝说下,赵奶奶也只是偶尔挤出一点点话语,但很快双方又陷入沉默的气氛中……

 问题讨论

1.常见会面冷场的情境有哪些?
2.导致小张与赵奶奶交谈冷场的原因是什么?
3.如果你是小张,你会采取哪些方法打破与赵奶奶交谈冷场的局面?

 知识学习

一、常见的会面冷场情境

在我们的日常人际交往中,尤其是在较为正式的场合如会议、接待、聚会时,若出现冷场现象,难免令彼此都非常尴尬,气氛紧张。那么,哪些场合或情境容易出现冷场现象呢?
(1)彼此陌生,第一次会面。
(2)年龄、职业、身份、地域等差异较大。
(3)性格、素质、兴趣、心境等差异较大。
(4)彼此意见不合,互相有利益冲突。
(5)异性相处,尤其是单独相处。
(6)长期不交往而疏远。

（7）双方性格均为内向者。

当谈话者之间存在以上几种情况时，较易出现冷场。比如，情境导入中的小张与赵奶奶是第一次见面，彼此互不熟悉，且赵奶奶性格内向，再加上章爷爷的离世导致赵奶奶情绪低落，这些都为首次会谈的顺利开展增加了难度。在人际交往中，冷场会令气氛降至冰点，打破冷场的局面即"破冰"，是每一个职场人士必修的课程。

二、首次会面交谈的禁忌

冷场的发生往往与话题有关："曲高和寡"会导致冷场，"淡而无味"同样会引起冷场。在与老年人首次会面时，一方面不能只想着如何打开对方的话匣子，而自己却什么也不说；另一方面，也不能一味地只由自己侃侃而谈，忽略了对方的真实需求。除了尽量选择老年人喜欢的话题，还要掌握好分寸，对一些比较敏感的话题应寻求合适的机会再去交流。比如，情境导入中的小张在与赵奶奶的首次交谈中，当话题涉及有关章爷爷时，赵奶奶情绪就会更加低落，不愿继续交谈。而小张选择极力劝说，虽然赵奶奶会偶尔回应，但并不是真心愿意就这个话题深入交谈，因此实际谈话效果是非常不理想的。

一般情况下，我们在与老年人首次会面交谈中应注意避免以下几种情况：

（1）避免涉及老年人不喜欢的话题。

（2）避免涉及老年人隐私或敏感的话题。

（3）避免涉及老年人不理解的专业术语。

（4）与老年人意见出现分歧时，避免极力劝说或争辩。

（5）语言忌直白、生硬；语速忌过快，语调忌过高或过低。

（6）态度忌冷淡、炫耀、高高在上。

（7）避免侃侃而谈，口若悬河。

三、打破冷场的一般方法

在与老年人第一次会面时出现冷场，根本原因通常是未能打开老人的心扉。因此，要想化解这种冷场局面就必须使老人感到愉悦，唤起老人的交谈兴趣。打破冷场的一般方法如图4-3所示。当遇到冷场情况发生时，工作人员要迅速调整自己的心态，不能过于紧张和焦虑，此时保持清醒冷静的头脑非常重要，能帮助你尽快寻找出化解冷场的办法。

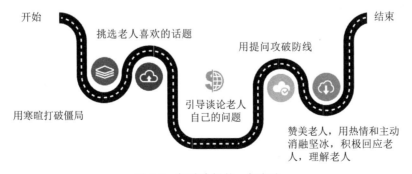

图4-3　打破冷场的一般方法

沟通环节

沟通中出现冷场,双方都会很尴尬。但只要掌握了打破冷场的艺术,冷场也是很容易化解的。

一、发言宜简短

双向交流时应避免其中一方侃侃而谈,要有意识地给对方留下发言的时间和机会。在与老年人的首次会面交谈中,最好能把70%的时间留给老年人,30%的时间由养老服务工作者来发言,这样有利于工作人员更好地了解老年人的真实需求。

二、学会拓展话题

开场第一句话应使人人都能理解,人人都能发表看法。比如,对一位具有小学文化水平的老年人谈欧洲文学作品,大多数时候是无法得到很好的回应的。很多时候只能采用试探的方法,由此再寻找对方的兴趣爱好,拓展谈话的领域。比如,你可以问:"奶奶平常喜欢做什么呢?"如果她说:"没事就看看电视。"你就可以问她:"经常看哪个台的节目?"从而引出话题。

三、适当转换话题

双向交流的话题变换是不定的,当老年人对你的话题显得毫无兴趣,表现敷衍,乃至沉默时,应及时地转换话题。情境导入中的小张在面对赵奶奶对章爷爷去世一事表现出抗拒时,应立刻中止原话题,开启新话题,如谈论赵奶奶的身体状况、子女的情况等。对于本身性格较为内向的老年人,养老服务工作者应提出引导性话题,这些话题可以根据对方的兴趣爱好、性格特点、职业性质等方面来设置。比如,"您退休前从事什么工作呢""您和您老伴看起来非常恩爱,感情一定很好,真羡慕""前一阵我与您的孩子们交谈过,他们都很关心您的身体"。先用这些听起来使对方温暖的话预热一下,以便开展谈话。转换话题策略见表4-3。

表 4-3　转换话题策略

自然转换	1	语随心动
	2	言随意行
	3	谈话双方在不知不觉中完成了话题的转换
有意转换	1	控制交谈的内容、气氛和节奏等
	2	在谈话内容结束或枯竭、谈话出现冷场、交谈难以持续、有人失言或出现意外的尴尬局面时主动转换话题

四、必要时终止交谈

任何发言者都不希望遭遇冷场的尴尬情况,但若这种情况真的发生,且在尝试了各种策略后仍不能打破冷场的局面时,就应该及时终止本次谈话。因为长时间的冷场和尴尬对双方都是残忍且浪费时间的,不利于下次交谈的开展。在礼貌地告别后,应对此次交谈进行反思、总结,找出冷场的原因,并制订下次交谈的策略和方案。

 实训演练

刘奶奶,73 岁,退休前是一位舞蹈演员。刘奶奶去年中风导致下肢瘫痪,整日只能躺在床上。为了让她得到更好的照护,其子女将她送到了养老院,目前已入住养老院 10 天。刘奶奶整日躺在房间,不跟任何人讲话,因为她无法接受自己瘫痪在床的事实,想到自己曾经是一位职业舞者,现如今……养老院的工作人员都试着去跟刘奶奶沟通,可都没有成功。

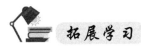请思考

> 1. 刘奶奶不愿开口说话的原因是什么?
> 2. 如果你是刘奶奶的护理员,你会如何与刘奶奶展开沟通?
> 3. 在与刘奶奶的第一次会面谈话中,应注意哪些问题?

拓展学习

有一位高龄先生名叫约翰,他刚刚搬到一家养老社区,并且第一次参加社区的活动。在活动中,约翰感到非常不适应,因为他不认识任何人,而且大多数参与者都似乎已经建立了友谊关系。他感到自己处于一个冷场中,不知道该如何融入。

在这个情景中,化解高龄人群首次会面的冷场需要一定的沟通艺术。以下是从这个例子中所获得的沟通艺术启迪:①积极倾听。了解约翰的感受,其他社区成员可以积极倾听他的故事和体验,表现出对他的关注和尊重。通过倾听,他们可以更好地理解他的需求和期望。②共同话题。寻找共同的兴趣爱好或经历,以建立联系。例如,如果发现有人和约翰有相似的兴趣,他们可以以此为基础展开谈话,让约翰感到更容易融入。③友善的身体语言。社区成员应注意自己的身体语言,确保表现出友好和开放的姿态。微笑、眼神接触和握手都可以传递友好的信息。④主动介绍。社区成员可以主动介绍自己,并向约翰介绍其他人,帮助他建立更多的社交关系。⑤鼓励参与。当有社区活动时,邀请约翰参加,让他感到被包容和欢迎。⑥尊重差异。理解高龄人群的多样性,尊重不同的背景和经

历,避免刻板印象和偏见。

通过这些沟通艺术启迪,社区成员可以帮助约翰克服首次会面的冷场,建立起更多的社交联系,使他感到更加融入社区,从而提升整个社区的友好氛围。这个例子强调了倾听、共同话题、友善的身体语言和主动参与等沟通艺术的重要性,特别是在帮助高龄人群融入新社交圈时。

 能力测评

本次任务可根据学生听课及模拟与赵奶奶沟通的情况对学生开展测评,可从知识学习、技能要求和职业态度三个方面开展测评(表4-4)。

表4-4 能力测评

项 目	测评标准		得 分
知识学习(20分)	是否认真听老师讲课(5分)		
	听课过程中有无提出问题(5分)		
	能否回答老师提出的问题(10分)		
技能要求(50分)	模拟沟通是否恰当、规范(40分)	事先准备是否充分(了解老年人的背景情况和心理状态)(10分)	
		是否确认需求(分析老年人最真实的需求是什么)(10分)	
		是否运用沟通艺术破除会面冷场的情境(消除老年人的顾虑)(15分)	
		共同实施(开展后续工作)(5分)	
	沟通过程中有无发现或者提出问题(5分)		
	跟同学、老师是否有互动(5分)		
职业态度(30分)	沟通时是否尊重老人,微笑面对老人(10分)		
	与老人沟通时语气是否温柔,语速是否适中,吐字是否清晰(10分)		
	是否能进行有效的沟通,达到沟通的目的(10分)		
总分(100分)			

第五章　与高龄阿尔茨海默病人群沟通的艺术

阿尔茨海默病(Alzheimer's disease,AD),俗称"老年性痴呆",是一种中枢神经系统退行性病变,起病隐匿,病程呈慢性进行性。其主要表现为渐进性记忆障碍、认知功能障碍、人格改变及语言障碍等神经精神症状,严重影响患者社交、工作与生活。随着人均寿命的大大提高,人类也在面对各种各样的新问题。众所周知,阿尔茨海默病患者普遍有沟通障碍,尤其是高龄患者,他们会忘记自己说话的内容,从而反复提问;也不能完全明白他人的说话意思,还会打断、不理会讲话者。照护者在与他们沟通时,不仅需要更多的耐心,也需要理解他们的内在诉求,掌握一些基本的沟通艺术。

第一节　理解高龄阿尔茨海默病人群的内在诉求

随着世界人口老龄化的日益加重,阿尔茨海默病已成为全球性的重大公共健康问题。资料显示,近年来阿尔茨海默病的发病率呈明显上升趋势,我国的发病率为0.71%,约有1 000万阿尔茨海默病患者。预计到2050年,我国阿尔茨海默病患者人数将达2 700万。由于阿尔茨海默病是与年龄密切相关的疾病,在65岁的人群中约有10%的人患病,而在85岁的人群中则约有50%的人患病。随着我国社会老龄化现象日趋显著,阿尔茨海默病的发病率会越来越高。著名作家严歌苓的小说《陆犯焉识》中,有这样一句对阿尔茨海默病患者晚年状态的描述:"婉喻现在是最自由的一个人,没有城府,百无禁忌,她不愿意的事,才不会给你留情面,她会用最直接最猛烈的方式告诉你。"

本节内容思维导图如图5-1所示。

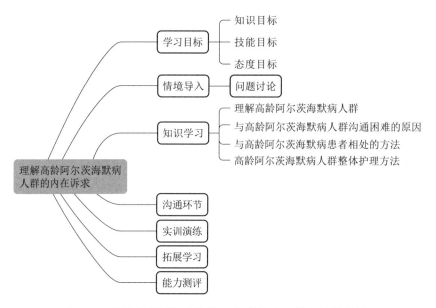

图 5-1　理解高龄阿尔茨海默病人群的内在诉求思维导图

 学习目标

知识目标：掌握阿尔茨海默病的概念、临床表现等基础知识。

技能目标：能够分析高龄阿尔茨海默病人群的常见沟通问题；理解高龄阿尔茨海默病人群的内在诉求。

态度目标：培养学生乐于与高龄阿尔茨海默病人群交流的态度，正确面对高龄阿尔茨海默病人群，帮助他们与他人沟通、交流和相处。

 情境导入

欣赏影视资料：《我只认识你》（2017 年赵青执导的关于阿尔茨海默病的纪录片）。

纪录片《我只认识你》于 2017 年 11 月 17 日正式上映，讲述了树锋与味芳两位老人在时代浪潮中历经悲欢离合，在他们携手走到生命中最后一段岁月时，却遭遇阿尔茨海默病困境的故事。

树锋和味芳，是一对生活在上海的耄耋老人，也是导演赵青和制片人冯都的叔公和叔婆。他们年轻的时候就相识，因为树锋的上一段婚姻，味芳等了他十几年，人到中年两人才在一起。当他们携手走到了生命中的最后一段岁月，味芳却患上了阿尔茨海默病。

树锋和味芳都出生在 20 世纪 20 年代，树锋从小深受儒家文化的影响，讲究"仁、义、礼、智、信"。在树锋的记忆中，最美好的时光是童年和青少年时期：同堂生活、吟诗诵词、研习书法。之后的命运却是他无法主宰的：政治运动、工作调动、丧妻别女。直到 1970 年，他和味芳走到一起。

将近半个世纪的相伴相守，对树锋和味芳来说，爱是记忆，爱是缘分，但爱也意味着良心、道义和责任。在他们心里,无论对方年轻还是年老,明白抑或糊涂,都不可能磨灭掉内心深处的那份爱,因为爱已经变得明净纯粹、深入骨髓。

如今没有子女在身边照应的他们,必须独自面对生活中所有的事情。而在经历了一生的波澜之后,树锋和味芳他们那种平静、乐观却又有尊严的生活态度,深深地感染着观众。

这是一个关于记忆,关于爱,关于尊严的故事。2012年,导演和制片人姐妹俩开始拍摄记录这段叔公叔婆的旅程,希望能为他们,为家族,为更多的人留存下这段不该被遗忘的时光。影片的拍摄从2012年一直持续到2014年。味芳的病情越来越严重,她逐渐变得生活不能自理,不记得说过的话、做过的事,不认识周围所有的亲戚朋友,只认识她的老伴儿树锋,信任他,依赖他,爱恋他。

对年近九旬的树锋来说,面对生老病死,面对自己的爱人,他必须做出抉择:将味芳一个人送进专业护理阿尔茨海默病患者的机构,他于心不忍;两个人一起住进养老院,就意味着要放弃还算是自得其乐的生活;继续独自在家照料味芳,他已深感力不从心。这种选择令树锋万分忧虑,万一他生病了,味芳该怎么办;万一他先走了,味芳又该如何生活下去。两位老人的生活状态在这两年多的时间里发生了很大的变化,他们是否依然能有尊严地走到最后。

请同学们欣赏纪录片《我只认识你》,通过影片中生动鲜活的人物画面和导演的介绍,更好地理解高龄阿尔茨海默病人群的内在诉求,增强对高龄阿尔茨海默病人群的感性认识。

 问题讨论

1. 什么是阿尔茨海默病?

2. 阿尔茨海默病有哪些生理和心理特点?

3. 在与高龄阿尔茨海默病人群沟通的过程中常见的问题有哪些?

4. 怎样正确理解高龄阿尔茨海默病人群的内在诉求?

5. 针对高龄阿尔茨海默病患者这一群体,我们应该如何有效且正确地与他们开展沟通?

6. 欣赏这部纪录片后,你有什么样的感受?

 知识学习

一、理解高龄阿尔茨海默病人群

阿尔茨海默病是老年人中最常见的失智型疾病,且目前为止很难治愈。阿尔茨海默病会损害大脑的记忆、思维、学习和其他认知能力,初期发展缓慢,往往不易察觉,表现为记忆力衰退、交流有障碍等,后期患者将逐渐丧失活动和记忆能力,直至死亡。研究表明,改善阿尔茨海默病患者的沟通能力是保证治疗、护理、照顾有效实施的重要途径,进而缓解病情,提高阿尔茨海默病患者的生活质量。

阿尔茨海默病分为轻、中、重三个阶段,每一个阶段的护理重点都不相同。早期患者很容易出现走失的情况,家属的护理重点是防止患者走失,可以给患者佩戴黄色腕带、带有信息的胸卡等。有关专家表示,早期患者有很多脑功能都保留着,家属需要陪伴患者,预防其接触危险性物品,比如煤气等,但是家属要避免让患者处于完全休养状态,这样会加快患者的病情发展进程。

一旦到了中期,患者的生活能力明显下降,家属需要照顾患者生活的方方面面。同时,该时期患者会出现精神异常,比如经常认为别人偷了自己的东西或刚吃过饭却说自己没有吃饭等,还会有各种无理取闹的情况出现,家属很容易产生烦躁情绪。阿尔茨海默病是一种逐渐加重的疾病,它很难减轻或被彻底治愈。家属可以到医院老年护理咨询门诊求助,也可以通过参加阿尔茨海默病患者的家属联谊会、讲座以及阅读相关书籍等获得帮助。

二、与高龄阿尔茨海默病人群沟通困难的原因

阿尔茨海默病患者常常存在沟通困难、说话重复、短期记忆退化、理解力及表达能力下降等问题,其原因主要有以下三个方面(表 5-1):

第一,认知障碍。阿尔茨海默病属于神经退行性疾病的一种,临床表现主要为记忆和认知功能进行性恶化,判断能力和理解能力差,不能够切题对答。阿尔茨海默病发生后,患者逐渐出现各方面的能力退化,这种退化在工作和与他人的沟通表达中表现出来。老人们通常会忘记将要做什么事情,或者会忘记已经做过哪些事情,甚至会忘记今天是什么日子,自己是谁。

第二,情绪障碍。阿尔茨海默病患者沟通能力已经遭到损害,很难或不能用言语表达自我情绪,故常表现为焦虑、持续性易怒、忧虑、无故发脾气等。患病老人有时想做某些事情,但因为语言沟通能力下降而无法表达出来。

第三,行为问题。主要表现为具有攻击性,这些攻击性行为问题常引发各种冲突、沟通困难。

表 5-1 常见沟通困难原因

认知障碍	重度阿尔茨海默病患者记忆下降程度严重,判断能力和理解能力差,往往不能接受新知识,无法理解和被理解,以至于不能够切题对答,也表现为忘记时间、地点、亲人等
情绪障碍	阿尔茨海默病患者沟通能力已经遭到损害,很难或不能用言语表达,在情绪上多呈现焦虑、持续性易怒、忧虑、容易哭泣、无故发脾气,多数患者表现偏执、违拗
行为问题	主要表现为攻击性,走错房间或睡错床位,收集或收藏物品,不合时令穿衣,乱吃东西,随地大小便或吐痰,乱翻东西等。患者的攻击性之中,以打人和骂人最常见

三、与高龄阿尔茨海默病患者相处的方法

伦丹(London)博士是一位治疗阿尔茨海默病的心理学家,有着丰富的临床实践经验。在与高龄阿尔茨海默病患者及其家属一起工作的 16 年中,London 学会了如何维系与高龄阿尔茨海默病患者及其亲人的关系。

艺术一:态度——珍惜你爱的人

(1)微笑。

(2)经常进行自我介绍,并且每次问候他的时候都叫他的名字。

(3)你要让自己保持可以面对面交流的姿态,让彼此处于一个物理平面上,以便进行眼神交流。

(4)用吸引人的语调。

(5)要友好。

(6)要细心周到。

(7)讲话语速要慢。

(8)当你讲话的时候,要使用手势。

(9)问简单的、开放式的问题。

(10)要耐心,给他充分的时间去反应。

(11)要坚信你的努力会有回报。

艺术二:共情

(1)把你自己放在他的位置上,去领悟他可能的想法和感受。

(2)用直觉去思考他在说什么或思考怎样把那些只言片语联系起来理解,看他是否同意你的理解。

(3)记住,你爱的人只是患了阿尔茨海默病,而不是一个精神错乱的人。

(4)倾听。

艺术三:利用你对他的了解去理解他

(1)利用你对他的了解去理解他在说什么。

(2)通过重复他所说的来肯定他,同时展开与他的对话。

(3)通过倾听他说话来理解他的意思。

(4)谈谈很久以前发生的事情,因为那些记忆是最后才消失的。

(5)要期望他能记住你们刚刚的谈话。

(6)记住,他是活在当下的。

(7)把你们每次的见面都当作一次全新的见面来对待。

艺术四:赞同

(1)不要表达反对意见或者争辩。

(2)让对方知道你明白了信息背后所传达的思想和情感。

（3）确认你所听到的。

艺术五：传递希望与爱

（1）经常向他表达你的爱，你爱的人会给予你回应的。

（2）把注意力集中在他还能做什么，而不是他已经不能做什么了。

（3）接受他现在的样子。

四、高龄阿尔茨海默病人群整体护理方法

目前尚无阻止或逆转阿尔茨海默病的治疗药物，已有研究表明非药物治疗与护理是阿尔茨海默病治疗的重要环节。护理干预可以让患者及家属了解疾病的症状特点，培养患者积极乐观的生活态度，可以提高患者的生活质量，延缓病情，提高患者治疗的信心。结合国内外老年阿尔茨海默病患者的护理研究进展，从阿尔茨海默病早期识别、生活护理、认知能力的训练、心理护理、健康教育等方面入手，旨在为临床根据患者不同症状制订具有针对性的护理计划，延缓患者病程，提高患者生活质量，加强阿尔兹海默高龄患者的沟通能力（表 5-2 至表 5-6）。

表 5-2　早期识别方法

教育公众重视老年人的记忆力减退	加强公众对阿尔茨海默病的知识理解，以及提高社会对老年群体记忆衰退的重视程度
提高临床医务工作者对该病的认识	各科医生加强关注阿尔茨海默病的早期表现，减少漏诊、误诊，避免因不及时、不正确的检查和药物治疗，延误病情甚至增加患者的病死率
简易智力状态检查（mini-mental state examination，MMSE）	简单易用的阿尔茨海默病筛查工具，结合病史和临床症状，可发现早期阿尔茨海默病患者

表 5-3　生活护理方法

生活环境	建议针对不同类型的患者设计不同形式的医疗和居室环境，床头配备报警装置，减少或避免环境过载
沟通交流	可采用简单、渐进的口令，一步一步指导患者；交流时要面对患者，保持眼神接触，语言节奏适当，可以结合肢体甚至书面语言进行交流，根据语言交流情况可以估计患者病情严重程度
精神护理	阿尔茨海默病患者可能记不住任何人的名字与容貌，但他依然有尊严和隐私。在沟通的过程中，要体现护士的尊重、热情和耐心，要及时了解患者的心情与情绪，积极帮助患者调节不良情绪
避免不良事件	创造性的护理策略目标完全在于减轻患者压力和减少患者就诊过程中的不良事件。这包括识别行为并发症和生理并发症，并首先采用非药物性干预措施以及必要时的药物性干预

表 5-4　认知能力训练

语言功能恢复训练	对语言障碍患者可用配有图形的识字卡来进行语言训练。鼓励患者看报、读书、团体交流,防止患者智力进一步衰退。通过从简单到复杂地对语言功能进行训练,可改善患者的理解能力及表达能力
记忆力训练	让患者复述随机性数字,循序渐进增加复述数字的位数和时间间隔
	让患者观看并记忆居住的环境、周围的人和事物,可即时回忆,也可让患者隔一段时间来回忆或一起讨论
	事件的回忆。可由家人协助,回忆家庭的美好往事,由简单到复杂,护理人员或家属可以适当提醒

表 5-5　心理护理方法

注意沟通,消除疑虑	阿尔茨海默病患者初期是心理变化最复杂、疑虑最多的阶段,担心记忆力衰退、失眠等身心不适,这个阶段进行心理疏导效果最明显
鼓励患者,增强信心	通过往事的回忆,鼓励患者活跃思维,用乐观的情绪驱赶哀伤和忧郁;引导患者参加适当的团体和社交活动,融入现实生活,增加患者生活的乐趣;鼓励患者与家人、朋友沟通,减少孤独感

表 5-6　健康教育方法

公众	宣传阿尔茨海默病的早期症状,有助于早期诊断和治疗;宣传如何与阿尔茨海默病患者相处,让患者时刻得到社会的关爱
家庭	应传授居家照料的技能,包括沟通技能、患者异常行为的处置、认知训练、生活管理、卫生护理以及安全管理教育等知识培训,同时还应包括照料者自身压力的疏解以及如何获得帮助等,以提高患者和家庭的生活质量
医护人员	特别注意对阿尔茨海默病患者的态度,以及突发情况的处置、伦理学等

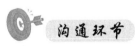

沟通环节

以下内容来自案例:London 博士与苏珊相遇。(第一人称"我"指 London 博士)

我走进病区去看苏珊,一个我从来没见过的患者。在此之前,我已经细读过她的背景和生活经历,尽管她的病情已经到了阿尔茨海默病的中期,但我希望能够跟她交谈。同时,我也希望能够为团体治疗创建一个小组,苏珊是第一个我认为可以加入我那个还未成立小组的成员。

我细细打量了一下眼前的这个场景:一个很大的房间,被一排接着一排的床塞得满满的。褐色的帘子张开着,把一张张床分开。女人们都坐在扶手椅上,两眼空洞地盯着高高地放在她们床架上的电视。

当我的目光转到病房里时,我看到一位老人意志消沉地坐在轮椅上。我核对了一下她床上的身份号码,是与我之前获取的号码相吻合的,当然这号码一般是不对外公开的。她肯定是苏珊了。我走到她身旁,坐在她的旁边,微笑着说:"你好苏珊,我是朱迪。"没有回应。我又试了一次,不知道她能否听到。我是以一定角度对着她的,所以我就放低头以便她能看到我。然后,我又重新介绍了一下自己,很慢而且很大声。在一个很长的停顿之后,她费力地抬起她那消瘦苍白的脸。

"你好苏珊,今天感觉怎么样?"

她的回答很难听到:"不太好。"

"身体上不太好吗?"我指着身体画了个圈,继续问道。没有反应。"心情不好吗?"我用同样的手势指着自己的头。

"都有。"她最后回答道。

"啊,那比较棘手。有哪里很疼吗?"我问。

"没。"她回答。

"你感觉很烦恼吗?"我问。

这引起了她的注意。当我聊到她的感觉的时候,我想她才明白了她自己的感觉是什么。她更近地凝视着我,接着,我问她是从哪里来的,我们继续沟通。她阴郁的蓝眼睛掠过面前的病房,用一种低沉而且不平稳的声音向我诉说着。

"那边的那个人,"她指着值班护士说,"她是这里的领导。那边的那个,"指着另外一个人——"不要向她要任何东西,她不会给你的。"我怀疑那个人曾经对她态度很恶劣。

她的声音开始变得有力量些了。"所有这些,"她边说边用她的胳膊画了一个 120 度的弧,"是人们在一起时坐的地方。"

她的一举一动让我觉得她的病情可能太过严重了,也许参加不了团队治疗了。但是,当我努力去弄明白她想告诉我的是什么的时候,我突然想起来,曾经在她的资料中读到过:她曾经在餐馆做服务员有 20 年之久。周围的事物在她的眼里,就像就餐的餐馆一样,我开始明白了她精神上的那种混乱状态。

"这是一个餐馆,对不对?"我这样说是为了认同她。

她笑着看着我,脸上掠过一丝解脱。我内心雀跃不已。

苏珊之后再也没有重复把餐馆概念化,即使我们每次见面都是在病区的餐厅。实际上,在人们集中在一起进行团体治疗之前,我们的治疗就已经开始了。我会单独问候每个人,向他们介绍我自己,并且问他们那天是否想参加团体治疗。如果对方没有接受我的邀请,我会很礼貌地说:"没关系,谢谢。"

由于他们会很快忘记刚刚发生的事情,出于对这种飞逝的记忆的补偿,我会在小组成员都聚在一起的时候,重新介绍一下我自己。我会确保每个成员都有机会介绍他们自己的名字,并且要确保在整场交谈中提到每个成员的名字。一个人的名字是他作为独特个体的标志。

　　与其他小组成员相反的是,苏珊允许我把助听器放在她耳朵上来加强她的听力,这样当然也可以帮助她与他人交流。她是一个说话轻声细语而且语言简练的女人。这恰恰使她有一种给予周围人支持和进行温情评价的天赋。

　　当听到其他人说话的时候,苏珊会说:"你真可爱,你真是一个好人。"当我重复苏珊的话以便让大家都能听到时,他们开心的脸上都会放射出感激的光芒。苏珊有时候会伸出她的手,轻轻地触摸着另一个人的手臂说:"我爱你。"

　　当我总结她回答问题时所说的那些话时,她就会非常高兴地说:"你说对了。"

　　在很多个月以后,据护理人员说,苏珊的身体状况和精神状况都恶化了。尽管如此,她还是十分留心注意小组的情况,并且经常来参加团体治疗,即使是在她身心受损到被迫转到其他病区的情况下也不例外。

　　直到有一天,当我们在聚会上重新自我介绍的时候,苏珊说:"你来帮我介绍我自己吧。"我才意识到她已经不记得自己的名字了,但她仍旧为能成为小组的一员而感到欣慰。

　　最初,苏珊的反应很慢,这是中度失智症的特点。我之所以能够成功地开始与她交流,是由于我将自己置身于她所处的身体状况,让她看到我的脸,努力进行眼神交流,并且重复她的话。我问了一个开放式的问题:"你今天过得怎么样?"

　　研究表明,开放式提问可以引发阿尔茨海默病患者更丰富的回应。对于开放式问题来讲,回答并没有对错之分。因此,一些研究指出,直接纠正患者的回答会使交谈就此结束。当我想知道她是否头疼或者烦恼的时候,我才用最简单的问句。

　　为了引起她的注意,我尝试通过言语和非言语的方式进行交流,包括靠近她的时候是微笑的,而且说话时只用短而简单的句子。我的语气是友善的,充满真诚和关怀,这是必需的,因为我发现,自以为是地对待老年患者会让患者产生几近恐惧的感觉。

　　她的心理加工速度变得很慢,为了适应这一点,我会放慢语速,苏珊就有足够的时间去理解我说的话并且做出反应。

　　针对我提出的关于她在哪儿这个问题,我并没有期望苏珊能够做出相关的明确又细致的回答。因为当我让她告诉我她所体验到的东西时,她才会让自己置身于那个情境里,找到弄明白自己在困惑什么的方法。她证明了自己能够思考、能够看见、能够观察,并且能成功地在以往经验的指导下把看到的周围的点滴联系起来。

　　如果我不熟悉苏珊以往的工作经历,我必定会在和她的交流中摸不着头脑。她做了太久的服务生,这让她把周围能看到的东西都当成了餐馆的布局和结构,即使她头脑里已经不记得她曾经是一个餐厅服务员了。在她的过往经历的启发下,我才确认她是有感知的,并且能够理解它。

　　阿尔茨海默病患者可能会基于他们尚存的一些心理影像去认识这个令他们困扰的世界。关于大脑的一些研究表明,情景记忆可以在情景重现的时候得到激活与重新体验,比如在那个时候,苏珊就感觉好像在餐馆里。毕竟你和患者,也就是你爱的那个人,曾经共同生活,出于这一优势你也应该理解他在想些什么。

　　他可能会跟你说一些他记得的以前发生的事情,就像它是现在发生的一样。如果你是一个新的看护者,你可以向那些了解患者的人(患者的朋友、亲属)去多获取些信息,再利用这些信息去理解患者所表达的意思。儿孙、儿媳、女婿、侄子、侄女、堂兄弟,还有其他想帮忙的人,也许对患者过去的生活经历并不那么熟悉。尽量多了解一些事情,这样才能让你理解他在说什么。他在哪里出生,他以前的工作、兴趣,还有养过的宠物,当你开始试着去联系这些点滴的时候,试着去想象多年前发生的事情时,看看你能挖掘到什么,因为较早的记忆是最后消失的。你也许会惊喜地发现你对他的了解越多,就越能理解他的意思。

即使患者记得他过去生活的某一部分,他下一秒钟也可能会想起完全不同的另一件事情。就像苏珊,她也许就再也不会提起刚刚说的事情,也许她记忆里那一天就不存在那件事情了。

继续努力,让对方自由发挥。你要具有弹性、灵活性。

去纠正苏珊的话,无论怎样都会破坏这种交流;和她保持意见一致,可以巩固你们之间的关系;重复她的话表明你正在充分注意她,你可以用"从我的理解来看,你感觉……"这样开始去复述你所听到的。反驳或者去纠正患者所说的话,尤其是表现出一种对峙的态度,都将会阻碍他和你进一步的交流,同时也会慢慢破坏他说话的意愿。

一次次的会面,当沟通之门打开后,苏珊就会开始称赞其他组员并告诉他们,他们是多么特别,这让他们的感觉非常好。每次这样做,她都能让自己更加强烈地感觉到自我的存在。实际上,小组里面的每个人都会以苏珊为榜样,相互给予支持、友善和关爱。每当这个时候,他们的满足之情就溢于言表。

一个星期接着一个星期,大家作为一个小组在一起,有些东西使得苏珊和其他组员都感到愉悦,这反映在他们对彼此真诚的评价上。他们好像知道当他们在一起的时候,会发生一些特别的事情。

用不了多久,你就会发现这些变化也会在你爱的人身上有所体现,尽管他不能准确地记得你是谁。

你生活中那个患有阿尔茨海默病的人是可以成为你的老师的,就像苏珊能成为我的老师一样。从这些艺术入手,聚点成线,把点滴线索联系起来,重新认识彼此。

 实训演练

请同学们开展角色扮演,其中一人扮演苏珊,另一人扮演 London 博士,从沟通艺术的应用视角来模拟演绎这场对话,从而达到平复苏珊心境的目的。

请思考

1. 从苏珊与 London 博士的对话中,可以获悉苏珊的内在诉求是什么?
2. 在该对话中,涉及哪些常见的沟通艺术?
3. London 博士是如何理解并满足苏珊的需求呢?

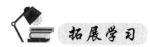

阿尔茨海默病是常见的老年疾病。目前我国 65 岁及以上人群中该病的患病率为5.14％～7.3％,轻度认知障碍患病率高达 20.8％。阿尔茨海默病虽然很常见,但目前还是有很多人在对其的认识上存在误区。

误区一:阿尔茨海默病是老糊涂,并不需要治疗

随着年龄的增加,老年人的记忆力和反应速度可能会有轻微下降,但绝不会到影响日常生活的程度。实际上,阿尔茨海默病是一种严重危害老人健康的疾病,需要早期治疗。

误区二:阿尔茨海默病不会致命,只是记性差点

阿尔茨海默病会引起认知障碍,早期表现为忘性大、丢三落四、做不好家务等,逐渐出现迷路、不认识家人、打人骂人、无法使用常用物品等精神症状,晚期可能出现缄默不语、二便失禁、各脏器功能衰竭,等。2022 年,世界卫生组织统计,认知障碍症位居发达国家十大死亡病因之列,在加拿大排第七位,在美国排第六位。

误区三:只有老年人才会得阿尔茨海默病

大多数阿尔茨海默病患者年龄超过 60 岁,65 岁之后,年龄每增加 5 岁,发病率就会增加一倍,几乎一半的 85 岁以上老人罹患该病。然而,阿尔茨海默病在四五十岁人群中也有发生,一些罕见病例甚至更年轻。

误区四:阿尔茨海默病与遗传无关

科学家在长期研究后发现,阿尔茨海默病是一种多基因遗传病。亲属患有阿尔茨海默病的人也可能会得这种病。如果父母中有一人携带突变基因,那么阿尔茨海默病的遗传概率为 50％。如果一个人的父母或兄弟姐妹中有人得阿尔茨海默病,那么其患病概率比普通人群高 3 倍。基因在阿尔茨海默病发病方面起到重要作用,但是家族性阿尔茨海默病仅仅占该病总数的 5％～7％。

误区五:阿尔茨海默病没办法治

阿尔茨海默病分为无症状临床前期、轻度认知损害期、痴呆期。临床前期和轻度认知损害期都属于阿尔茨海默病前期,是最佳的治疗时期,此时治疗效果更显著。同时,阿尔茨海默病中有一部分是因脑血管病、代谢疾病、营养不良性疾病、脑积水等造成的,这些通过治疗可以延缓阿尔茨海默病的发展。

误区六:阿尔茨海默病不能早发现

人们常常忽视中老年阶段出现的记忆力下降问题,阿尔茨海默病通常在对日常生活造成影响时才被发现。但是,此时患者认知水平可能已达到中度痴呆的状态,错过了最佳治疗期。因此,医生建议市民最好每年进行一次记忆力检查。

误区七:通过计算机断层扫描(computed tomography,CT)就能查阿尔茨海默病

对于大多数老年人而言,CT检查可显示出不同程度的生理性脑萎缩,但脑萎缩并不意味着患有阿尔茨海默病。相反,有些老年人通过CT检查显示没有脑萎缩症状,却患有阿尔茨海默病。一般而言,阿尔茨海默病的诊断主要依靠临床症状和成套的认知功能测评。如果没有症状,而CT检查显示有脑萎缩,证明这是脑组织正常的生理性退化,不必紧张。

 能力测评

本次任务可根据学生听课及观看纪录片和案例分析的情况对学生开展测评,可从知识学习、技能要求和职业态度三个方面开展测评(表5-7)。

表5-7 能力测评

项　目	测评标准		得　分
知识学习(20分)	是否认真听老师讲课(5分)		
	听课过程中有无提出问题(5分)		
	能否回答老师提出的问题(10分)		
技能要求(50分)	模拟沟通是否恰当、规范(40分)	知晓高龄阿尔茨海默病人群的症状特点(15分)	
		与高龄阿尔茨海默病患者进行言语沟通时,注意温情服务(10分)	
		根据高龄阿尔茨海默病人群的背景资料理解其表达的内在诉求(10分)	
		与高龄阿尔茨海默病人群完成沟通后,有无进行信息反馈(5分)	
	沟通过程中有无发现或者提出问题(5分)		
	跟同学、老师是否有互动(5分)		
职业态度(30分)	与高龄阿尔茨海默病人群沟通时是否尊重老人,微笑面对老人(10分)		
	与老人沟通时语气是否温柔,语速是否适中,吐字是否清晰(10分)		
	面对高龄阿尔茨海默病患者时是否把对方当成一个有价值的人、一个需要帮助其与他人相处的人(10分)		
总分(100分)			

第二节　与高龄阿尔茨海默病人群沟通对话的艺术

阿尔茨海默病是老年人脑功能失调的一种表现，是由后天身体疾患造成的智力、行为及人格等多方面的变化，严重影响患者的认知功能、记忆功能、语言功能、视空间功能、社会生活能力、个人生活能力和情感人格。由于高龄阿尔茨海默病人群的智力受损，理解力差，概括和表达能力降低，其比较容易产生焦虑、抑郁、沮丧和易怒等不良情绪，给患者自身、家庭、社会带来沉重的负担。患者常常很难理解别人和被别人理解，会给人添麻烦或做出一些让家人心情不好的事情，但这都是疾病所致，并不是故意的，不能因此责备患者，应当学会面对和处理这种情况，避免使情况变得更糟。

本节内容思维导图如图 5-2 所示。

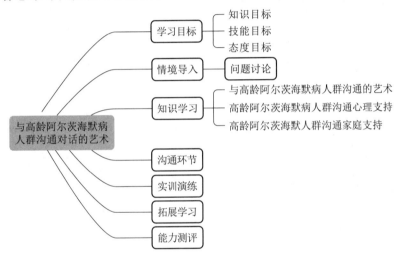

图 5-2　与高龄阿尔茨海默病人群沟通对话的艺术思维导图

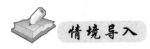

学习目标

知识目标： 掌握与高龄阿尔茨海默病人群沟通交流的艺术；调整好与高龄阿尔茨海默病人群沟通交流的态度。

技能目标： 能运用语言和非语言沟通艺术，与高龄阿尔茨海默病人群进行有效的沟通；能适时有效地化解与高龄阿尔茨海默病人群的矛盾冲突。

态度目标： 培养学生乐于与高龄阿尔茨海默病人群交流的态度，正确面对高龄阿尔茨海默病人群，帮助他们与他人沟通、交流和相处。

情境导入

张奶奶，今年 75 岁，退休教授，患有轻度阿尔茨海默病，入住某高端养老机构。一天，张奶奶感到头晕不舒服,于是呼叫护理员小李。小李马上去拿血压计,护理员小王也跟着一起来,看看是不是需要协助。当来到张奶奶的房间门口时,小李轻轻地敲了敲门说:"张奶奶,我和小王一起来了,我们进来了。"她们进入张奶奶房间后,小李仔细询问了张奶奶具体是哪里不舒服,然后说:"张奶奶,您不要紧张,来,先躺好,我给您测测血压好吗?"张奶奶点点头,小李协助张奶奶躺好,说:"我来帮您带上袖带,您放松一点,很快就好了。"测量完血压后,小李发现张奶奶的血压有点高。于是问张奶奶:"您最近有没有按时吃降压药,感觉怎么样?"张奶奶这时候才回答没有按时吃降压药,问小李是不是血压升高了。小李笑了笑说:"来,张奶奶,我来帮您拿药,您现在把药吃了。"等张奶奶吃完药,小李坐到张奶奶身边,轻轻地说:"您前一段时间按时吃药,血压控制得非常好,现在血压有些偏高,但是不用着急,明天开始按时吃药,安静卧床休息,血压就能控制住了。"张奶奶听后,稍微放松了点,露出笑容说:"哎呀,我也得了老年痴呆,老是忘记事情,你提醒的是,我以后得在纸上记下来。"小李像拉家常一样跟张奶奶说:"您不用太紧张了,这样,您这里有本台历,每天吃完药之后就拿笔在日期上画个圆圈,晚上睡觉之前看看这本日历,就可以知道今天有没有吃药了。"张奶奶非常开心地说:"小李,你太聪明了,我明天就开始执行起来,欢迎你来监督。"小李帮张奶奶盖好被子,然后说:"好,我相信您肯定能做得很好,您休息吧,有什么事情随时叫我。"

 问题讨论

1. 材料中,小李对张奶奶的态度是怎样的?

2. 小李在与张奶奶的互动沟通过程中,运用了哪些语言类的沟通艺术?哪些非语言类的沟通艺术?

3. 你认为在与高龄阿尔茨海默病人群的沟通中非语言类沟通的重要性有哪些?

 知识学习

对于患有阿尔茨海默病的人来说沟通是困难的,因为他们很难记住一些事物,包括词汇。他们可能会努力寻找词语或忘记想说什么,你可能会觉得不耐烦,希望他们能尽快说出自己想要表达的,但他们做不到。阿尔茨海默病患者沟通特点见表5-8,常见问题包括:①在说话时找不到正确的词语或失去思路;②难以或无法理解语句;③在长时间的交谈中难以维持注意力,不能记住日常活动步骤,比如做饭、付款或穿衣服;④当沟通不畅时,容易感到沮丧,有时会愤怒;⑤对身体接触和说话的声调与音量非常敏感。沟通包括语言和非语言两种方式,通过适当的沟通方法,患有阿尔茨海默病的老人可以感受到家人及外界对他的支持,从而减少无助感或挫败感。另外,了解疾病能帮助调整沟通艺术,我们可以尝试一些能使沟通更容易的方法。

表 5-8　阿尔茨海默病患者沟通难点

沟通障碍	在说话时找不到正确的词语或失去思路
	难以或无法理解语句
	在长时间的交谈中难以维持注意力,不能记住日常活动步骤,比如做饭、付款或穿衣服
	当沟通不畅时,容易感到沮丧,有时会愤怒
	对身体接触和说话的声调与音量非常敏感
服药依从性差	患者记忆力、智力、情绪均有不同程度的障碍,造成拒服、错服、漏服或重服药物,具有一定的医疗隐患,需要医护人员和家人耐心指导和督促
生活自律缺陷	生活自理能力有不同程度缺陷,行走、如厕、沐浴、个人卫生等需要帮助;重度患者卧床,不语,大小便失禁,生活完全需他人照顾

一、与高龄阿尔茨海默病人群沟通的艺术

与高龄阿尔茨海默病人群沟通的艺术如图 5-3 所示。

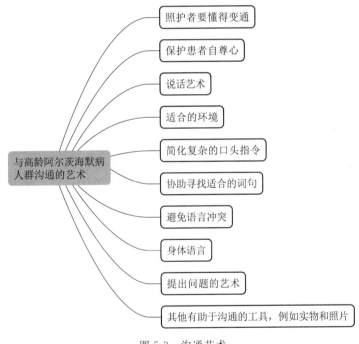

图 5-3　沟通艺术

艺术一:照护者要懂得变通

每个人都是独特的,要不断地尝试和改进,寻找最适合他的沟通方法。对话、字句并非唯一的沟通方式,应多着重其他非语言类的沟通方法。当患者不能明白时,照护者可用身体语言来辅助患者表达或理解。

艺术二：保护患者的自尊心

不要将患者当作小孩般看待。虽然言谈对话要简单易明，但患者是成年人，不要使用叠字，如"吃饭饭"等。就算认为患者不会明白，也要避免他们在场时，跟别人谈论他们的情况。在不能得到回应时，你也可以将对方当作一个沉默的倾听者。

艺术三：说话艺术

说话时速度要慢，句子要短而精简，每次只触及一个范畴，可以谈及一些患者容易记得的特别的事情，或者是一些每天都会遇上的事，如日期、天气等。让患者有足够时间去理解、说话及做出回应。多用患者熟识的名字，如说"你的儿子，小明"，而不是说"你的儿子"。

艺术四：适合的环境

避免患者受到噪声（如收音机和电视机）的滋扰。有需要时，替患者配备合适的眼镜、助听器等辅助工具。靠近患者说话，千万不要站在远处跟他们说话，要保持眼神接触。

艺术五：简化复杂的口头指令

将指令简单化，如指示他们穿衣服时说"穿上外套"，而不是说"穿上裤子和外套，然后外出吃饭"。若患者未能完成一个指示，可将它再细分为一个一个步骤，在未完成一个动作前，不要给患者新的指示，因为新的指示会导致患者混乱。

艺术六：协助找寻适合的字句

若患者找不到适当的字词去表达自己，照护者可以尝试推测他们的意思或协助他们用其他字词去表达。若患者真的找不到合适的字词表达，照护者不要立即提供答案，相反可以提示、引导患者，如"你正在喝一杯……"又或是"你每天都用它来清洁牙齿"等。

艺术七：避免语言冲突

照护者要避免与患者争执或于言谈间显得不耐烦，注意控制语音语调、面部表情、肢体动作，尽可能避免表现出负面情绪。如患者强调自己经常重复看同一个电视节目，即使这个电视节目真的是首次播出，争辩也只会造成更多的冲突，最终令患者感到不快。若在沟通过程中出现冲突及误解，可尝试转移话题，不要纠缠在令人不快的话题上。

艺术八：身体语言

温和的肢体接触有助于沟通，使用实物或多做示范能帮助患者掌握意思。轻抚及握着患者的手，可以使他们保持专注和感到被关怀。说话和聆听时要望着对方的眼睛，保持眼神交流，并在开始交谈时说出对方的名字。

艺术九：提出问题的艺术

问题不宜有太多的答案选择。利用答案明确的是非题，让患者也可以参与对话，可以问一些只需要用"是"或"否"来回答的简单问题。例如，你可以说"你累了吗"而不是"你感觉如何"，提供尽可能少的问题选项。例如，你可以说，"晚餐你想吃鸡肉还是鱼"而不是"晚餐你想吃什么"。当患者不能理解时，尝试不同的词语。例如，如果你问对方是否饿了而没有得到答复，你可以说"我们准备吃晚餐吧"。照护者应耐心地重复发问，或用其他提示,如把问题选项写在纸上,放在患者眼前。

艺术十:其他有助于沟通的工具

实物及图像可以帮助患者记忆,亦有助于对话的进行。旧照片可帮助患者记忆。音乐是沟通的绝佳渠道,除了可以唤醒记忆,亦有助于舒缓情绪。

从表达出现障碍到几乎无法表达,与高龄阿尔茨海默病人群沟通所需的方式也在不断变化。投入耐心和感情是"划算"的,这有助于减少你消耗在无效沟通上的时间,以及避免那些因沟通不畅产生的情绪问题和冲突。即使他们已经不再表达和予以回应,请相信他们还记得你。

二、高龄阿尔茨海默病人群沟通心理支持

阿尔茨海默病患者容易出现焦虑和抑郁等负性情绪,通过护理干预可以调节患者的心理状态,减轻患者的焦虑、抑郁情绪。心理支持是提高阿尔茨海默病患者生活质量的一个重要手段(表5-9)。这就要求该领域的工作者应加强这方面的训练,不应视阿尔茨海默病患者为没有思想、无法沟通的人,而是要用爱心进行情感交流。

表5-9　心理支持

做好语言沟通	采取护患双方认同的沟通方式,语言沟通时首先取得患者信任,减轻心理负担。做到语言温和、态度和蔼、关心同情理解,交流时要面向患者,让患者能看到说话者的表情,使用简短的句子并做示范让其模仿,以提高患者语言表达能力和认知能力
加强非语言沟通	可采取点头微笑、手势、书写等方式进行沟通。争取患者的合作和理解,避免患者情绪激动,保持情绪平稳
观察异常行为	持续观察与患者日常生活和安全有关的异常行为以及行为异常程度,引起异常行为的事件,患者的身体状况、环境因素,以洞悉患者为达到其有关目的而采取的异常行为表现,并详细记录
消除不良刺激	阿尔茨海默病患者的交流能力和处理外部刺激能力往往存在缺陷。环境中适当的刺激可激活患者的行为系统,不适当的刺激可加重病情。因此,要充分了解患者的病情,掌握减轻患者异常行为的护理方法,做到因人施护
减少影响患者行为的因素	阿尔茨海默病患者在生理上存在不同程度的听力和视力下降,当身体不适,自身要求过高未得到满足时,可因幻觉、妄想而出现躁动、叫喊,甚至打人等攻击性行为。因此,在治疗躯体疾病的同时要加强生活护理,满足患者的合理需要,尊重患者人格,给患者以关心和爱护
防范异常行为	首先应加强危险物品的管理,清除周围环境中一切危险物品。其次,为患者填写好安全卡(塑封,注明患者身份及联系人电话号码)并让其随身携带,以备走失时利于寻找。对一些特殊的异常行为,可试图为其提供一个所谓安全的地方,让患者适当"放纵",以发泄情绪,必要时可适当予以保护性约束并严加看护

三、高龄阿尔兹海默病人群沟通家庭支持

由于阿尔茨海默病患者自控能力的减弱或丧失，家居安全问题会随时发生，同样也易激发家庭矛盾，进一步阻碍沟通。而问题一旦发生会给患者、家庭、社会造成严重的影响。针对阿尔茨海默病患者最常出现的自伤、伤人、误吸、误服、跌倒、走失、烫伤问题实施家居护理干预，有效的家庭健康指导能减少阿尔茨海默病患者家居意外的发生，从而减轻家庭的负担，促进与高龄阿尔茨海默病人群沟通的效率，调节家庭矛盾（表5-10）。阿尔茨海默病是一个漫长的过程，只有做好家庭护理才能真正提高他们的生活质量，减轻痛苦，使他们能够幸福地走完人生的道路。

表 5-10　家庭支持

生活护理	指导家属掌握基础护理技能，为患者做好衣着料理、梳洗、大小便护理及床单清洁。对长期卧床者保持床铺干燥、清洁，室内保持安静，温度、湿度要适宜，空气新鲜无异味
饮食护理	对轻、中度阿尔茨海默病患者可鼓励自行进食，速度要慢，不宜催促，以防噎食
	对重度阿尔茨海默病患者应根据病情取合适体位，缓慢喂食。若患者拒食，则不应勉强，可先让患者做些别的活动，转移注意力后再劝其进食
	阿尔茨海默病患者因记忆障碍，吃没吃饭有时记不清，如果给患者多吃易造成胃肠功能紊乱，反之易造成营养不良。家属在照顾患者时要耐心细心，交接班时认真详细交代清楚
	在配制饮食时最好以高营养、高维生素、清淡易消化饮食为主，适当补钙及粗纤维食物，以促进肠蠕动，加强营养吸收，预防便秘
安全护理	阿尔茨海默病患者由于智力、认知等功能障碍，日常生活中不安全因素严重威胁着他们的身体健康
	针对阿尔茨海默病患者最为常见的居家安全问题，如误吸、误服、跌倒、走失、烫伤、自伤或伤人、激越行为等，家庭照顾者都要处处留意。保管好日常生活中的危险品，如有毒物、房间电源、剪刀等，防止自伤或伤人
	禁止患者独处，患者外出应有人陪伴，并在患者口袋内放置安全卡片，以便其迷失方向时与家人联系
认知功能障碍的护理	对记忆力障碍者强化记忆训练，鼓励和帮助认识目前生活中的人和事，回忆过去经历过的事，保持室内设施不变
	对思维紊乱和智力障碍者应保持情绪平稳，对思维贫乏的患者给予信息刺激，寻找患者感兴趣的话题，诱导启发患者用语言表达，刺激大脑兴奋性。在日常生活中鼓励患者做一些简单家务，参加一些有意义的社会活动及体育锻炼，提高大脑思维能力，增强记忆力、判断力。对幻觉、幻视者分散注意力，稳定情绪

沟通环节

阿尔茨海默病属于老年人脑部疾病的一种,发生在 65 岁以后,发病时不易察觉,发展缓慢,早期往往以逐渐加重的健忘开始。有些老年人常常说:"人老了,记性也变差了!"这可能就是患阿尔茨海默病的先兆。一旦患上阿尔茨海默病,患者脑部功能就会逐渐退化,智力、情感和性格也会发生相应变化,最终严重影响日常生活能力。

请同学们结合上述案例,分析护理员小李在与张奶奶的沟通互动过程中,运用了哪些语言类的沟通艺术,哪些非语言类的沟通艺术。

假如你是护理人员,你会如何与高龄阿尔茨海默病人群进行有效的沟通呢?组织学生以小组为单位进行学习讨论,自行编制剧本,表演情景剧。学生可根据前面所学的沟通交流的艺术,依据老人的实际情况选择合适的方式,进行课堂分享。

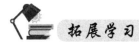

实训演练

杨爷爷,79 岁,已婚,汉族,退休工人,小学文化,因渐进性智力减退于 2017 年 5 月入住某养老机构。五年前家人发现老人经常丢三落四,东西放下就忘,夜里不睡觉,有时说耳旁似有人唱歌,但听不清内容。近两年来忘事更严重,即使在小区里散步,也找不到回家的路。近一年来病情日益加重,女儿来看他,他也不认识。在家上完厕所,有时也找不到回房间的路。不会穿衣,常将双手插入一个袖子中,或将衣服穿反,或将内衣扣与外衣扣扣在一起,家人纠正,他反而生气。不知道主动进食,或只吃饭,或只吃菜。常常呆坐呆立,从不主动与人交谈,不关心家人。有一次无目的外出走失,被家人找回送到医院检查治疗,确诊为患阿尔茨海默病。入院期间常常吵闹,跟女儿说:"我女儿刚上学,我得回家给她做饭送到学校。"女儿为此非常烦恼,常大声呵斥:"爸,我在这儿呢,你回家干什么呀。跟你说过多少次了,我就是你女儿! 你再这样,我也不管你了!"

👉 **请思考**

1. 杨爷爷当前出现了哪些问题?
2. 护理员需要从哪些方面对杨爷爷展开沟通对话?
3. 在本次对话过程中,需要采取哪些沟通艺术来促进交流的顺利开展?

拓展学习

高龄阿尔茨海默病患者常常存在理解困难的问题,但他们对别人说话的语气非常敏感,激动的语气会令他们感到不安,而平和的语气则让他们觉得安心。因此,要尽可能保持说话时心平气和。

另外,请注意以下几方面的问题:

第一，避免争吵。患者可能对现实感到迷惑，而且不能区分过去和现在，忘记陪护者是谁，这是令人懊恼的。但不要一味坚持你的观点，否则会使患者觉得更加困惑和紧张。有时，患者可能会做出一些危险的事情，如独自外出，与患者争吵会使情况更糟；相反，转移注意力会让他很快忘记要做的事。

第二，消除疑虑。患者可能经常反复问同一个问题，这让人觉得很烦，但应该弄清楚为什么他总是问这个问题。例如，患者可能担心失约或不带他去参加聚会。

第三，妥善处理。有时患者的性格会发生变化，阿尔茨海默病患者常见的性格改变，多为抑郁、孤独、淡漠、易激惹、多疑和烦躁不安。有时也会出现幻觉（看见不存在的东西）和幻想（荒谬的信念）。如果患者突然出现上述现象，或其严重到可能造成危险时，就要去看医生；一般情况下，不要在乎患者所说的和所做的事。切记，在阿尔茨海默病患者眼里，这是一个充满压力的世界。因此，尽量多从患者的角度考虑问题。

第四，安排未来生活。阿尔茨海默病患者的需要是随着时间的推移而改变的，因此必须做好长远打算，包括安排护理方式、寻求法律帮助和仔细审查财务状况等。

第五，处理法律和财务问题。患者终有一天再也不能做出正确的决定，因此应事先做好准备。最好尽早与患者讨论法律和财务方面的问题，因为这时患者还能理解做这些事的目的。如有可能，可找专门办理老人法律问题的律师，帮助患者制订财务方面的计划，解决需要考虑的问题。

第六，关心家人。照顾患者需要很多的时间，但也应考虑到其他家人的需要。

第七，调整家人或陪护者的情绪波动。

第八，寻求支持和帮助。寻求其他人的援手，帮助一起照顾患者。即使他们不能帮助，朋友和家人总是能给予精神鼓励和安慰。

第九，改变护理方式。当家人觉得再也不能担负护理患者的安全时，就要考虑改变护理方式。这并不意味着家人无能，换用一种新的护理方式可能对每个人都有好处。在这种情况下，可以选择长期护理机构如家庭护理中心的服务，保证患者安全并受到良好照顾。

第十，保证患者的安全。①保持房间整齐。患者居住的环境要布置得简单，不要经常更换，便于患者识别。让患者远离伤害，家人在用完电熨斗、烤箱、搅拌器、电动工具和其他电器后，要拔掉电源，把它们放置在安全的地方。②避免其他伤害。可以把热水器的温度调至 37 ℃以下，以免发生烫伤；拆除厕所和卧室的门锁；经常检查食物是否已经变质；钱包、钥匙、账单、存折及其他贵重物品必须收好，因为阿尔茨海默病患者有视空间技能障碍和记忆障碍，判断力也会变差。③患者外出活动时，所穿的衣服应标明姓名、年龄、住址，以便走失时得到帮助。阿尔茨海默病患者表现出糊涂和焦虑不安，可能会常常在房间的周围徘徊，离家出走甚至走失，因此必须安装患者很难打开的门锁。如果患者坚持要外出，家人可以陪同一起出去，不要对其大喊大叫，应温和地劝说。

第十一，做好饮食护理。每天至少陪患者吃一顿饭，这是交流感情的最好时机，也可以让陪护者更好地了解患者吃了什么和吃了多少。注意饮食的多元化，定时定量。鱼类含有丰富的卵磷脂，对防止大脑的衰老有很大的作用；蛋类、瘦肉、菌菇类食品对增强抵抗力、提高记忆力都有帮助；富含维生素的各种食品，包括水果和蔬菜等可以改善大脑细胞营养并延缓大脑细胞衰老。另外，应尽量少用或不用铝制餐具。

阿尔茨海默病患者综合训练策略与技巧见表 5-11。

表 5-11 阿尔茨海默病患者综合训练策略与技巧

生活自理能力训练		选择患者熟悉的与日常生活方式密切联系的内容,如进食、穿衣、洗漱、沐浴、如厕、家务等进行训练,先叙述并示范,然后让患者模拟,每日活动安排从简单到复杂
智能训练	回忆与生命回顾	让患者回忆往事,并叙述亲身经历的几件大事,其中要说出近三年来最高兴和最重要的三件事(按时间顺序)。用图片、物品、书籍或音乐等帮助患者回忆,以激发患者的远期记忆
	定向力训练	包括时间、地点、人物等方面。在患者病房或卧室设置醒目易懂的标志,放置患者熟悉的物品,反复训练,使其认识病房或卧室的位置
		让患者记住一些生活基本知识,记住亲人、护士的名字
		记住一些日期、时间、地点、季节、气候等,使患者逐步形成一些观念
	分析、判断、推理能力的训练	训练排列数字和简单的数字运算
		训练推理能力,从物品、工具、食品、动物、植物等项目中,任选一种让患者说出与之同类的东西,并要求进行分类
体能训练		根据患者的身体状况,选择适合的体能训练,如漫步公园、做老人体操、跳舞等,活动量循序渐进,以无不适为度

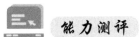 能力测评

本次任务可以根据学生听课及情景模拟和案例分析的情况对学生开展测评,可从知识学习、技能要求和职业态度三个方面开展测评(表 5-12)。

表 5-12 能力测评

项　目	测评标准		得　分
知识学习(20分)	是否认真听老师讲课(5分)		
	听课过程中有无提出问题(5分)		
	能否回答老师提出的问题(10分)		
技能要求(50分)	模拟沟通是否恰当、规范(40分)	知晓高龄阿尔茨海默病人群的基本情况(15分)	
		与高龄阿尔茨海默病患者进行言语沟通时,注意温情服务(10分)	
		根据高龄阿尔茨海默病人群的背景资料选择合适的沟通交流方式与艺术(10分)	
		与高龄阿尔茨海默病人群完成沟通后,有无进行信息反馈(5分)	
	情景模拟沟通过程中有无运用手势、眼神等非言语式沟通对话方式(5分)		
	沟通过程中有无保持微笑服务(5分)		
职业态度(30分)	与高龄阿尔茨海默病人群沟通时是否尊重老人,微笑面对老人(10分)		
	与老人沟通时语气是否温柔,语速是否适中,吐字是否清晰(10分)		
	面对高龄阿尔茨海默病人群时有没有足够的耐心,有没有眼神交流(10分)		
总分(100分)			

第六章 与高龄视力、听力障碍人群沟通的艺术

视力、听力障碍患者的视力、听力会有很多问题。比如,听力障碍患者可能会听不清或听不到一些声音,视力障碍患者可能看不清,眼前模糊,老视或者高度近视。在本章的学习中,我们重点讲解如何与有视力、听力障碍的高龄人群沟通交流。通过学习,学生应掌握与高龄视力、听力障碍人群沟通的艺术。

第一节 与高龄视力障碍人群沟通的艺术

随着年龄增长,老年人往往身体机能下降,患慢性疾病的概率升高。视力障碍疾病是老年人易患的慢性疾病中比较高发的一种,也是一种较为常见的健康问题。据报道,2019年10月,世界卫生组织发布首份全球视力状况报告,称全球超过22亿人失明或存在视力障碍,大多数视力障碍者的年龄超过50岁。有关研究指出,60岁以上的老年人中,视觉器官老化导致视力减退者占47.9%。视力障碍可导致行动不便,对患者躯体功能产生直接的影响。在日常生活中,需要与有视力障碍的老年人进行良好的沟通,以减少因视力障碍给老年人带来的不便,帮助其更好地适应生活,提高日常生活质量和生存质量。

本节内容思维导图如图6-1所示。

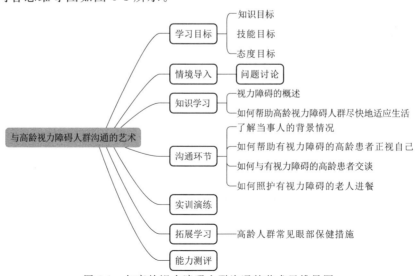

图6-1 与高龄视力障碍人群沟通的艺术思维导图

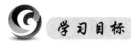

学习目标

知识目标:掌握视力障碍的基础知识;掌握与高龄视力障碍人群沟通交流的艺术。

技能目标:能有效应用沟通交流的艺术,与高龄视力障碍人群进行有效的沟通。

态度目标:培养学生乐于与高龄视力障碍人群交流的态度,培养爱心、耐心等;能正确面对高龄视力障碍人群,帮助他们与他人相处。

情境导入

王奶奶,86岁,退休教授,个人文化水平较高,有每日读书看报学习的习惯,在某养老院已生活10余年。近半年来她视力下降非常明显,看东西很模糊,不能像往常一样读书看报。这让王奶奶非常苦恼。在光线比较暗的地方走路,她还经常出现磕磕碰碰的情况。去医院就诊后恢复效果不明显。近日来,王奶奶情绪比较消极,一直待在房间不出来,非常急躁,经常莫名地发脾气。

假如你是这家养老院的工作人员,你应该如何帮助王奶奶?

问题讨论

1.根据上述案例,分析王奶奶出现了什么问题。

2.什么是视力障碍?

3.高龄视力障碍人群有哪些生理和心理特点?

4.老年人如何预防视力障碍?

5.针对高龄视力障碍人群,我们应该如何有效且正确地与他们进行沟通呢?

6.如何帮助高龄视力障碍患者尽快适应生活?

知识学习

一、视力障碍的概述

(一)视力障碍的概念

视力障碍是指由于先天性因素或后天的影响,眼球视力神经、大脑视力中心等视力器官的构造或机能发生部分或全部障碍,经治疗仍对外界事物无法(或较难)做视力方面的辨识。从视力不好到完全看不见,视力障碍的范围很广。视力障碍的症状包括视力模糊、高度远视或近视、色盲和管状视力等。

(二)影响老年人视力的因素

65岁以上的老年人正常远视力为1.0,若其视力在0.8以上即可保证正常生活需要。影响老年人视力的因素有很多,但主要原因有白内障、视网膜病变、黄斑变性、角膜混浊、玻璃体混浊、青光眼等。视觉功能是人体最重要的感官功能,视力障碍往往会严重影响个人日常生活,甚至会显著恶化生活质量。

(三)视力障碍可能导致的问题

①日常活动困难,影响老年人看电视、书报,继而影响他们的生活起居及外出社交等;②使老年人易发生摔倒、髋部骨折和其他事故;③容易导致老年人自信心降低,产生消极悲观情绪,社交孤立、孤独;④生活满意度低,焦虑、抑郁,易自杀;⑤易导致认知障碍和痴呆,影响日常生活的维持、外界信息的获取、相互交流的进行;⑥住宅或机构护理需求增加,卫生保健服务需求增加;⑦死亡率增加。

二、如何帮助高龄视力障碍人群尽快地适应生活

(一)生活指导

(1)高龄视力障碍人群的外出活动应尽量安排在白天进行;强光下活动尽量佩戴太阳眼镜;从暗处到亮处要停留片刻;要减少单独外出,需要外出时最好有家人或者其他的照顾者陪同,避免危险事故的发生。

(2)调节室内光线,有视力障碍的老人在室内时,光线要明亮,注意晚间用夜视灯避免强光刺激,可以选择一些比较柔和的夜视灯;晚上在卧室、通道及浴室内留下夜间照明设备,晚间起床一定要等到眼睛看清楚后才能下床或移动。

(3)指导阅读时间和材料,注意避免用眼过度,精细的用眼活动最好安排在上午;阅读材料要印刷清晰,字体较大,最好用淡黄色的纸印刷,避免反光;高龄视力障碍患者的家人或者照顾者也可以配老花镜来帮助其读书看报。

(4)物品摆放在熟悉、固定的位置,摆放要有序,不要随意摆放;老年人常用的用品放在随手可以拿到的地方,放置物品的位置也不要随便变化;走廊等老年人经常经过的地方尽量不要摆放杂物,以免碰到受伤。

(二)饮食指导

(1)多喝水。有视力障碍的老人要多喝水,但要注意的是患有青光眼的患者每次饮水量为200毫升,时间间隔1~2小时,防止眼压升高,加重病情。

(2)戒烟,限酒,减少含咖啡因食物的摄入。

(3)保证充足的睡眠。尽量准时睡觉,准时起床,如需要午睡,尽量不超过1个小时,以维持睡眠周期的稳定。

(4)正常饮食。高维生素、低脂饮食,多吃新鲜的蔬菜水果,少吃肥肉。

(三)滴眼剂的使用指导

(1)正确使用滴眼剂:用滴眼剂前清洁双手,用食指和拇指分开眼睑,眼睛向上看,将

滴眼剂滴在穹隆内,闭眼,再用食指和拇指提起上眼睑,使滴眼剂均匀分布在结膜内。

(2)滴药时滴管不可触及角膜;每种滴眼剂使用前都要了解其性能、维持时间、适应证和禁忌证,检查有无混浊,是否超过有效期,是否有沉淀。

(3)滴药后按住内眼角数分钟,防止滴眼剂进入泪小管,吸收后影响循环和呼吸。

(4)平时多备一瓶滴眼剂以备遗失时使用,使用周期长的滴眼剂应放冰箱冷藏保存,切不可放入贴身口袋。

(四)配镜指导

(1)定期到医院眼科检查情况,更换眼镜。糖尿病、心血管患者缩短检查时间。老年人眼部的调节力衰退是随着年龄的增长而逐渐发展的。

(2)近期自觉视力减退或眼部胀痛伴头痛者应尽快检查,明确病因。

(3)配镜前先确定有无近视、远视或散光,按年龄和老视程度增减屈光度,根据习惯工作距离适当调节镜片度数。

(五)心理指导

对于高龄视力障碍患者来说,失明之后的生活前景会使其感到畏惧和沮丧,所以家人或者照顾者需要与视力障碍患者发展一种信任关系。

(1)当试图确认高龄视力障碍患者关于失明的感觉时需要使用沟通艺术,对患者的倾诉要积极倾听并积极反应。尊重患者的个人隐私和人格是非常必要的,因为外界对高龄视力障碍患者的丑化与歧视可能会导致其罹患抑郁症。

(2)为高龄视力障碍患者创造一个安静的环境,这样可以取得其信任,使沟通更为有效。在探索治疗方法和提供最终恢复信息时,应当采取积极的态度支持患者。在老年患者视力丧失后或治疗期间进行谈话时,某些患者或许会表达对于失明的愤怒、恐惧和其他负面情绪,这个时候应当给予患者充分的机会来谈及他们以后面临的困难和负面感觉。

(3)视力障碍为身心疾病,患者多性格内向,对外界环境适应能力差,心理状态忧郁。应热情、耐心对待患者,多与患者接触,加强护患关系,视力障碍疾病发作与情绪有一定关系,过度兴奋、抑郁均可诱发,应保持精神愉快,避免情绪波动。

(4)鼓励患者保持信心,只要坚持治疗和用药,还是可以控制病情。对于术后视力较差者,给予患者心理支持及鼓励。

(六)选择适宜的生活辅助用具

(1)读写辅助工具,如台式及便携式自动对焦、高倍率放大、彩色黑白反转、有对比度调节功能的阅读书写机,能手动调节焦距的放大镜,以及可调节焦距的弱视眼镜等。

(2)提高对比度的辅助工具:黑底白字的标识牌,字体可选择黑体加粗字体,提高纸面与文字的对比度,易于辨认;对比度明显的信纸、信封及文具用品等。

(3)日常生活辅助工具有触知式字盘手表、报时手表,具有声音提示功能的计步器和体重计。食具辅助器有黑白两用菜板,黑色勺子,不同容积的定量调味盒,舌簧式筷子,有声提示火力、加热时间、温度、错误操作警告的电磁炉,触知式和有声提示的公斤秤,等等。

（4）步行辅助工具有不同种类的拐杖、导盲犬、手电筒等。改善生活环境的方法有拐角及楼梯台阶的边缘等处贴对比度明显的彩色胶带；使用具有超声波感知前方障碍物功能并有声音提示的电子机器，在公共场所放置红外线信号、声音情报引导系统装置等。

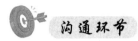 **沟通环节**

假如你是养老机构里的工作人员，你该如何帮助王奶奶呢？

一、了解当事人的背景情况

王奶奶，86岁，近半年来视力下降非常明显，看东西很模糊，去医院就诊后恢复效果不明显。这让王奶奶情绪比较消极，一直待在房间里不出来。王奶奶是文化水平比较高的人，有每日读书看报学习的习惯，视力的下降直接影响了她这一习惯，并且导致生活中很多的不方便。这也使王奶奶非常急躁，经常莫名地发脾气。知晓这些背景情况有助于我们更好地帮助王奶奶。

二、如何帮助有视力障碍的高龄患者正视自己

眼睛是心灵的窗户，然而随着韶光的逝去，窗户上堆积了层层污垢。对于老年人来说，健康的晚年生活离不开清晰的视力，所以老年人的视力障碍也就成了不容忽视的健康问题。正常情况下由年龄问题引起的视力障碍，比如黄斑变性、白内障和青光眼等都会影响日常生活。有视力障碍的老人，很可能无法正常阅读，不能安全地通过不平坦的道路，甚至无法认出自己熟悉的人。不只如此，视力障碍也会导致其难以有效地与他人沟通。

老年人由于身体机能的退化，出现一系列的情况都是正常的事情，要告诉王奶奶理性面对身体出现的疾病，准备好应对措施。

三、如何与有视力障碍的高龄患者交谈

日常生活里，从一些对话中能寻找到视觉线索：表情能说明对方的情绪或情感，手势可以指示大小或方向。有视力障碍的人可能会错失或误解这些类型的非语言信息，从而造成误解。

当你和一位有视力障碍的老人进行交谈时，可以做以下事情：

第一，表明自己的身份。当你与一位有视力障碍的老人进行交谈时，一定要表明自己的身份，这是顺利交流的开始，否则在你与他进入谈话正题的时候，他还在想你是谁。在距离有视力障碍的老人一两米远时，就应该有一个声音的提示，让其知道你就在附近。要使对方明确谈话的对象，表明自己身份。当你离开的时候，需要告知与你谈话的有视力障碍的老人，以免老人不知道你离开了。

第二，善用语言描述。比如你在描述一件东西的尺寸时，除了手势，一定要尽可能地用语言来表达你的意思，如"这条鱼大概有30厘米长"。然而也并非每个有视力障碍的老

人都对尺寸有良好的直觉,你要尽可能地用他熟悉的事物来类比,如"这条鱼大概有你的小臂那么长"。这样是不是就容易理解了呢?

第三,减少干扰因素。交谈时尽量坐在光线明亮的地方,但一定要避免直接坐在明亮的窗户前,或是直接站在门口。这种背光会产生轮廓效果,让有视力障碍的老人更加看不清你的脸。清除容易分散人注意力的背景噪声,因为当一个老年人视力不好时,他可能会依赖听觉来获取信息。

第四,照顾安全。尽可能使用明亮的台灯或落地灯,并且确保电线不影响通行,以免导致摔跤。高架荧光灯会在油毡和硬木地板上产生眩光。在走廊、卧室和浴室安装夜灯。当你和有视力障碍的老人一块儿出去的时候,适当地伸出手臂来帮助他,走到路边或是遇到台阶要提前提醒对方。

四、如何照护有视力障碍的老人进餐

有视力障碍的老年人活动能力会相应下降,所以饮食环境要符合这类老人的活动要求。对于有视力障碍的老年人,根据其身体功能的状况,尽量固定摆放饭菜的位置及习惯使用的用具,如碗、盘、筷子、叉、汤勺、吸管等。就餐环境应明亮、舒适,地砖要能够防滑。同时尽量创造和谐的气氛,鼓励老年人自己进食。食品制备要精细,需考虑食物质地、颜色与味道的调配,尽量准备质地柔软易消化的食物。食物加工的形状也应考虑老年人的进食习惯,尽量使老年人容易夹取。鱼类食物应先将鱼刺剔掉。进食前要向老年人说明制订的食谱及烹调方法。提醒老年人食物的温度,以免发生烫伤。饭后用清水或茶水漱口,以保持口腔内的清洁。要鼓励老年人养成餐后漱口的好习惯。患者由于看不见,心理负担很重,会出现焦虑、恐惧、多疑等情绪,护理人员应耐心解释,向老人说明餐桌上食物的种类和位置,帮助其用触摸方式确认。热汤、茶水等易引起烫伤的食物要注意提醒。有视力障碍的老年人可能因看不清食物而引起食欲减退,所以食物的味道很重要。同时,加强心理护理,从有效的沟通中了解其认知方式和行为方式,及时纠正其不良的认知和行为,避免不良心理反应的发生。

 实训演练

李爷爷,78岁,退休干部。孩子的事业家庭都稳当,所以他特别欣慰。但他老伴走得早,他也不愿意掺和到儿子的生活中,就独自一个人在养老院生活。最近,李爷爷突然觉得视力模糊,就随便找了个诊所,开了点眼药,也就没有理会了。结果过了一段时间,李爷爷的视力模糊没有好转,反而更加严重了。李爷爷这才害怕了,赶紧打电话让儿子带去三甲医院看。经过一番检查和医生详细的询问之后,找到了原因。原来李爷爷住的地方灯光比较昏暗,而李爷爷晚上没事就喜欢看书,结果日积月累,才造成了视力障碍。李爷爷为此焦虑自责,也经常因为找不到东西而发脾气,性格变得沉默,也不再外出活动,整天待在家里。

请思考

李爷爷出现了什么问题？如果你是养老院的工作人员,你会怎么帮助李爷爷？

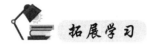 拓展学习

高龄人群常见眼部保健措施如下。

一、白内障

许多老年患者认为年龄大了以后视力不太重要,视力减退所带来的行动限制应作为衰老过程的一部分而接受。对于患有白内障的老年人而言,最重要的是帮助其找到生活的期望,并培养其健康信念和良好的生活态度。白内障的预防保健措施如下：

(1)首先要早期预防。在生活中要尽量避免用眼疲劳,不揉眼,经常做眼保健操。合理饮食,多食含丰富蛋白质、钙、微量元素及维生素的食物,以延缓白内障的发生发展。保持心情愉快,培养养花、养鸟、游泳等爱好,保证睡眠,戒烟限酒,慎用皮质类固醇类药物,糖尿病患者合理服用降糖药物或使用胰岛素制剂将血糖控制在适宜范围内。

(2)白内障发生后影响老年人视力,但也不是非常可怕,可以接受手术摘除白内障,并行人工晶体置换术。白内障手术痛苦轻,术后效果立竿见影,不要因害怕而拒绝手术康复治疗。手术治疗是白内障患者复明的唯一途径,手术时机以往多选择在成熟期。现在医疗技术水平提高,医疗设备先进,也常选择在未熟期,但未熟期因有部分晶状体皮质尚未混浊,易导致皮质残留而发生后发障,需二次手术或进行激光手术治疗。

二、老年性黄斑变性(age-related macular degeneration，AMD)

清淡饮食,适当运动,应用抗衰老及抗氧化药物,可预防脉络膜血管硬化。避免日照、强光刺目可防止黄斑部损伤。

三、糖尿病性视网膜病变(diabetic retinopathy)

(1)低盐低糖低脂饮食,保持乐观心态,加强体育锻炼,保证睡眠质量。

(2)中医按摩疏通经络,使气血通畅。热水泡足,调理肾虚。

(3)糖尿病初期患者应控制饮食,控制糖摄入,加大运动量,若空腹血糖仍大于 7 mmol/L,就应采取降糖药物治疗,因糖尿病是机体胰岛功能不足或缺陷导致,药物治疗时可直接用胰岛素,并根据血糖情况随时调整用量。血糖控制在 8 mmol/L 以下可延缓眼部并发症发生。

四、青光眼

(1)定期检查老年人的视力水平,发现视力不佳、视物模糊时,应查眼压。

(2)保持乐观心态,避免情绪波动,保证充足睡眠,屈光不正者及时配镜矫正。

（3）已确诊为青光眼者,无论是闭角型还是开角型均应早期接受手术,以防止不可逆性视神经萎缩的发生,保护患者的残存视力。

五、玻璃体混浊

（1）飞蚊症。生理情况,一般无须治疗。
（2）轻度混浊者可应用对症药物进行治疗。
（3）积极治疗原发病。
（4）严重混浊者,可行玻璃体切割术。

 能力测评

本次任务可根据学生听课及案例分析的情况对学生开展测评,可从知识学习、技能要求和职业态度三个方面开展测评(表 6-1)。

表 6-1　能力测评

项　目	测评标准		得　分
知识学习(20分)	是否认真听老师讲课(5分)		
	听课过程中有无提出问题(5分)		
	能否回答老师提出的问题(10分)		
技能要求(50分)	模拟沟通是否恰当、规范(40分)	知晓视力下降高龄人群的症状特点(15分)	
		根据视力下降高龄人群的背景资料,理解其表达的内在诉求(15分)	
		与老人建立和谐融洽的关系,认同老人,关爱老人(10分)	
	沟通过程中有无发现或者提出问题(5分)		
	跟同学、老师是否有互动(5分)		
职业态度(30分)	与老人沟通时是否尊重老人,微笑面对老人(10分)		
	与老人沟通时语气是否温柔,语速是否适中,吐字是否清晰(10分)		
	面对高龄视力障碍人群时,工作态度是否积极、热情(10分)		
总分(100分)			

第二节　与高龄听力障碍人群沟通的艺术

听与说的能力是人类相互交流和认识世界的重要手段,然而,耳病和听力障碍的阴霾却袭扰着人类。截至 2018 年底,全球 65 岁以上的人口总数约为 7.05 亿,中国 65 岁以上的老龄人口已达 1.67 亿,约有三分之一 65 岁以上的老年人有听力障碍。世卫组织官员谢莉·查达说,全球每三名 65 岁以上老人就有一人存在耳聋或听力障碍问题。老年人为了儿女辛苦一生,晚年,身体各方面都老化了,外出活动受到了很大的限制。如果听力再出现问题,不仅会直接导致沟通交流障碍,还会引发多种心理问题,严重影响老年人身心健康,极大地损害老年人的生活质量及家庭、社会功能,给他们的生活带来极大的不便。日常生活中,要与有听力障碍的老年人进行良好的沟通,帮助其更好地适应生活,提高日常生活质量和生存质量。

本节内容思维导图如图 6-2 所示。

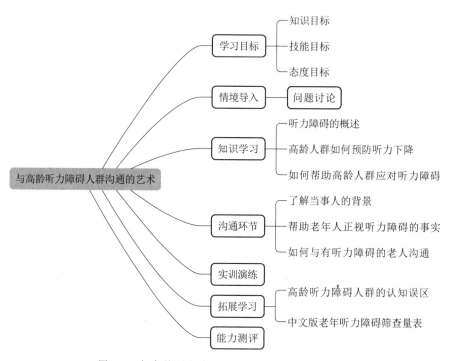

图 6-2　与高龄听力障碍人群沟通的艺术思维导图

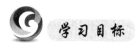

知识目标:掌握听力障碍的基础知识;掌握与高龄听力障碍人群沟通交流的艺术。
技能目标:能有效应用沟通交流的艺术,与高龄听力障碍人群进行有效的沟通。
态度目标:培养学生乐于与高龄听力障碍人群交流的态度,培养爱心、耐心等;能够正确面对高龄听力障碍人群,帮助他们与他人相处。

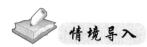

赵爷爷,83 岁,入住某养老机构,左耳几乎没有听力,右耳听力下降,但还有一些听力。

如果在他注意力不集中的时候叫他,他是没有反应的。另外,赵爷爷的口音比较重。有一天,赵爷爷想买一些水果,于是请求养老院的工作人员小刘帮他购买。赵爷爷告诉小刘要买什么水果,买多少,但是小刘听错了,也没有跟赵爷爷核实就跑出去买了。买回来以后,赵爷爷说小刘买错了,于是再次向小刘叙述了自己的需要。小刘这次听完以后向赵爷爷核实了,但是赵爷爷好像也没有听清楚小刘的复述,两个人非常费力地跟吵架似的交流着,还时不时地用手比画着。经过一番艰难的交流,好不容易小刘认为自己完全领会了,但是第二次出去买回来后,小刘还是没能买对赵爷爷要求的水果种类和数量。为此,赵爷爷非常生气,认为是小刘不负责任,这点小事都办不好,转头气冲冲地就走了。小刘也很委屈,自己好心好意全力以赴去做这件事情,换来的却是指责,但她也不知道自己究竟错在了哪里,不知道自己究竟应该怎么办,也不知道以后应该怎样与赵爷爷进行沟通交流。

假如你是小刘,你会怎样与赵爷爷进行有效的沟通交流呢?

 问题讨论

1.根据上述案例,分析赵爷爷出现了什么问题?

2.什么是听力障碍?

3.高龄听力障碍人群有哪些生理和心理特点?

4.老年人如何预防听力障碍?

5.针对高龄听力障碍人群,我们应该如何有效地与他们进行沟通呢?

 知识学习

一、听力障碍的概述

听力障碍(hearing disorder)的概述思维导图如图 6-3 所示。

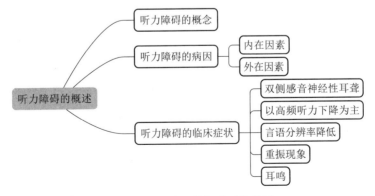

图 6-3　听力障碍的概述思维导图

（一）听力障碍的概念

听力障碍是指听觉系统中的传音、感音以及对声音进行综合分析的各级神经中枢发生器质性或功能性异常，而导致听力出现不同程度的减退。只有听力严重减退时才称为聋，其表现为患者双耳均不能听到任何声音。而听力损害未达到此严重程度者，则称为听力减退。

（二）听力障碍的病因

导致老年人产生听力障碍的因素很多，大致可分为两大类：一类是内在因素，包括遗传因素和全身因素（情绪紧张，某些慢性病，如高血压、高血脂、冠心病、糖尿病、肝肾功能不全等）；另一类是外在因素，如环境噪声、高脂肪饮食、吸烟酗酒、接触耳毒性药物或化学试剂、感染等。这些因素均会引发或加重老年人的听力障碍。

（三）听力障碍的临床症状

听力障碍的临床症状见表 6-2。

表 6-2　听力障碍的临床症状

临床症状	说　明
双侧感音神经性耳聋 （bilateral sensorineural deafness）	老年人听力障碍大多是双侧感音神经性耳聋，双侧耳聋程度基本一致，呈缓慢进行性加重
以高频听力下降为主	听力下降多以高频听力下降为主，老人首先对门铃声、电话铃声、鸟叫声等高频声响不敏感，再逐渐对所有声音的敏感度都降低
言语分辨率降低	有些老人表现为言语分辨率降低，主要症状是虽然听得见声音，但分辨很困难，理解能力下降。这一症状开始仅出现在特殊环境中，如公共场合，有很多人同时谈话时；症状逐渐加重后老人与他人交谈困难，逐渐不愿讲话，出现孤独现象
重振现象	部分老人可出现重振现象，即小声讲话时听不清，大声讲话时又嫌吵，他们对声源的判断能力下降，有时会用视觉进行补偿，如在与他人讲话时会特别关注对方的面部及嘴唇。
耳鸣	多数老人伴有一定程度的耳鸣，多为高调性，开始时仅在夜深人静时出现，以后会逐渐加重，持续终日

二、高龄人群如何预防听力下降

（一）远离噪声

远离噪声污染一向被奉为保护听力的"金科玉律"，无论哪个年龄阶段都适用。因为噪声可使内耳微细血管处于痉挛状态，导致供血减少，使听力急剧减退。但现在不少退休后有了大把空闲时间的戏迷、音乐迷、相声迷，整日"丝竹不绝于耳"，甚至连坐车、干家务都戴着耳机继续听，还隔三岔五地约上一帮老友飙歌。其实，正如古话所说："五音令人耳聋。"五音再悦耳，长时间沉迷其中，即使音量过大了也浑然不觉，待到感觉不适时，往往已情况不妙。建议无论是老年人还是年轻人，坐车时不要老用耳机听音乐，更不要将音量调高到盖过周围声音的程度。最好是控制在 60 分贝左右，即以戴着耳机时不妨碍与周围的人交流为准，这个习惯应从年轻时就开始培养并常保持。尽量避免长期的噪声刺激，遇到突发性噪声时，要尽快远离，以减少噪声对双耳的冲击和伤害。

（二）保持心情舒畅

保持心情舒畅，不上火、不急躁对老年人来说尤为重要。因为心情一波动，人就难以平静下来，可导致植物神经失调，功能失常，也易使听力锐减甚至突聋。尤其老年人的血管弹性差，情绪激动很容易导致耳内血管痉挛，如果同时伴有高血黏度，则会加剧内耳的缺血缺氧，最终导致听力下降。

（三）多见面聊天，少煲电话粥

现在不少老人自己住，跟亲友联系多用电话和手机。特别是随着通信资费下调，不少老人也开始爱煲起电话粥来，一天煲上个把小时是常有的事，直煲得耳朵发热甚至嗡嗡作响才罢休。内耳是人体的娇贵部位，长时间煲电话粥，这些通信设备所产生的电磁波可使内耳的毛细胞产生变性，对听力的积累性伤害是很大的。建议平时比较清闲的老年人，若要跟亲友联络感情，还是多见面聊天为好。

（四）早期发现，及时治疗

老年人听力障碍和任何一种感音性耳聋一样，越早治疗效果越好，病程超过两个月，治疗起来就比较困难了。建议老年朋友一旦发现自己近期有明显听力下降，就及时去医院耳鼻喉科就诊，接受积极的检查和治疗。一般来讲，药物治疗要坚持规律服用 2~3 个月的药物后，症状才会有所改善。

（五）养成良好的饮食习惯

老年人要特别注意营养，多补充锌、铁、钙等微量元素，这些微量元素对预防老年人听力障碍有显著效果，尤其是锌元素。富含锌的食物主要有海鱼、贝类等。也可以选择服用一些富含多种维生素和微量元素的保健品。少吃肥肉、蛋黄、芝麻等。烹调食物应以清淡为主，少用动物油，可选择易消化的新鲜蔬菜、瘦肉、豆制品，平时应多吃些水果。同时，要戒烟戒酒，因为尼古丁和酒精会直接损伤听神经，长期大量吸烟、饮酒还会导致心脑血管疾病的发生，致内耳供血不足而影响听力。

（六）加强体育锻炼

体育活动能够促进全身血液循环，内耳的血液供应也会随之得到改善。锻炼项目可以根据身体状况来选择，散步、慢跑、打太极拳等都可以，但一定要坚持。

三、如何帮助高龄人群应对听力障碍

(一)保持良好的精神状态,提供适宜的环境

有听力障碍的老人常发生心理上的问题,如疏离亲友、拒绝社交、孤僻多疑、犹豫压抑、妄想易怒等。可以想象,因听不清对方的话而毫无反应的情况发生几次后,对方可能不太愿意再次交谈沟通。如果是个性内向的人,可能会因此变得孤僻,出现疏离及拒绝社交的情形,甚至有些人还会产生被害妄想症,觉得别人在说自己的坏话,或背地里设计陷害自己。此外,听力不好也易造成焦虑,因为与别人无法好好沟通,对自己越来越缺乏信心。因此,当听力障碍发生时,需要积极地做心理复健。生活和工作中既不过度紧张,又不过于安逸,保持乐观向上、不急不躁的情绪。应为有听力障碍的老人提供安静的生活环境,避免噪声的刺激。安静舒适的环境有利于帮助有听力障碍的老人保持稳定的情绪状态,也方便沟通交流。

(二)鼓励有听力障碍的老人扩展社交圈

家属及照顾者要协助老年人积极参加社会活动,多参加集体活动,培养兴趣爱好。老人要信赖儿女亲友,通过助听器的辅助,开拓自己的生活空间。这对自己只有好处,没有坏处,因为如果不积极从事听力的复健与重建,听力不仅容易恶化,更有可能加速老年失智症的发生。

(三)做好生活饮食指导

研究人员发现,听力障碍与血液中的β胡萝卜素、维生素 A 和锌的含量低有关,这些物质能给内耳的感觉细胞和中耳的上皮细胞提供营养。含β胡萝卜素丰富的食物有胡萝卜、羽衣甘蓝和菠菜等;含锌丰富的食物有酵母、花生、牡蛎、贝类和奶制品等。另外,镁元素的缺乏也可导致听力减退。噪声能使耳动脉中的镁元素含量减少,从而影响动脉的功能。所以,经常接触噪声的人常补充含镁的食物可以提高听力。含镁丰富的食物有谷类、豆类、绿色蔬菜、牛肉、猪肉、河鲜产品、花生、芝麻、香蕉等。

科学家也发现,任何能使内耳小动脉血流量减少的因素,如高胆固醇、高血脂、过量的咖啡因等,都能导致听力减退。为保持听力的健全,应少食高脂食物,如含脂肪多的全脂乳、肥肉、动物油等,但可食脱脂乳,以获取对耳骨有保护作用的钙和维生素 D。

下列饮食疗法可以调治听力障碍:

(1)枸杞粥:枸杞 15 克,大米适量,煮粥服食。

(2)猪肾粥:猪肾两枚,大米 60 克,葱白适量。猪肾洗净切块与米合煮成粥,加入葱白及调料服食。

(3)猪肾煲黑豆:猪肾两枚,黑豆 60 克。煲至烂熟,调味佐膳服食。

(4)羊骨粟米粥:羊骨适量,粟米 100 克,陈皮 5 克,生姜 3 片。共煮粥,调味服食。

(5)羊肾杜仲汤:羊肾 1 枚,杜仲 12 克,补骨脂 12 克。羊肾洗净切块,杜仲、补骨脂用纱布包好,加水共煮熟,食肉饮汤。

(6)猪肉山萸补骨汤:瘦猪肉 100 克,山茱萸、补骨脂、知母各 10 克,龟板 20 克。将药物先煎去渣,加猪肉煮熟,食肉饮汤。

(7)黄酒炖乌鸡:雄乌鸡 1 只,黄酒 1 公斤。将鸡宰杀去内脏洗净,放锅内,加入黄酒,煮开后用文火炖至肉烂,用盐调味,食肉饮汤。

(四)适时选配助听器

听力出现严重障碍的老年人需要戴助听器。有一点必须明确:听力下降者戴助听器就像近视者戴眼镜一样,是非常正常的,完全没有必要心存疑虑。使用助听器需注意以下几个问题:

(1)需经耳科医生和听力师的详细检查,根据听力曲线图来选择合适的助听器,切不可随意到街上买一个了事,就像不验光就戴眼镜会损害视力一样,不测听力不进行电脑选配就用助听器,也会影响残余听力。

(2)单侧耳聋或轻度耳聋一般不需戴助听器。

(3)听力损失 35～85 分贝者建议使用助听器。其中听力损失在 60 分贝左右者疗效最好。

(4)听力损失大于 85 分贝者,助听器虽能增加音量,但由于其语言识别率很低,故无实用价值。

(5)双侧耳聋者,如两耳听力大致相同,可将助听器轮换戴。如两耳听力差别较大,但听力损失均未超过 85 分贝,宜戴在听力较差的一侧;如一耳听力损失超过 85 分贝,宜戴在听力较好的一侧。

(6)使用助听器有一个适应过程,一般要 1～2 个月。另外,助听器在室内使用效果较好,但在公共场所及嘈杂环境中使用时,效果欠佳,因为噪声也会被同时放大。

由于老年人听力障碍的特殊性和老年人神经系统退化的必然性,佩戴助听器后有时没办法达到很好的效果。如果家庭经济条件允许,可以考虑安装电子耳蜗(人工耳蜗)来改善耳聋患者的听力状况,电子耳蜗可使听力损失大于 85 分贝甚至全聋的老年人的言语分辨率明显提高,大大改善老年人的生活质量。不过,由于电子耳蜗价格昂贵,目前在国内尚不能作为一种常规的治疗手段。

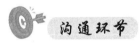

一、了解当事人的背景

本案例中,赵爷爷,83 岁,左耳几乎没有听力,右耳听力下降,说话带有较重口音。

工作人员小刘第一次与赵爷爷沟通时,并没有与赵爷爷核实,仅凭着自己的理解,直接就去买水果了。第二次进行了核实,但因为赵爷爷年事已高加上口音较重,双方也没有进行真正有效的沟通,最后造成的结果是小刘没能买到赵爷爷需要的水果,双方都很不愉快。

二、帮助老年人正视听力障碍的事实

人到老年,听力逐渐衰退,甚至变聋,是正常的生理现象。老年人应尽可能积极地面对耳聋这一自然生理现象,保持良好的心态和乐观的情绪,合理安排生活,多交朋友,多参加社会和集体活动,幸福快乐地安度晚年。

三、如何与有听力障碍的老人沟通

第一,适当提高自己的音量,放慢语速。当与有听力障碍的老人交谈时,要适当地提高自己的音量,以老人能听到为标准进行调节。讲话应尽量缓慢而清晰,一个字一个字地说,不要将许多信息急匆匆地在很短的时间内表达。应特别注意,不要用大呼小叫的方式,太大声说话是没什么用的,反而可能引起误会。

第二,缩短谈话的距离。与有听力障碍的老人交谈时,应尽量靠近老人,面对面地交谈,让老人能清楚地看清谈话者的面部表情,不要用手或其他物体遮挡住面部,也不要嘴里吃着东西或到处不停地走动。这样即使对方听不清楚,也可以靠唇形及肢体语言来辅助了解。说话时最好彼此注视对方,让老人看清楚你的嘴唇运动,但不要离得太近,不然老人会有受威胁的感觉。

第三,创造适宜安静的环境。交谈也应尽量选择安静处所,四周如果过于嘈杂,会影响老人的专注度,旁人也尽量不要插嘴。

第四,注意耐心倾听。有听力障碍的老人需要非常专注地听和充足的时间,才能完全接收和理解谈话的内容。因此,在进行交谈时,应耐心地倾听,避免对他们大声叫喊及表露出厌恶和烦躁情绪,必要时可借助面部表情或手势,以帮助老人理解语意。

第五,掌握一些沟通艺术。如简化句子,运用简短、清晰的语句,或者将一个复杂的句子简化为几个比较短的句子,以此来避免复杂冗长的句子让老年人难以理解。如果老年人没有听明白或者没有听清楚时,可以尝试用另外的说法表达句子的意思,提供额外的信息,这样听者就能比较容易地理解谈话的内容,比如"去打太极吗"或者"我要去打太极,你去吗"。当面对面交谈时,也可以利用手势等身体语言帮助表达。

 实训演练

王奶奶,83岁,入住某养老机构七八年。近几年感觉听力下降非常明显,听不清别人说话,家人或者旁边的人每次跟她说话都需要用很大的声音。在养老院内,她也听不见其他老人在聊些什么,插不上话。为此,王奶奶非常焦虑,但也没有办法。现在王奶奶每天就待在自己的房间内不出去,看看报纸,有时候好几天都不出去也不说一句话。

请思考

1. 王奶奶当前出现了哪些问题?
2. 设想你是这家养老院的工作人员,你会采取何种沟通艺术来帮助王奶奶呢?

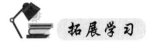 拓展学习

一、高龄听力障碍人群的认知误区

误区一:不承认听力障碍

事实上,出现听力障碍时,应及时进行听力测试,明确诊断;合理选择助听装置并科学验配,佩戴助听器越早效果越好;如果不对高龄听力障碍者进行听觉干预,长期下去会加速听觉功能退化,影响生活质量。

误区二:戴上助听器怕引人注意

事实上,新技术已经使助听器非常隐蔽了,可以选择隐藏在耳道中的耳道式助听器,也可以选择隐藏在头发里的耳背式助听器。

误区三:助听器像是噪声放大器,不但听不清反而噪声很大

事实上,现在的助听器已经数字化,能够降低噪声分贝,提升语音清晰度,但必须经助听器验配师专业验配和调试才能达到理想效果。

误区四:好点的助听器就要上千甚至上万元,价格有点让人难以接受

事实上,好的助听器虽然很贵,但音质好,而且是全自动的,在条件允许的情况下,是值得购买的。对于贫困的老年人,国家还有帮扶政策,可以到当地残联进行申请。

误区五:即使戴上助听器也不能让我恢复正常听力

事实上,助听器只是帮你去听声音,再贵的助听器也不能达到真耳朵的效果。对助听器要有适当的期望值,并坚持助听器适应性训练,你会慢慢接受这一助听装置,并发现它给你的生活带来很多方便。

误区六:我戴一只就好了

事实上,单耳验配或双耳验配助听器可因人而异。双耳听力不好,应该双耳同时佩戴助听器。其优点是能分辨左、右声源方向,在噪声较大的环境中选择性听取能力要高于单耳佩戴助听器。但双耳佩戴产生堵耳效应较明显,让人感觉不舒服,需要的适应期会较长。

误区七:佩戴助听器,听力会越来越差

事实上,不戴助听器,听力反而会越来越差;验配助听器后可以减缓听力下降的速度。

看了这七个误区,是不是对老年人听力损害情况有一个更深刻的了解了呢?及早发现,及时干预,可以让老年生活充满活力。值得注意的是,验配助听器必须去专业的助听器验配中心。

二、中文版老年听力障碍筛查量表

中文版老年听力障碍筛查量表(hearing handicap inventory for the elderly-screening,HHIE-S)的目的是了解您是否存在听力问题,以便安排您做进一步的准确判断,请务必根据提问,仔细回答每一个问题,勾出选择的答案。如果您佩戴助听器,请回答您在不用助听器时的情况。请在 5 分钟之内完成整个量表内容。

(1)遇到不熟悉的人时,您会因担心听不清楚而感到窘迫(紧张)吗?

A. 会   B. 有时有点   C. 不会

(2)听力问题会使您和家人聊天时感到有困难(受影响)吗?

A. 会   B. 有时有点   C. 不会

(3)别人跟您小声说话的时候,您觉得听起来很费劲吗?

A. 有   B. 有时候有   C. 没有

(4)听力不好会不会让您感觉自己有缺陷(像残疾人一样)?

A. 会   B. 有时有点   C. 不会

(5)走亲访友时,您是否因听力不好而感到交往困难?

A. 是   B. 有时有点   C. 不是

(6)听力问题会让您经常不愿意参加公众聚会活动吗?

A. 会   B. 有时有点   C. 不会

(7)您会因听力不好和家人争吵吗?

A. 会   B. 有时有点   C. 不会

(8)听力问题会让您在看电视或者听收音机广播时感到有困难吗?

A. 会   B. 有时有点   C. 不会

(9)听力问题会对您的私人及社交活动有影响吗?

A. 会   B. 有时有点   C. 不会

(10)听力问题会让您在酒店就餐与亲友交谈时感到困难吗?

A. 会   B. 有时有点   C. 不会

注意:

该量表共 10 个问题,其中包括 5 项情绪问题和 5 项情景问题,回答 C 得 0 分,回答 B 得 2 分,回答 A 得 4 分,总分 40 分,得分越高表示听力障碍程度越重。根据美国言语听力协会听力筛查指南,HHIE-S 量表得分大于 8 分即存在听力障碍。

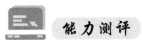 能力测评

本次任务可根据学生听课及与王奶奶沟通的情况对学生开展测评,可从知识学习、技能要求和职业态度三个方面开展测评(表6-3)。

表6-3　能力测评

项　目	测评标准		得　分
知识学习(20分)	是否认真听老师讲课(5分)		
	听课过程中有无提出问题(5分)		
	能否回答老师提出的问题(10分)		
技能要求(50分)	模拟沟通是否恰当、规范(40分)	知晓听力下降高龄人群的症状特点(15分)	
		根据听力下降高龄人群的背景资料,理解其表达的内在诉求(15分)	
		与老人建立和谐融洽的关系,认同老人,关爱老人(10分)	
	沟通过程中有无发现或者提出问题(5分)		
	跟同学、老师是否有互动(5分)		
职业态度(30分)	与老人沟通时是否尊重老人,微笑面对老人(10分)		
	与老人沟通时语气是否温柔,语速是否适中,吐字是否清晰(10分)		
	面对高龄听力障碍人群时,工作态度是否积极、热情(10分)		
总分(100分)			

第七章 与有精神心理情感障碍的 高龄人群沟通的艺术

中国是世界上老龄化速度最快的国家之一,预计到 2040 年,我国基本上每四个人中就有一个老年人。随着年龄的增长,老年人的适应能力、记忆能力、思维能力等都会出现不同程度的障碍,还会因各种各样的身体和生活问题产生焦虑、抑郁、孤独、恐惧等精神心理情感问题。本章主要学习与性格内向的高龄人群、处于负面情感状态的高龄人群、处于应激状态的高龄人群和处于精神疾病稳定期的高龄人群沟通的艺术。在与有精神心理情感障碍的高龄人群进行沟通时,需要采取有针对性的措施,及时地交流信息,并及时地解决心理问题,帮助他们恢复健康,提高生活质量。

第一节 与性格内向的高龄人群沟通的艺术

老年人随着年龄增加引起一系列复杂的退行性变化,全身各系统的功能逐渐下降。老年期的心理状态伴随生理功能的减退而出现老化,产生很多不良的心理问题,导致心身疾病的发生。一般性格内向的老人是不愿主动与人说话的,他们既不愿表达自己,又不愿与太多的人接触。其实谁都想被别人关爱和尊重,只是性格里习惯了孤僻。因此,研究和分析性格内向的高龄人群的特点,采取有效的护理措施,影响和改变老年人的不良心理状态和行为,促使其达到接受治疗和康复所需的最佳心态,这对提高老年人的心理健康水平和生活质量显得尤为重要。

本节内容思维导图如图 7-1 所示。

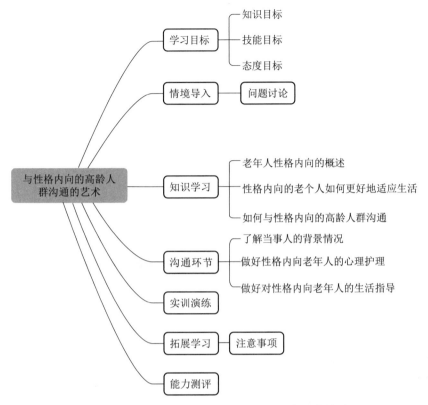

图 7-1 与性格内向的高龄人群沟通的艺术思维导图

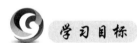

知识目标:知晓老年人性格内向的原因;掌握老年人性格内向的特征表现。

技能目标:能有效应用沟通交流的艺术,与性格内向的老年人进行有效的沟通,帮助其缓解心理不适。

态度目标:在与性格内向的老年人沟通的过程中,需要耐心、细心,有爱心,语气要温柔,语速要缓慢,理解老年人的情绪感受,关爱老年人。

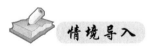

项奶奶,79岁,退休工人,育有一个儿子。25年前老伴因病去世后,她与儿子一起生活。最近几年,儿子结婚后在外地工作和生活,因不放心老人,将其送往当地的一家养老机构,此后老人一直独自生活。项奶奶搬入养老院后,自感孤单寂寞,不愿意与其他的老人交谈,整天待在房间里。她还经常无缘无故地发脾气,负责照顾她的护理员小王苦不堪言。项奶奶曾提出想与儿子一家居住在一起,但遭到儿媳的拒绝。儿子也只有在节假日的时候才会去养老院看望她。最近项奶奶思维迟钝,郁郁寡欢,成天闭门发呆,愁眉不展,连照顾她的护理员,她都不搭理。护理员小王鼓励她出去参加一些老年人的活动,她也不出去,时常唠叨说别人对她冷淡,孤苦伶仃地活着没意思。她经常与其他老人产生矛盾,发生口角,与其他老人的关系比较紧张。

假如你是这家养老院的工作人员,你应该如何帮助项奶奶?

 问题讨论

1. 根据上述案例,分析项奶奶出现了什么问题。
2. 请分析项奶奶性格内向的原因有哪些。
3. 性格内向的高龄人群有哪些生理和心理特征?
4. 针对性格内向的高龄人群,我们应该如何有效地与他们展开沟通?
5. 如何帮助性格内向的老年人更好地适应生活?

 知识学习

一、老年人性格内向的概述

(一)老年人性格内向的原因

老年人性格内向、产生孤独的原因很多,主要有以下几点:

第一,与身处陌生、封闭、孤单、不和谐的环境有关。例如,老人从农村来到城市,儿女出去上班,把自己留在家里,难免会内向孤独;老年人与子女关系不协调,也容易内向孤独;独居的老人如果缺乏自我调节能力,也会产生内向孤独感。

第二,与个人的性格、气质相关。气质为黏液质和抑郁质的老人容易内向孤独,因为黏液质的老年人情绪波动慢而弱,待人处事冷漠,内心不易外露;而抑郁质的老年人多愁善感,胆小孤僻,他们往往更多地关注自己的内心世界,不爱与人交往,喜欢沉思,在新环境里多保持沉默,有的过低估计自己,觉得自己事事不如人,以致逐渐疏远他人。有的看别人一无是处,互不交往,这都会使自己越来越内向孤独。

(二)老年人性格内向孤僻的危害

"性格孤僻,不与他人交往",位列阻碍长寿因素的第一位。研究显示,性格内向、孤僻的人没有同伴可以倾诉,缺少社会支持,精神压力大,容易深陷负面情绪,从而增加炎症和心脑血管疾病风险。英国伦敦大学研究发现,无论内心是否孤独,只要没有社交就会增加老年人的死亡风险。相反,人际交往可带来好心情,能增寿。澳大利亚的相关研究证实,社交广泛的人比缺少朋友的人平均多活十年。

(三)性格内向老年人的特征性表现

第一,孤独自闭。孤僻常表现为独来独往、离群索居,对他人怀有厌烦、戒备和鄙视的心理；感到凡事与己无关，漠不关心，一副自我禁锢的样子；有时看上去似乎也较活跃，但常给人一种做作的感觉，仿佛有点神经质，因而他人都不愿主动与之交往，不得不与之相处时，也会有如坐针毡之感。

第二，人际关系不良，交流困难。英国的相关研究发现，稳定平和的生活环境，比如社区氛围和谐、与邻居关系融洽等，能显著提高人们对生活的满意度，进而延长寿命。美国一项研究表明，拥有好邻居可使心脏病发病风险降低 50%。性格内向的老年人，如果与人交往，也会缺少热情和活力，显得漫不经心、敷衍了事；与亲人很难保持情感上的融洽，往往不能得到家人的理解和尊重；也不愿意结交新的朋友，对人求全责备、不友善，抱有敌视的态度。

第三，生理、心理负性表现。这些表现包括失眠或睡眠过多；食欲缺乏或体重减轻；性欲明显减退；精力明显减退；无原因的持续疲乏感；动作明显缓慢，焦虑不安，易发脾气，对日常生活丧失兴趣，无愉快感；自我评价过低、自责或有内疚感，甚至感到自己犯下了不可饶恕的罪行；思维迟缓或自觉思维能力明显下降；反复出现自杀观念或行为。

二、性格内向的老年人如何更好地适应生活

第一，正确地看待子女的"离巢"，创造良好的生活环境。子女长大成人，成家立业，是孩子有能力和成熟的表现，是家庭发展的必然趋势，老年人应该为此感到高兴才对。如果孩子长大了，还离不开父母，如无住房、生活拮据、无力抚养下一代等，反而是子女无能、家庭不幸的表现。另外，老年人要理解子女和孙辈，体贴他们，为他们创造经常回家团聚的条件。老人还应该继续加强与子女的联系，尽量增进两代人之间的相互理解，给他们适当帮助的同时，老人也可以在子女家轮流居住，以免独守空房。

第二，学会情感转移。夫妻俩是终身伴侣，孩子出生后，夫妻俩都把精力和感情转向孩子，夫妻之间的关心体贴减少了。孩子离巢，老年夫妇应该及时将感情转向老伴，加强交流，改善关系，一起参加有意义的活动，这样就填补了孩子离家的"真空"。如果老伴先走了一步，可以在适当的情况下考虑再婚，使自己的情感有所寄托，以此来摆脱孤独。

第三，克服人际交往障碍。孤独者都有不同程度的人际交往障碍，因此需要主观上努力与人多一些交往，改善人际关系。每天与邻居、同事聊天 10 分钟，以后逐渐延长聊天时间，也可以把邻居、同事请到家里来聚一聚，以后再学着与陌生人交往。在与人交往的过程中，学会尊重别人，帮助别人，使自己的心情由紧张变为松弛。

第四，要丰富业余生活。如果子女远在外地，无法经常团聚，丧偶的老人也不打算再婚，那就应扩大兴趣爱好范围，开拓新的业余生活，如读书、习字、绘画、抚琴、打拳、种花、养鱼、写作等都有助于摆脱孤独感。即使从事这些活动时可能只有一个人，但是，一旦全身心投入，孤独感也就悄然消失了。

三、如何与性格内向的高龄人群沟通

性格内向的老人，平时少言寡语，办事谨慎，思考周密，对人对事相当细心，但是由于

缺乏应有的言语交流,什么事都以自己苦思为主,因此在认识事物时容易钻牛角尖,且较容易产生嫉妒和焦虑。所以,在沟通中应该注意以下几点:

(1)态度:要和蔼可亲,平易近人,脸上常带微笑,让性格内向的老人能感受到你的亲切。

(2)位置:不要让性格内向的老人抬起头或远距离跟你说话,那样老人会感觉你高高在上和难以亲近,应该近距离弯下腰去与老人交谈,老人才会觉得他与你平等,并且觉得你重视他。

(3)用心交流:当老人说话时,不要东张西望,要注视对方的眼睛,表现出乐于聆听他们所讲事物的态度。你的视线不要游走不定,让老人觉得你不关注他,必要时,可以摸着对方的手交谈。在谈话的同时,留意老人说话的语气、表情及非语言上的信息,为了解老人而听。运用非语言的方式与老人沟通,如拍拍老人的肩膀、点头表示认同、握住老人的手等。

(4)语言:说话的速度要相对慢些,语调要适中。谈话要简短,多听少发言,做一定的笔记。有些性格内向的老人弱听,则须大声点,但还要看对方的表情和反应,以此去判断对方的需要。

(5)了解情况:要了解性格内向的老人的脾气、喜好,可以事先打听或在日后的相互接触中进一步慢慢了解;当你不明白老人在说什么时,应该坦白询问。

(6)话题选择:要选择性格内向的老人喜爱的话题,如家乡、亲人、年轻时的事、电视节目等,避免提及老人不喜欢的话题,也可以先多说自己的情况,让老人信任你后再展开别的话题。

(7)真诚赞赏:人都渴望被肯定,所以可以给老人适当的欣赏及鼓励。老人家就像小朋友一样,喜欢被表扬、夸奖,所以你要真诚、慷慨地多赞美他,他就高兴,那谈话的气氛就会活跃很多。

(8)应变能力:万一有事谈得不如意或性格内向的老人情绪有变时,尽量不要劝说,先用手轻拍对方的手或肩膀以示安慰,稳定其情绪,然后尽快转移话题。

(9)有耐心:老人家一般都比较唠叨,一点点事可以说很久,你不要表现出任何的不耐烦,要耐心地去倾听老人的话。在谈话结束后,应就老人所谈的内容做适当的整理,以便下次谈话能更好地开展。

 沟通环节

在本案例中,如果你是养老机构的护理员小王,你会如何与项奶奶进行沟通,帮助她解决与其他老人的矛盾呢?

一、了解当事人的背景情况

项奶奶25年前老伴去世,与儿子一起生活。后来儿子结婚,去外地居住,自此项奶奶独自生活。没有家人的陪伴,项奶奶情感上比较缺失。另外,儿媳不愿意让项奶奶搬过去一起居住,项奶奶感受不到亲情和关爱,加重了其心理上的孤单程度,她自己也会生闷气。项奶奶已经79岁,在养老院里时常感到孤单寂寞,性格内向孤僻,自怨自艾。长期独自居住是导致项奶奶性格内向、不愿与人交流的重要原因。作为护理员,应该知晓项奶奶的背景情况,深入细致地思考原因,安排合理的处理艺术,积极进行协调,并做好与项奶奶的沟通工作,尽量解决项奶奶的心理问题。

二、做好性格内向老年人的心理护理(mental nursing)

有些老年人较难适应离开工作岗位、社会地位或角色发生了变化的晚年生活。他们常常留恋过去,对人对事缺乏兴趣,对未来失去信心和希望。由于生活单调、空虚、无聊,心理上更增加了寂寞感、孤独感和不安全感,容易发展为抑郁症,因此要做好心理护理。

(1)对老年人进行全面的心理评估:照顾者应耐心、细致地观察老年人的性格特点、兴趣爱好、家庭情况和心理状态,并进行评估。收集老年人的心理信息,掌握其心理活动,以便有针对性地开展个体化心理护理。

(2)采用有效的语言沟通、适宜的非语言沟通方式:由于老年人反应迟钝、记忆力减退,照顾者应耐心、细致、反复地进行健康宣教,在身体检查前对老年人进行解释,必要时可以把重要内容写成字条给老年人看。老年人多有听力、视力下降,与老年人讲话时应声音响亮、面带微笑、态度和蔼;交流时应有适宜的目光接触,注意面部表情、手势、体态和空间距离等适宜适当。在老年人受到病痛折磨时或是在做有创操作时,应进行安慰。照顾者应主动、热情,护理人员应热情体贴,这样有助于解除老年人生理和心理上的疲劳和痛苦。

(3)家庭参与:随着社会老龄化程度的加深,空巢老人越来越多。当子女由于工作、学习、结婚等而离家后,独守空巢的老年人因此产生家庭空巢综合征。家庭是老年人的精神支柱,照顾人员可以动员家属多与老年人进行思想沟通,真正了解他们的内心世界,调节其情绪,认真对待心理的微妙变化。

(4)心理指导及健康宣教:适当地求医,顽强地与疾病抗争,才能保持病情稳定,促进康复。老年人只要保持乐观、通达,养成良好的生活方式,积极进行身心保健,是完全可以达到健康老年化的。例如,老年人与家庭成员多沟通,相互包容;空巢家庭中,经常利用现代通信设备与子女交流;多与亲朋好友来往,将自己心中的郁闷、苦恼倾诉出来,及时消除和转化不良情绪,求得心理上的平衡和舒畅;根据自己的情况,有意识地培养一两项兴趣爱好,如书法、绘画、下棋、摄影、园艺、烹调、旅游、钓鱼等,让晚年生活充实而有朝气。

三、做好对性格内向老年人的生活指导

(1)指导性格内向的老年人每天坚持适量运动。可坚持每天体育锻炼一个小时左右,如结伴散步,简单易行,效果不错。运动还可以提高心理健康水平,调整情绪,消除精神压

力和孤独感。

（2）鼓励多出门走走看看。老年人平时待在家里孤单寂寞,通过旅游可以接触外面的世界,心胸和眼界更加开阔;走出了狭窄单调的生活,增加了情趣,对身心的健康自然有好处,也可以激发老年人旺盛的精力。

（3）指导性格内向的老年人正确对待现实。老年人性格内向,经常会生活在自己的想象当中,他们必须学会面对现实,不要总活在梦想中。老年人都喜欢怀旧,总拿过去的幸福生活与现在的衰老做比较,而回忆过去的美好时光难免令人产生伤感情绪。此时,应学会面对现实生活,要明白生老病死是自然规律,坦然接受失去亲人的事实。

（4）充实自己的生活。为了克服孤独感,老人可多培养兴趣爱好,如读书、写作、书法、绘画、摄影、弹琴、唱歌、舞蹈、拳术、棋艺、养花、种菜、垂钓、手工制作、饲养宠物、体育锻炼等,充实自己的生活,使自己在精神上有所寄托。每一样爱好都有学不完的知识技能,都能为你打开一扇窗,让你看到绚丽多彩的世界。

（5）退休后学会转换角色。到老年,离休、退休了,不管从前职位多高,钱有多少,都应该忘记自己曾经的辉煌与荣耀,尽快实现角色的转换。在家里当慈祥的长者,用爱心温暖家人,尽享天伦之乐。老人也可以向孩子讲授生活常识和传统故事,并同孩子一起下棋、一起做手工等,使自己感受到生活的乐趣,从而摆脱孤独的阴影。

 实训演练

王奶奶,76岁,中年离异之后,一直独自带女儿,母女俩长期相依为命。女儿大学毕业后,留在当地工作,与王奶奶住在一起。前几年,女儿结婚后,搬了出去,每周都回来看王奶奶。近一两年,随着工作越来越忙,女儿回家的次数也越来越少,打电话的次数也减少了很多。王奶奶为此情绪非常低落,经常会抱怨女儿不关心她,不来看她。女儿接她同住,她又因为与女儿女婿的作息习惯不一致而不习惯。为此,王奶奶经常心烦,胸闷气短,加上年龄越来越大,听力视力也随之下降,逐渐地不爱与人交往,有时还跟女儿发脾气。

请思考

1. 王奶奶当前出现了哪些问题?

2. 针对本案例所提供的信息,如何与王奶奶进行有效的沟通呢?在沟通过程中,涉及哪些沟通艺术?

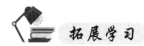 **拓展学习**

与老年人相处的注意事项有以下几点:

(1)安全永远要摆在第一位。要小心地滑,扶好老人,掌握正确扶法;老人坐轮椅时,一定不要让轮椅动而导致坐空,推轮椅动作要缓慢,老人的脚要放好,双手一定要放在大腿上,不要离开扶手的范围。

(2)老人记性多数不好,避免问"你还记得我吗";老人家不愿别人说他记性差,要改说"我又来看你啦",老人家觉得被重视了,会高兴很多。

(3)尊重老人的习惯。不要动老人房里的摆设和其他物品,如有的老人就爱把剪刀、药油摆在床边,要提醒他注意安全。另外,还有的老人爱把钱夹在报纸里等。老人多少会有些特殊习惯,这是一定要注意的,如有的老人不喜欢外人使用他的洗手间。老人若有其他喜好习惯,在谈话过程中发掘,要在记录册上注明,以提醒其他志愿者。

(4)不要随便给老人吃你带去的东西。老人的饮食一定要注意,如糖尿病患者要低糖,肾病和高血压患者要控制盐摄入等。

(5)时刻留意老人的变化,如冷、热、咳、渴等,以便能及时做出处理。

(6)不要嫌弃老人,要把老人当成自己的亲人一样对待,关怀备至。

(7)志愿者之间的相互配合也是相当重要的。

(8)不要过分好奇,问长者一些私事,如"为什么你独身呢""为什么没有人来看你呢"等。一些我们认为稀松平常的东西,在他们眼里,可能是最深的一道伤痕,不要随意去揭它,除非长者自己愿意说。

(9)不要在谈话过程中随意反驳老人的观点。他们活了大半辈子,绝不希望被一个毛头小子反驳,尽量跟着他们的话锋走,不要给太多个人意见。

(10)老人家少不了会唠叨抱怨,我们要做的就是倾听,他们说出来并不是需要我们马上为他们做些什么,纯粹只是想说而已。所以听到老人家的要求,要用理智去分析,哪些能做哪些不能做,有不明白的要跟其他志愿者商量解决之道,不能一味地有求必应,你答应的必须是你能实现的。

(11)对老人家的抱怨要给予适当的引导,不能总让老人一味地抱怨下去,否则整场谈话给他留的印象不会太愉快,找个机会岔开话题,谈些正面的事情会让他觉得开心些。老人与小孩一样,生气很快,高兴也很快。

(12)老人喜欢怀旧,可能每次见到人来来去去说的都是那几件他们珍藏了一辈子的陈年芝麻事,但不要轻视它,尽量给出耐心来听完。

(13)当要终止谈话时,请以替老人着想为出发点。例如,"您要吃饭啦,我们下次再聊""我们聊了这么久了您也累了,您先好好休息一下,我们下次再聊"。

 能力测评

本次任务可根据学生听课及与项奶奶沟通交流的情况对学生开展测评,可从知识学习、技能要求和职业态度三个方面开展测评(表7-1)。

表7-1　能力测评

项　目	测评标准		得　分
知识学习(20分)	是否认真听老师讲课(5分)		
	听课过程中有无提出问题(5分)		
	能否回答老师提出的问题(10分)		
技能要求(50分)	模拟沟通是否恰当、规范(40分)	知晓老年人性格内向的原因(5分)	
		掌握老年人性格内向的特征表现(5分)	
		与老人建立和谐融洽的关系,关爱老人(10分)	
		根据老年人的背景情况,选择合适的沟通交流方式(10分)	
		做好老年人的心理护理和生活指导(10分)	
	沟通过程中有无发现或者提出问题(5分)		
	注意沟通中的态度,保持微笑(5分)		
职业态度(30分)	与性格内向的老人沟通时是否尊重老人,微笑面对老人(10分)		
	与老人沟通时语气是否温柔,语速是否适中,吐字是否清晰(10分)		
	面对性格内向高龄人群时,工作态度是否积极真诚(10分)		
总分(100分)			

第二节　与处于负面情感状态的高龄人群沟通的艺术

随着生活节奏的不断加快,加之年龄的增长、体质的衰退,老年人承受的健康压力、社会压力、生活压力、心理压力与日俱增,老年人的心理健康问题也日趋严重。进入老年或者离退休期是人生旅途中的一个大转折,这一转折将给他们的心理状态、生理机能、生活规律、饮食起居、人际关系、社会交往等带来很大的变化,其中以心理变化最为突出,也更为重要。长期处于失落、孤独、抑郁、悲观等负面情感状态中的老年人,会食欲减退、睡眠不好、免疫机能下降、老年性疾患加重,尤其是老年人最常见的心脑血管疾病会增多。因此,本节详细讲解如何与处于负面情感状态的高龄人群进行有效沟通,为老年人提供更多的、更有效的心理援助,为老年人创造一片更健康、快乐的生活空间。

本节内容思维导图如图7-2所示。

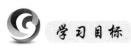
学习目标

知识目标:知晓处于负面情感状态的老年人的特征表现;掌握调节改善老年人负面情感的方法。

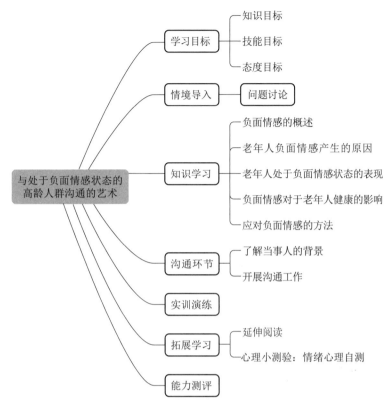

图 7-2　与处于负面情感状态的高龄人群沟通的艺术思维导图

技能目标:能有效应用沟通交流的艺术,与处于负面情感状态的老年人进行有效的沟通,帮助老年人有效缓解心理问题。

态度目标:在与处于负面情感状态的老年人沟通的过程中,需要耐心、细心,有爱心,语气要温柔,语速要缓慢,理解老年人的情绪感受,关爱老年人。

 情境导入

　　李爷爷,80岁,妻子已经过世,本人身体尚好,生活能够自理。他有两个儿子和一个女儿,都已经结婚成家,并和李爷爷分开居住。由于工作太忙,他们很少有时间来看望李爷爷,因此几个孩子一起为李爷爷雇了一个钟点工,每天来为他做饭、打扫卫生。后来,家人商量着把李爷爷送进了养老院,养老院的工作人员定期跟李爷爷进行沟通,关注他的身体和心理状况,李爷爷也时常到活动中心跟大家一起聊天,一直以来跟大家相处得非常愉快。

　　但是最近情况发生了变化。李爷爷诊断出患有轻度脑梗死,现在处于疾病发展的初期。在知道自己患病之后,李爷爷表现得很低落、郁闷和悲观,觉得不如早早死了算了。养老院工作人员告诉李爷爷:"别担心,这只是疾病发展的初期,医生说只要按时吃药,生活中多多注意,就能够控制病情,减少影响。"但是,李爷爷根本听不进去,多次表示自己活得没有意思,并有轻生的念头,情绪也越来越忧郁、消极,常常自己一个人闷在房间里,天天以泪洗面。家人和养老院工作人员经过多次说明和沟通似乎都没能让李爷爷改变态度。

请问,如果你是该养老院的工作人员,你会如何与李爷爷进行有效的沟通呢?

问题讨论

1.根据上述案例,分析李爷爷出现了什么问题?

2.处于负面情感状态的高龄人群有哪些特征?

3.如何帮助李爷爷改善其负面情感状态?

4.针对处于负面情感状态的高龄人群,我们应该如何有效地与他们展开沟通呢?

5.与处于负面情感状态的高龄人群进行沟通时,有哪些注意事项?

知识学习

一、负面情感的概述

情感是在社会交往的实践中逐渐形成的,与社会性需要相联系,具有持久、稳定、深刻的社会性特征,所以又称高级社会性情感。负面情感,也称负性情绪、消极情绪,是具有负性效价(效价是指与特定生理或心理状态相联系的正性或负性负荷)的情绪。它是反映个体主观紧张体验与不愉快投入的一般性情绪维度,包含了一系列令人厌恶的情绪体验,如愤怒、耻辱、厌恶、内疚、恐惧、忧虑、焦虑、抑郁、悲伤等消极性情绪,低的负面情感水平表示一种平静的情绪状态。

二、老年人负面情感产生的原因

(一)精神空虚

正如黑格尔所说:"只有精神才是人的真正本质。"老年人在经历了岁月的洗礼后更加追求精神上的享受,他们希望被尊重,更希望能够继续参与到轻松的人际关系中。但是老年人生病住院后,社会角色突然间发生转变,由生活中的"老人"变成了听从医生、护士指导的"新人",随之而来的就是对自身价值的否定,这就导致了他们不同程度的情绪低落,如孤独感、无助感、失落感,甚至有被抛弃的感觉。而整天无所事事,更会让他们觉得自己失去了社会价值,从而产生自我贬低的评价,认为活在世上是多余的。

(二)害怕孤独

老人在退休或者离休后,由于环境与职务的变化,"人走茶凉"的被冷落感及无用感便油然而生;再加上子女都有自己的家庭和事业,繁忙时自然对老人的关心程度有所下降,甚至有些老年人的子女常年旅居国外,他们只能独自在家,成为"空巢老人",由此感到生活无聊而单调。住院后身体上的痛苦,伴随着长期的独居使他们产生多疑、抑郁等心理问题,就容易使他们觉得自己对于家人而言是个包袱,继而出现妄想、精神恍惚等不易被发现的精神问题。

(三)害怕死亡

老年人住院多因自身机体功能减退,出现一些慢性疾病,诸如冠心病、糖尿病等,从而造成躯体功能障碍或因病致残导致自理能力下降甚至丧失。这时,由于自身的生理需求、社交需求和被尊重的需求得不到满足,老年人便会出现无望无助、焦虑、孤独、寡言、恐惧等情绪。

(四)安全感降低

随着年龄的增长,老年人对于事物的心理承受能力降低,负性生活事件往往会使之产生极大的情绪波动,如丧偶、住院、家庭矛盾等,这些事件也是抑郁症的重要诱因。老年人年纪大了,挣的钱少了,身体也差了。同时快速变化的社会又使他们产生无法预料与控制的无力感与无助感,甚至对自己的将来感到忧虑、担心。又由于老年人与青年人在价值观念上出现代沟,很多事都令老人特别伤心,从而产生失望、不满、被误解等情绪。

三、老年人处于负面情感状态的表现

老年人的负面情感具有衰老感与怀旧感同现、空虚感与孤独感共生、焦虑感与抑郁感相伴、自尊感与自卑感共存等特征。常见的不良情绪有忧郁、焦虑、怀疑、固执和情绪不稳定等。研究显示,具有负面情感状态的老年人呈增多趋势。

负面情感状态具体表现为情绪低落、兴趣丧失、思维迟缓和意志行为减少,严重者可伴有自杀观念、自杀行为或木僵状态,部分患者还可出现幻觉、妄想等精神症状,这严重影响患者的生活质量和自我照料的能力,甚至危及生命。早期表现:坐立不安、沉默寡言、情绪低落或不稳、睡眠不好、早醒、容易自责、容易疲乏,同时,自信心下降、注意力不集中、兴趣爱好减少,可伴有身体不舒服,如头痛、头晕、食欲缺乏等。症状加重后表现:情感缺乏、兴趣缺乏或脱离社会,记忆力明显减退,判断力丧失,疑病症,悲观消极,丧失自尊,甚至产生轻生念头,伴有自杀动机。

四、负面情感对于老年人健康的影响

有位心理学家曾做过一个有趣的实验,他把同一窝生的两只健壮的羊羔安排在相同的条件下生活,唯一不同的是,一只羊羔边拴了一只狼,而另一只羊羔却看不到那只狼。前者在可怕的生命威胁下,一直处于极其恐惧的心理状态中,不吃东西,逐渐消瘦下去,不久就死了。而另一只羊羔由于没有狼的威胁,没有处于这种恐惧的心理状态,因此一直生活得很好。由此可见,负面情感对于健康有很大的影响。

负面情感状态持续过长或过于激烈,在一定的条件下能够引起人体各个系统功能的失调,干扰免疫系统,引发疾病。在心血管系统方面可能引起心慌、心动过速、血压升高;在呼吸系统方面可能会使肺功能减弱,加快老年人肺衰退,引起气短、哮喘;在泌尿系统方面可能使老年人出现尿急、尿频;在神经系统方面可能使老年人出现头痛、失眠;等等。

老年人的负面情感可能给各种疾病打开方便之门。情绪低落,心情不愉快等,可引起失眠;过于忧郁、伤感,容易患上抑郁症,或导致精神失常;老年人过于激烈的情感如狂怒与狂喜,可能引起机体功能的严重失调,甚至死亡。高血压、冠心病、肿瘤等虽然可发生在中青年人中,但这些疾病属于老年人的常见病与多发病,并且是严重危害老年人身体健康的主要疾病。老年人情感突变,过于激动,引起高血压与冠心病加剧是屡见不鲜的。负面情感可能是老年人肿瘤发生的促活剂。已知道自己得了癌症的老年人,负面情感常常成为病情急骤恶化的重要原因。老年人消除负面情感,建立积极乐观的生活态度,是祛病延年最重要的方法之一。

五、应对负面情感的方法

(一)加强沟通,做好心理支持

不少老年人患病后会产生悲观、恐惧、焦虑和自卑等严重的心理问题,这些不良的心理刺激,可导致机体的不良反应,家属和照顾者要随时与之交流以了解其心理状态。交流时多用问候性语言,适时地面带微笑,思想集中,认真倾听,目光注视患者,耐心解答每一个问题。对老年人出现的情绪障碍,及时给予疏导,并进行语言安慰,消除其不良情绪,让老人感受到关心、爱护和尊重,使其心理上得到安慰、感情上得到满足。同时家人要在精神及经济上给予其更多的关心和帮助,使其感受到家庭的温暖,防止其内心产生孤独、寂寞等消极心理。鼓励老年人控制自己的情绪,克服自卑感和无用感,不断探索和追求,充实自己的生活;改变旧有的生活环境,扩大人际交往范围;培养幽默感,树立乐观的态度;培养多方面的情趣;在情绪低落时,应寻求帮助,同时可以合理地宣泄,找人倾诉等。

(二)增加情感和社会支持

老年人的自身特点及多层次需求,决定了他们会有一定的负面情绪体验。当下老年人的首要心理问题是孤独。有研究指出,孤独感已成为老年群体生命质量中心理健康维度的重要参考指标。孤独感对老年群体心理健康水平具有明显的负面影响。孤独的影响因素包括子女探望频次、是否有稳定安全的社会关系、是否有慢性疾病、是否参加体育锻炼等。在目前我国的社会文化家庭背景下,子女在满足中老年人的情感需求上扮演着重要的角色,家庭支持作为一个保护性因素有利于改善老人的孤独状况。应鼓励子女多了解父母的生活状态、心理状态,多和父母打电话,多沟通,经常探望老年人。社会要成立相应的组织,定期组织丰富多彩的活动去慰问老年人,给他们多多介绍社会的变化和新事物。足够的社会支持有利于改善老年人的负面情绪,如艺术和启发性活动及团体讨论、团体运动、治疗性写作和团体治疗等。使具有相同兴趣和爱好或有相似生活经历的老年人共同参加活动,有效增加老年人之间的凝聚力,帮助他们获得更多的社会支持。怀旧疗法是一种专业的心理疗法,可通过让老年人回忆以往的快乐时光,重拾以前的快乐,再次感受亲情、友情、爱情的温暖,增强归属感,改善老年人的不良认知、情绪和思维。

（三）强化家庭照顾

英国、荷兰等国家已专门出台了涉及照顾者技能训练、家庭经济援助、喘息服务等方面的家庭支持政策。有研究显示，家庭照顾弱化是老年人负面情感体验形成的主要原因。在以居家养老为传统养老模式的大时代背景下，政府应加大政策支持力度，可先着眼于经济与服务协助。为了增加家庭照护支持，我国政府提出了"以社区为依托"的发展思路，提供家务处理、日托临托、备餐送餐等服务，一定程度上满足了老年人及其家庭照护者的需求。

（四）尝试音乐护理（music nursing）

音乐治疗是指应用经过选择的、具有治疗作用的音乐，以倾听欣赏的方式和（或）歌唱演奏的方式，达到治疗疾病和心灵创伤的效果。它以心理治疗的理论和方法为基础，运用音乐特有的生理、心理效应，使患者通过各种专门设计的音乐行为，经历音乐体验，从而达到消除心理障碍、恢复或增进身心健康的目的。音乐护理作为老年人心理治疗的重要辅助方法之一，对老年人负面情绪的调节起着举足轻重的作用。应在护理人员的指导下，遵循音乐治疗的原则与步骤，通过直接作用于心理或通过生理机制间接作用于心理的途径以达到减轻由老年人身体、心理、社会功能障碍带来的负面情绪的效果。

（五）工娱疗法（work entertainment therapy）

工娱疗法是通过组织患者进行文体娱乐活动、力所能及的劳动等来调动患者的主观能动性，纠正病态行为，从而达到防止精神衰退、促进康复的目的。有研究显示，长期处于卧床状态将使老年人逐步丧失一切能力，并继发焦虑、抑郁等各种不良情绪及认知功能减退等问题，导致躯体机能进一步受损，严重影响其生活质量并给家庭及社会养老带来巨大的压力。有学者将工娱疗法应用于卧床患者，发现举办的各种娱乐活动能为卧床老人创造与外界接触的环境，减少其封闭感；举行集体竞赛、技能展示以及将老年人的作品进行爱心义卖，能够帮助患者感受到自身的社会价值，减轻疾病导致的功能丧失感。可见，工娱疗法不仅能够帮助激发患者的残存功能、提高康复效果，而且能改善患者的情绪状态，使其处于一种较为积极的心态中，从而缓解焦虑、抑郁等负面情绪。

（六）正念训练（mindfulness training）

正念是个体有意识地把注意力维持在当前内在或外部体验之上并对其不做任何判断的一种自我调节方法。作为新的心理干预方法，正念训练被应用于慢性疼痛患者、焦虑障碍患者、监狱犯人、暴食症患者、抑郁症患者、失眠症患者等群体，取得了良好的效果。离退休老年人最易出现负面情绪，负面情绪的发生与疾病的发生、发展密切相关。有学者将正念训练应用于离退休老年人，具体措施如下：①借助躯体扫描技术，指导老年人跟随指导者的指导语从头到脚地感知身体各部位当下的感受。②正念呼吸训练，使老年人将注意力集中在呼吸的感觉上，专注于呼吸或者呼吸所带动的腹部起伏。③正念运动练习，指导老年人在运动过程中专注于当下的运动，以培养集中、平静、灵活的注意力和知觉。④正念放松训练，如半微笑练习，使其保持良好情绪；渐进性肌肉松弛法，指导其将注意力集中在肌肉松紧的感觉上,增加肌肉松紧感觉的敏锐度,学会放松。⑤正念五官训练,从视觉、触觉、味觉、听觉、嗅觉五方面,指导其带着不分析、不批判、不反应的态度觉知身边的事物,使其更少地受外界影响,更加接受所处的生活环境。研究发现,正念训练可以帮助老年人从日常的担心和过度焦虑中解放出来,集中精神于当下的体验和活动,促使人体进入松弛状态,减少负面情绪。

(七)推进医养结合(combination of medical treatment and endowment)

改变不良生活习惯,鼓励老年人参加体育锻炼和丰富的文娱活动,保持饱满的精神状态;加大政府调控,推进医养结合,机构内配备基层医院,突破一般医疗和养老分离的状态,将医疗、护理、生活照料、健康康复及临终关怀等整合,提供一体化的服务,满足老年人的整体养老需求,真正做到健康老龄化。

(八)完善机构管理

老年人入住养老院后,需要对机构进行有效的管理,具体措施如下:①细化老年人的分层管理。可以在生活自理能力、疾病的基础上按文化层次、年龄段、地域等层面合理、个性化分区,使老年人入住养老机构后与原生家庭的生活习惯良性衔接。②建立、健全养老机构老年人服务需求评估体系。借鉴美国养老机构老年人服务需求必备的评估工具最小数据集(minimum data set,MDS),基于我国的信息化水平、国内老年人的身心特点和服务需求,构建合适的评估工具,建立养老机构老年人的综合状况信息化动态数据库,这有利于兼顾全面和重点需求问题,合理分配养老资源。③优化资源配置。在增加床位、扩大养老机构规模的基础上合理调控入住收费标准,减轻老年人的生活压力;提升机构的物理和社会环境,拓展户外活动场所,搭建更多老年人与社会团体接触的平台,让老年人重归社会;全面完善机构护理员岗位培训体制,为老年人提供专业化、品质化的护理服务。

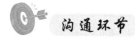

一、了解当事人的背景

李爷爷,80岁,妻子已经过世,独自在养老院生活。最近被诊断出患有轻度脑梗死,情绪低落、忧郁,感到孤独寂寞,并有轻生的念头,天天以泪洗面。家人和养老院工作人员多次沟通无效。分析李爷爷出现该情况的原因,主要是居住在养老院,突然发现患病,给自己的心理造成了严重的打击。另外,对于轻度脑梗死疾病知识的缺乏,加剧了他对疾病的恐惧,认为这是一种很严重的疾病,无法治疗。知晓了李爷爷负面情感产生的原因后,需要采取有针对性的措施,与李爷爷沟通,进行心理护理和健康教育等。

二、开展沟通工作

(1)以亲切、热情、诚恳的态度关心体贴李爷爷,取得其信任,让李爷爷了解并感受到进行心理辅导的重要性和必要性。了解李爷爷所需,多鼓励李爷爷说出内心感受,通过语言交流知道李爷爷最担心什么,最需要什么,最忌讳什么,从而采取相应的措施进行开导和帮助。配合使用表情、眼神、姿势、动作等体态语言进行交流,让李爷爷感觉到被尊重和理解,可收到事半功倍的效果。

(2)在与李爷爷充分沟通的基础上,选择性地介绍轻度脑梗死的发生、发展及转归,帮助其纠正错误的认知,改变不良的行为模式和应对模式。认真有策略地回答李爷爷提出的问题,巧妙地揭示疾病与心理的关系,并通过与李爷爷的交谈找出其目前存在的心理问题,采取疏导、支持、安慰、帮助、鼓励等方法消除李爷爷不良情绪带来的负面影响,引导李爷爷以积极的态度和良好的情绪来应对疾病,帮助其牢固树立战胜疾病的信心和勇气。

(3)交谈时语调要平和,语气要轻柔,语速要缓慢,尽量使用老年人能理解并接受的用语,必要时可配合应用旋律优美、节奏舒缓的轻音乐让李爷爷身心放松。

(4)依据需要使用放松疗法,让李爷爷安静地平躺在床上或坐在椅子上,双眼微闭,在工作人员的指导下进行由浅入深的深呼吸训练。同时指导李爷爷按由上而下的顺序收缩、放松各组肌肉,如此反复,持续20分钟。

(5)与李爷爷的家属进行沟通,介绍轻度脑梗死与心理状态的关系。协同家庭成员共同关心李爷爷,帮助其构建良好的家庭、社会环境支持网络,消除李爷爷的孤独感和无助感。鼓励亲属多给予经济、生活、情感上的支持,解除李爷爷的后顾之忧。

(6)指导李爷爷保持良好的生活方式,清淡饮食,戒烟限酒,适当运动,勿劳累,保证睡眠充足,等等。

 实训演练

郑奶奶,今年75岁,退休工人,入住某养老机构,身体一直很硬朗。两年前,自家哥哥中风住院,郑奶奶去探视,之后情绪一直处于低落、消极状态。哥哥自患病后,没办法说话,生活不能自理,这些痛苦的情形一直深深地印在她的脑海里。

春节前后,郑奶奶经常感到胸闷、喘不上来气,严重时甚至有窒息感,她于是怀疑自己的心脏、肺部出了问题,总认为自己随时都有生命危险。她为此整天忧心忡忡,子女陪着她到处求医,其间去了内科、外科、神经科,做了B超、脑电图等很多检查,结果都是正常的。医生告诉郑奶奶,她的身体是很健康的,但是她始终不肯相信,甚至认为自己活不了多久,还向家人交代后事。

请思考

1.郑奶奶当前出现了哪些问题?

2.假想你是养老机构的工作人员,你会如何与郑奶奶进行沟通呢?

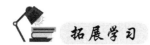 拓展学习

一、延伸阅读

2011年11月2日晚上,在中国工程院医疗保健报告会上,秦伯益院士以他自身丰富多彩的退休生活经历,向院士们畅谈了他对老年生活的认识——老人,活的就是一种心态。

秦伯益院士是我国药理学领域成绩斐然的科学家,是中国工程院院士,是院长,也是一位云游四方的旅行家。年近80岁,他用"清楚、通畅、不高、不大"八字来概括自己的健康状况,意思是:"头脑清楚,呼吸和两便通畅,血压血脂血糖不高,心肝脾前列腺不大。"2011年11月2日晚上,中国工程院医疗保健报告会上,秦伯益院士以他自身丰富多彩的退休生活经历,向院士们畅谈了他对老年生活的认识。

以下附上秦老本人对于晚年生活的感悟,希望能给老年人带来一些启示。

我不是老年学研究工作者,也没有对老年人问题做过调查研究,只是偶尔与一些老年同事谈谈老龄问题,逐渐感到老年人的心理状态差别较大,这种差别对老年生活质量的影响很明显。

(一)什么年龄干什么事

人生有不同年龄阶段,青年时是女儿,中年时做妈妈,老年后当奶奶,晚年就成了太婆。在工作中,也同样有相应的角色转换。如体育界,青年时是运动员,中年时做教练,老年后当裁判,晚年就成为观众了。

这就叫什么年龄干什么事。当龄时,应恪尽职守,干得有声有色。过了这个阶段,就应调整心态,进入新阶段,无怨无悔。

做女儿时如果不好好学习、积极向上,就难以成才;做妈妈时如果不下抚儿女、上敬公婆,家庭就难以和美;做奶奶、太婆时如果还要事必躬亲、不肯超脱,势必自寻烦恼,难求和睦。

人难有自知之明,常见的现象是,当龄时,不抓紧工作,总觉得来日方长,结果蹉跎岁月,过龄后却恋栈不去,空感壮志未酬。在这方面,应该提倡有点超前意识,提前做好年龄段转换期的心理准备和物质准备。只有及早明白这些自然规律,才能在晚年活得自由自在。

就我个人而言,我曾回顾一生说:三十而立,我未立;四十而不惑,我常惑;五十而知天命,我知而不多;六十而耳顺,我有进步,但不够;七十而从心所欲,不逾矩,这点,我倒提前做到了。现在,我可以自由地选择我想做的事,不为稻粱谋,不作名利求,择善而从,量力而行。

(二)养老,根本还是自己养自己

前几年,看到一本书《养老,你指望谁》,书中列举了现在社会上的多种养老方式,如老伴、新伴、子女、亲属、保姆、组织、社会等。分析的结果,根本的还是要靠自己。

靠自己选择最适合自己的养老方式,然后创造好条件,磨合好关系,使晚年生活和谐美满。即使生活已不能自理,甚至是临终时期,养老方式也要靠自己在脑子清楚时做好安排。

有些人在位时叱咤风云、志得意满,退休后立即精神萎靡、牢骚满腹,根本原因就在于不了解老年生活的特点,没有及早为老年生活做好准备。相反,有的老人活得明白,及早做好准备,即使到了耄耋之年,仍能活得舒坦,活得潇洒,活得有尊严。

鉴于此,我为自己做了一个倒计时的行动安排。大致是70岁不出国,80岁不出游,85岁不出京,90岁不出院,95岁不出门,100岁不下床,请求安乐死。当然,这是打好的如意算盘,实际过程会因时调整。如不能到底,就随时中止,只求生活质量好就可以了。为此,72岁的时候业务上交了班,进入最后一次人生角色转换。

我通过30多年藏书,已存有5 000多册文史书籍。坐拥书城,纵目古今,乐在其中。我近10年来坚持自费独游,踏遍祖国名山大川,访寻历代人文胜迹。

大概还没有人像我这样在中国游览了那么多的名胜古迹。中国有世界遗产41处(到2012年底),国家遗产30处,世界地质公园24个,历史文化名城110个,国家重点风景区187个,我都游遍了。

(三)老年生活质量,贵在心态

《朱子家训》上有两句话:"家门和顺,虽饔飧不继,亦有余欢。国课早完,即囊橐无余,自得至乐。""饔飧"指早饭和晚饭,"国课"指向国家纳税。我们就是要追求这种境界。

现实生活中,常有社会地位很高、经济情况很好而晚年生活不愉快的人,也有很普通的百姓,经济条件一般,但活得很愉快。他们的差别在于心态,在于会不会安排做自己喜欢做的事,而不勉强去做自己不喜欢做的事。

分外之物不需要。我在普陀山法雨寺看到佛教学校墙报上有一则佛教故事:二小僧与众僧友一起坐地修炼,忽而来了一桃贩,乙僧与他僧起立观看,甲僧端坐不动。俄顷又来一枣贩,乙僧等又起立观看,如是者三。最后甲僧修成正果,乙僧等一事无成。乙问甲,在外界诱惑面前你为什么坐得住?甲答,我们本来都没有想在修炼时吃桃或枣等什物,它们来了,我并没有觉得需要它们。我和你的差别只在于我在这些分外东西面前能够说:"我不需要。"

好一个"我不需要"!人心的不平,往往在于不论需要不需要,人家有了,就想要。学会说"我不需要",就可以摆脱很多烦恼。尤其是老年人,还是应该提倡不慕荣利,不相攀比,发挥个性,"自己过得好,就是好"。

功利思想不该有。"几十年如一日""活到老,干到老",还要"老当益壮"。这些口号,原来的精神虽然是积极的,在革命和建设的某些时刻也是需要的,但不够实际。世界在变,自己也在变,怎么能"几十年如一日"呢?老了自然要衰,怎么还能"壮",而且"当益壮"呢?

年富力强的被闲置,花甲古稀之年扬鞭奋蹄,这绝不是好形势。1998年《东方之子》采访我,我说了一段话:"新老交替是正常现象。只有蜀中无大将时,才不得不再请老将廖化做先锋。佘太君百岁挂帅,那是一个悲剧,不应该这样的。国家命运不能总依靠在一两个老人身上。"节目播出以后,社会反应还是认同的。过去很多口号,其实是很功利的,应该科学地审视。尤其老年人,不必再受此束缚,苦了自己,烦了他人。

过于自苦不必要。我们这一代人在长期的革命历练中养成了艰苦朴素的生活习惯,这种精神是很可贵的。只是随着社会经济的发展,今天的老年人也不必过于自苦。

我们总说"休息是为了更好地工作",外国人则认为"工作是为了更好地休息"。中国的传统观念是省吃俭用,为儿为女,外国人则认为赚钱是为了花钱,儿女18岁以后自立,各过各的日子,平安无事。看来我们有些观念是应该有所调整了。儿孙自有儿孙福,不必太为他们担心。

我现在收入的大部分用在旅游和买书上。有些节余,也量力做些社会公益。我给孩子们留下了江南古镇上常见的一副对联:"世上数百年老家,全在积德;天下第一等好事,还是读书。"

人走茶凉不奇怪。有些老年人常留恋过去"过五关,斩六将"时的辉煌,叹惜当下空怀壮志,力不从心。我看大可不必。

什么年龄干什么事,当干时全力以赴,废寝忘食,义无反顾;不当干时全身而退,戛然而止,飘然而去。不要当干时懒散拖沓,不当干时又百般留恋。有些老年人常沉湎于过去前呼后拥、迎来送往的热闹场景,叹惜现在门庭冷落,寂寞空虚,"人一走,茶就凉",甚至埋怨人情冷暖,世态炎凉,真有说不完的苦恼。我看也大可不必。

人走了,茶自然会凉,不仅会凉,而且茶水还应倒掉,因为茶杯还有他用。能根据情况变化,做出合乎自身特点的安排,以提高自己老龄期的生活质量,这才是生活中的强者。

(四)老人,活的就是一种心态

孤独也是一种享受。老年有成熟之乐、天伦之乐、发展个性之乐、领受兴趣之乐,还有孤独之乐。孤独时有广阔的思想空间,有充分的行动自由,有全额的可支配时间,有不受干扰的心灵天地。

"无丝竹之乱耳,无案牍之劳形","可以调素琴,阅金经"。苏东坡写过:"与谁同坐?明月清风我。"很多大思想家、大科学家、大文学家、大艺术家的不朽作品往往是在孤独的境遇中创作出来的。

我不是提倡老人过孤独的生活,而是说明孤独也是一种享受,一种美。要善于享受孤独,不必惧怕。

无所求,也就无所失。上面谈到养老主要还是靠自己。我们既应强调社会关心老人,也应强调老人自己关心自己。老年生活过得好不好,部分在社会,多半在自己。老人越是希望社会关心自己,越是难以感到满足;越是不要求社会关心自己,越是容易感到幸福。如果迷恋于"发挥余热""子孙孝顺""弟子尊师""公众敬老""社会回报",往往容易产生失落感。无所求,也就无所失。大彻大悟后,自然就免除了大悲大痛。

"知足常乐、自得其乐、助人为乐。"快乐是一种心境,是一种主观感受。有的人身在福中不知福,把好日子也过苦了。有的人在任何境遇中都能得到快乐,乐其所乐,甚至苦中作乐。应该学会随遇而安、知足常乐、自得其乐。知识界的老人更可发挥自己的知识优势和对人生的感悟获得更多的快乐。有作有为有余欢,无欲无求无烦恼。

最近中国工程院原院长徐匡迪同志谈到要做到老年三乐:"知足常乐、自得其乐、助人为乐",这是中国传统文化对快乐的很高境界,能达到这种境界,就无处而不乐,无时而不乐了。

笑对归宿。死亡既然是最后的归宿,生命的必然,自然也就没有必要过多地害怕了。一切顺其自然,交给"命运"就是了。

我参观过英国圣克利斯朵夫临终关怀医院,这是世界上最早的一所临终关怀医院,已有100多年历史。那里的患者大部分时间在活动室里看书、打毛衣、玩牌、祷告、唱诗、看电视。每周有志愿者来陪他们聊天。医生却对我说,这里的大多数人生命大约只剩一个月——去世前一个月他们还可以无痛苦地享受人生。

我惊叹西方发达国家人文关怀的进步,我也坚信中国不久也能达到这个水平。

我已经向家人和学生交代,将来我走时,不必开追悼会,因为我不喜欢那种里面哭哭啼啼,外面嘻嘻哈哈的尴尬场景。到时如果无法推辞,非要安排一个遗体告别仪式的话,也不必奏什么哀乐,而要播放一段舒曼的《梦幻曲》或萨克斯管演奏的 *Going Home*,并告诉大家,我走得很愉快,很舒坦,因为我曾是一个长寿而快乐的老头儿,我充分享受了人生,我知足了。

二、心理小测验:情绪心理自测

我们日常生活中的活动,在多大程度上受理智的控制,又在多大程度上受情绪的支配？在这方面,人与人之间存在着很大的差异,这里面气质(主要靠遗传获得)、性格、情绪(心理学家称之为觉醒水平)、阅历、素养等都起着一定的作用。我们只有认清自己情绪的力量,发挥理性的控制作用,才能实现情绪反应与表现的均衡适度,确保情绪与环境相适应。

本测试将帮助你在这方面确定自己的位置。下面有30道情绪自测题,每题有A、B、C三个选项,请你仔细审读,弄清楚每一道题的意思,然后以最快的速度诚实作答,每题只选一项。

(1)看到最近一次拍摄的照片,你感觉如何？

A. 不称心　　　　　　　B. 很好　　　　　　　C. 还可以

(2)你是否会想象若干年后发生什么使自己极为不安的事？

A. 时常　　　　　　　　B. 没有　　　　　　　C. 偶尔

(3)你曾被同学起绰号挖苦吗？

A. 时常　　　　　　　　B. 没有　　　　　　　C. 偶尔

(4)你上床以后是否必须再看一次窗是否关好再睡？

A. 时常　　　　　　　　B. 没有　　　　　　　C. 偶尔

(5)你对与你关系密切的人是否感到满意？

A. 不满意　　　　　　　B. 非常满意　　　　　C. 偶尔

(6)你在半夜时分是否觉得害怕？

A. 时常　　　　　　　　B. 没有　　　　　　　C. 偶尔

(7)你会梦见什么可怕的事情而惊醒吗？

A. 时常　　　　　　　　B. 没有　　　　　　　C. 偶尔

(8)你是否经常做梦？

A. 是　　　　　　　　　B. 不是　　　　　　　C. 不知道

(9)有没有一种食物吃了会使你呕吐？

A．有　　　　　　　　　　　B．没有　　　　　　　　　C．不知道

(10)你心里有没有去另一个世界的想法？

A．有　　　　　　　　　　　B．没有　　　　　　　　　C．不清楚

(11)你心里是否怀疑自己不是现在父母亲生的呢？

A．时常　　　　　　　　　　B．没有　　　　　　　　　C．偶尔

(12)你曾经觉得没有一个人关心或尊重你吗？

A．是　　　　　　　　　　　B．不曾觉得　　　　　　　C．记不清

(13)你是否常常觉得家人对你不好？

A．时常　　　　　　　　　　B．没有　　　　　　　　　C．偶尔

(14)你觉得没有人完全了解你吗？

A．是　　　　　　　　　　　B．不是　　　　　　　　　C．不肯定

(15)早晨起来，你最常有的感觉是什么？

A．忧郁　　　　　　　　　　B．快乐　　　　　　　　　C．记不清楚

(16)每年秋天，你经常有的感觉是什么？

A．枯叶遍地　　　　　　　　B．秋高气爽　　　　　　　C．没感觉

(17)你站在高处时，总觉得站不稳吗？

A．是　　　　　　　　　　　B．不是　　　　　　　　　C．有时

(18)你觉得自己身体强吗？

A．不强健　　　　　　　　　B．强健　　　　　　　　　C．不清楚

(19)你一回到家就立即把房门关上吗？

A．是　　　　　　　　　　　B．不是　　　　　　　　　C．没留意

(20)你在关上门的小房间内会觉得不安吗？

A．是　　　　　　　　　　　B．不是　　　　　　　　　C．偶尔

(21)你在做某件事时总觉得很难下决心吗？

A．是　　　　　　　　　　　B．不是　　　　　　　　　C．偶尔

(22)你常用抛硬币、占卜或抽签预测命运吗？

A．时常　　　　　　　　　　B．不会　　　　　　　　　C．偶尔

(23)你会因为碰到东西而跌倒吗？

A．时常　　　　　　　　　　B．不会　　　　　　　　　C．偶尔

(24)你是否要用一个小时以上才能入睡？

A．时常　　　　　　　　　　B．从未　　　　　　　　　C．偶尔

(25)你是否能感觉到别人感觉不到的东西？

A．时常　　　　　　　　　　B．从未　　　　　　　　　C．偶尔

(26)你是否认为自己有超越常人的能力？

A．是　　　　　　　　　　　B．没有　　　　　　　　　C．在某些方面

(27)你曾经因为有人跟你走而感到不安吗?

A. 是 B. 没有 C. 不清楚

(28)你是否觉得有人在注意你的言行举动?

A. 是 B. 没有 C. 不清楚

(29)当你一个人夜行时,是否觉得前面潜藏危机?

A. 是 B. 不是 C. 偶尔

(30)你对别人自杀的态度是:_____。

A. 可以理解 B. 不可思议 C. 不清楚

评分标准:A选项为2分,B选项为0分,C选项为1分。

少于20分:

表示你的情绪稳定,自信心强,具有较高的审美能力、道德感和理性;你有一定的社交能力,能理解周围人的心情,顾全大局,是个性格爽朗、受欢迎的人。

20~40分:

表示你的情绪基本稳定,但较为低沉,对事情的考虑过于冷静,处事冷漠消极,易丧失发挥自己个性的良机;你的自信心受到压抑,容易瞻前顾后,犹豫不决。

40分以上:

表示你的情绪极不稳定,日常烦恼太多,心情总是处于紧张和矛盾之中。如果你的得分在50分以上,则是一种危险的情绪不稳定信号,请尽快找心理医生予以解决。

 能力测评

本次任务可根据学生听课及与李爷爷沟通交流的情况对学生开展测评,可从知识学习、技能要求和职业态度三个方面开展测评(表7-2)。

表7-2 能力测评

项 目	测评标准		得 分
知识学习(20分)	是否认真听老师讲课(5分)		
	听课过程中有无提出问题(5分)		
	能否回答老师提出的问题(10分)		
技能要求(50分)	模拟沟通是否恰当、规范(40分)	知晓老年人负面情感产生的原因(5分)	
		掌握老年人处于负面情感状态的特征表现(5分)	
		与老人建立和谐融洽的关系,关爱老人(10分)	
		根据老年人的背景情况,选择合适的沟通交流方式(10分)	
		做好老年人的心理护理和生活指导(10分)	
	沟通过程中有无发现或者提出问题(5分)		
	注意沟通中的态度,保持微笑(5分)		

续表

项　目	测评标准	得　分
职业态度（30分）	与处于负面情感状态的老人沟通时是否尊重老人，微笑面对老人（10分）	
	与老人沟通时语气是否温柔，语速是否适中，吐字是否清晰（10分）	
	面对处于负面情感状态的高龄人群时，工作态度是否积极真诚（10分）	
总分（100分）		

第三节　与处于应激状态的高龄人群沟通的艺术

　　近年来，我国经历了社会、文化、经济方面的重大变迁，老龄化程度越来越严重，老龄化速度非常快。老年人生活中的突然遭遇和重大变故，有时往往会影响甚至改变老年人的性格及行为方式。研究显示，老年人经历的应激事件有丧偶，自己患急、重病，亲戚好友患急、重病，等等。此外，应激事件如果处理不好会导致一系列的应激障碍等心理问题。因此，本节将学习如何与处于应激状态的高龄人群进行有效的沟通，采取有效措施帮助老年人缓解应激反应，促进老年人心理健康，提高生存质量。

　　本节内容思维导图如图7-3所示。

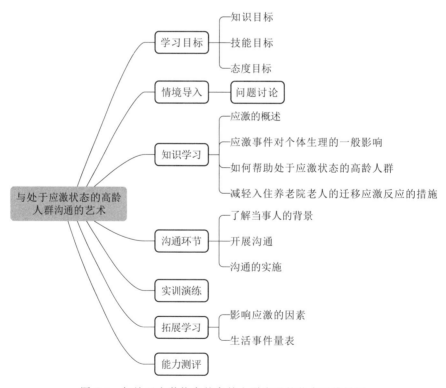

图 7-3　与处于应激状态的高龄人群沟通的艺术思维导图

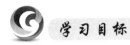 **学习目标**

知识目标:知晓处于应激状态的高龄人群的心理特点;了解应激事件对于老年人健康的影响。

技能目标:能有效应用沟通交流的艺术,与处于应激状态的老年人进行有效的沟通,帮助老年人缓解心理不适。

态度目标:在与处于应激状态的老年人沟通的过程中,需要耐心、细心,有爱心,语气要温柔,语速要缓慢,理解老年人的情绪感受,关爱老年人。

 情境导入

王奶奶,79 岁,患有糖尿病,生活无法自理,其经济收入有限,一年前老伴离世,目前在子女家轮流居住,性格温和,精神面貌一般,曾在医院做过 CT、心电图等一系列检查,未发现其他躯体疾病。父母两系三代无精神疾病史。王奶奶和老伴的感情好,育有两儿两女,家庭关系和谐,邻里和睦。

老伴的离开对王奶奶产生了极大的打击,王奶奶一时无法适应。她身患糖尿病,需要到几个儿女家轮流居住,感觉自己成为累赘,感到孤独,经常在夜间独自哭泣;回想老伴曾因病痛折磨痛苦不堪,懊恼没有在老伴生前对他更好一些,陷入自责;搬到子女家后外出减少,焦虑不安,没有胃口,整夜整夜地睡不好,原本性格很好的她变得沉默寡言,常常说自己不如死了算了。

针对本案例,如果你是王奶奶的家人或者是社区的工作人员,你会如何与王奶奶进行沟通呢?

 问题讨论

1. 根据上述案例,分析王奶奶出现了什么问题。

2. 经历应激事件的高龄人群有哪些特征?

3. 如何帮助王奶奶减轻应激事件造成的不良影响?

4. 针对处于应激状态的高龄人群,我们应该如何有效地与他们展开沟通?

5. 与处于应激状态的老年人进行沟通时,有哪些注意事项?

 知识学习

一、应激的概述

应激,亦称压力或紧张,指个体因危险的或出乎意料的外界情况的变化所引起的一种情绪状态。导致应激反应的刺激可以是躯体方面的、心理方面的和社会文化方面的诸因素。但是这些刺激通常不是直接地引起应激反应,在刺激与应激反应之间还存在着许多中介因素,诸如人体健康、个性特点、生活经验、应付能力、认知评价、信念以及所得社会支持的质与量等。

1974年加拿大生理学家塞利的研究表明,应激状态的持续能击溃一个人的生物化学保护机制,使人的抵抗力降低,容易患心身疾病。他把应激反应称为全身适应综合征,并将其分为三个阶段:①惊觉阶段,表现为肾上腺素分泌增加,心率加快,体温和肌肉弹性降低,贫血,以及血糖水平和胃酸度暂时性增加,严重时可导致休克。②阻抗阶段,表现出惊觉阶段症状的消失,身体动员许多保护系统去抵抗导致危急的动因,此时全身代谢水平提高,肝脏大量释放血糖。如时间过长,可使体内糖的储存大量消耗,下丘脑、脑垂体和肾上腺系统活动过度,会给内脏带来物理性损伤,出现胃溃疡、胸腺退化等。③衰竭阶段,表现为体内的各种储存几乎耗竭,肌体处于危急状态,可导致重病或死亡。故要尽量减少和避免不必要的应激状态,并学会科学地对待应激状态。

应激事件也称为负性生活事件,是指在生活中,需要做适应性改变的任何环境变故,如改变居住地点,入学或毕业,改换工作或失业,家庭重要成员的离别、出生和亡故等。中国有句俗谚:"一朝被蛇咬,十年怕井绳。"其原因可能是"外界刺激—内心体验—暗示强化—习惯反应"这一由应激事件而形成情景性习惯反应的心理模式,这种心理模式的形成过程通常具备以下几个条件:首次遭遇此类应激事件,没有心理准备或存在片面认知;伴随强烈的负面情绪和生理体验;消极暗示,快速盲目归因;通过自我心理泛化、强化与放大形成情景性习惯反应。

二、应激事件对个体生理的一般影响

应激事件能够激活个体的痛苦记忆或创伤经历,使个体长期处于应激状态,而应激状态又会抑制个体对过去应对技能的记忆和提取,损伤其认知和行为功能。

(一)急性应激反应(acute stress response)

重大应激事件激活交感神经系统,交感神经系统激活的表现为双目圆睁和快而浅的呼吸,实验室检查血或尿中的肾上腺素和去甲肾上腺素明显而持久地增高,皮质醇增加。自主神经症状有多汗、战栗,可能伴有肌肉紧张、食欲缺乏、头痛、过度疲劳感、对噪声敏感,以及由于过度兴奋而产生睡眠障碍。有时发生癔症性痉挛发作和运动障碍、语言障碍,腱反射减弱或消失,多部位疼痛或感觉异常,甚至引发各种神经症,或发生呼吸困难、胃肠蠕动和分泌功能障碍、上腹部不适、腹泻、恶心、呕吐、尿频、性欲异常等。有时也伴随甲状腺功能减退、肾上腺皮质功能下降、中枢神经递质5-羟色胺的水平下降。重大应激事件对心血管系统的影响尤为显著,重大应激事件发生后心血管事件明显增多,易发生心肌梗死、心绞痛及心源性猝死。

(二)慢性应激反应(chronic stress response)

慢性应激反应的发生主要是生理中介机制即自主神经系统、内分泌系统、神经递质系统和免疫系统受到应激刺激而相互作用的结果,如受自主神经系统支配的心脏、血管、腺体和平滑肌等组织器官功能受到损害,出现一定的慢性应激反应。

三、如何帮助处于应激状态的高龄人群

应激事件是影响老年人心理健康状况的重要因素,其中,躯体状况遭到突变、家庭经济出现问题、婚姻出现问题和离退休等生活事件对老年人的心理健康状况影响较大,需要采取一定的措施来帮助他们减轻这种影响。研究发现,能够减轻应激事件对心理健康的不良影响并起到保护心理健康作用的因素主要有气质性乐观、社会支持、幽默感、积极的认知情绪调节艺术、外向性格、心理韧性、积极的应对方式等。

(一)帮助老人接受事实

老人在遭受巨大的生活变动、重大的应激事件时,总是会经历一个否认和不相信的阶段。可能一时间无法接受,但是经过一些事情后会慢慢地接受现实,之后才可以做一些具有纪念性意义的事情,帮助自己调整情绪。正确地对待,不要盲目定性,引导他们试着去回想事件本身,如事情是怎样发生的,周围的人有没有遭遇过此类事情,如果有是如何做出反应的,等等。

(二)给予老人恢复的时间

我们都知道恢复是需要时间的,不要求老人一定要在某个特定事件后立刻恢复原来的心情。当你所爱的人去世之后,你究竟会在何时摆脱悲伤的感受,这是无法设定一个"正常"时间的。恢复是一个渐进的过程,只有随着时间的推移,痛苦才能慢慢消退。或许,在老人的生活中,会以很多方式一再感到失去这个人的痛苦,不过,今后的痛苦不会总像当下这么强烈。

(三)慎重归因

偶发事件在伴随强烈负面情绪时,应指导老人尽量归因到外界因素或偶然因素中,比如当出现身体欠佳过度焦虑时,告诉他们是因为最近天气不好,没有像往常一样进行身体锻炼造成的,等等。

(四)指导老人进行积极的自我暗示

指导老人积极面对,明天一切都会好。指导他们自己给自己提出任务,自己做自己的司令官,坚信自己有能力控制个人的感情。爱发怒的人也不妨搞个座右铭,如"脾气暴躁是人类较为卑劣的天性""仁爱产生仁爱""野蛮产生野蛮""发怒是没文化教养的""发怒是无能的软弱的表现"等。通过这样积极的自我暗示、自我命令,便可以组织自身的心理活动获得战胜怒气的精神力量。

(五)采取一些缓解方式

出现不良情绪体验时,可以采取一些有效的方式缓解,如找朋友和亲人倾诉,写日记宣泄,做一些放松练习,做平时喜欢的事,等等。指导老人根据自己的兴趣、爱好和所具备的条件,努力学习提高某些有益的技艺,以充实自己的晚年生活,如练书法、绘画、钓鱼、养

花、弈棋。还可以多参加社会交往,老年人在力所能及的情况下应多交朋友,在你来我往中活动筋骨,强身健体。同时交友还有助于保持良好的精神状态,尤其是和青年人在一起可以唤起他们的童心。如果遇到无法处理应激事件以至于出现精神障碍的,需要尽快寻求心理帮助。

四、减轻入住养老院老人的迁移应激反应的措施

迁移应激是指个体经历的从一个熟悉的环境到另外的环境而产生的生理或心理上紊乱的状态。其中,在机构养老的老年人在发生环境变迁时更易产生不同程度的迁移应激障碍,甚至导致死亡率的增高。因此,需要采取有效措施帮助老年人进行由家庭到养老机构的平稳过渡,减轻迁移应激反应。

可以应用 SBAR 标准化沟通模式,主要结构框架内容包括:S(situation,现状),即老年人目前的情况,包括性别、年龄、病症、自理能力、睡眠、饮食、生活习惯及入住的意愿等;B(background,背景),包括老年人的婚姻状况、目前居住方式、职业、文化程度、子女状况、经济来源等;A(assessment,评估),评估老年人存在的问题以及当前的心理状况;R(recommendation,建议),对家属的建议和老年人入住后的适应(照护)计划。

为了减轻入住养老院老人的迁移应激反应,可以采用 SBAR 标准化沟通模式,该模式通常用于医疗领域,但在这种情况下也可以有效应用。迁移入住养老院对老人来说可能是一个重大的生活变化,因此需要在入住前和入住后两个阶段采取不同的措施。

(一)入住前阶段

S——共享信息:在老人决定入住养老院之前,养老院工作人员应与老人及其家人建立密切联系;向老人和家人提供详细的养老院信息,包括设施、服务、入住安排等方面的信息;了解老人的医疗和日常需求,以确保养老院可以提供其所需的护理和支持。

B——背景信息:收集老人的个人背景信息,包括健康状况、兴趣爱好、家庭情况等;了解老人的期望和顾虑,以便为其提供个性化的关心。

A——评估需求:对老人进行全面评估,包括身体健康、心理健康和社交需求;根据评估结果制订个性化的护理计划,以满足老人的需求。

R——提供建议:向老人和家人提供入住养老院的建议,包括入住时间、物品准备、社交活动等方面的建议;提供支持,帮助老人应对入住前的不安情绪。

(二)入住后阶段

S——共享信息:在老人入住后,养老院工作人员应与老人建立亲近的沟通渠道,定期询问老人的感受和需求;提供养老院内的日常安排和规定,确保老人了解生活在新环境中的基本情况。

B——背景信息:持续更新老人的背景信息,包括健康变化和家庭情况的变动;根据老人的背景信息,调整护理计划和支持措施。

A——评估需求:定期评估老人的健康和情感需求,确保护理计划的及时调整;提供心理健康支持,如心理咨询或社交活动,以促进老人的社交融入感。

R——提供建议:提供老人入住后适应新生活环境的建议,包括参加社交活动、参与兴趣小组等;鼓励老人与其他居民建立联系,建立支持系统。

养老院通过采用SBAR标准化沟通模式,并在入住前和入住后分阶段采取相应措施,可以更好地减轻老人的迁移应激反应,促进他们更好地适应新的生活环境,提高生活质量。这种方法还有助于建立老人、家人和养老院工作人员之间的良好沟通和信任。

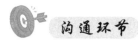

沟通环节

一、了解当事人的背景

我们可以从以下几方面分析当事人王奶奶的情况:①生理方面,王奶奶身患糖尿病,需要依靠他人照料。②社会方面,王奶奶缺乏足够的社会支持系统,收入来源不足。③心理方面,老伴的去世对王奶奶打击很大,她存在一定的认知错误,认为自己是负担,和子女缺乏有效沟通,敏感脆弱,伤心且难以调整。初步了解了王奶奶的背景和问题后,可以制订有效的沟通计划。

二、开展沟通

(1)应激创伤的评估。此阶段的主要工作是收集当事人行为表现、生活现状等各方面的相关信息,建立沟通服务关系。目前王奶奶情绪较低落,工作人员可以先对其进行心理测试,了解王奶奶的性格特征,分析其目前可能存在的情绪和行为问题。评估的主要内容包括:老伴的去世对王奶奶造成影响的严重性;王奶奶的生活改变程度;身患疾病对王奶奶生理、心理方面造成的影响;潜在的危害评估,是否有轻生的倾向;王奶奶自身的应对能力;是否有健全的家属亲友的关爱和支持;等等。

(2)建立目标并制订沟通计划。在建立良好关系的基础上,与王奶奶达成共识,确定以下四个具体目标:第一,改善认为自己无用的自我认知;第二,加强与子女的沟通,消除孤独感;第三,加强与外界的沟通;第四,帮助王奶奶消除因"没有在老伴在世的时候好好对老伴"而导致的自责情绪。同时,要鼓励王奶奶与儿女谈心,整理导致焦虑的想法、事件和行为,多进行户外活动。

三、沟通的实施

沟通的实施阶段是整个服务过程中最为重要的部分。和王奶奶一起找到问题,对王奶奶的主要问题进行干预和矫正,改变王奶奶不适宜的认知、情绪和行为,使王奶奶能够脱离焦虑情绪从而摆脱困境,并学会自助。

第一,运用认知行为疗法的提问技术、自我审查技术、场景再现技术和模仿技术找到并解决问题。

(1)运用提问技术:运用开放式提问的方式了解王奶奶的问题所在。比如,能详细说说您最近生活的具体情况吗？您的老伴也觉得您是这样的人吗？您平时怎么和子女沟通的呢？您认为怎么样才算没有成为儿女的负担呢？以此引导王奶奶找到不良情绪的根源所在。

（2）运用自我审查技术：鼓励并引导王奶奶说出她对自己的看法，引导王奶奶认识到有些看法也属于不合理的认知，改变自身错误的认知是解决问题的关键。帮助她寻求合理的想法来代替原有的不合理想法，从而建立起新的、更为合理的认知。例如，针对"我老了无用"的错误想法，让老人明白她在子女的精神依靠上起到巨大作用。再例如，针对王奶奶所说的"我后悔没有好好对老伴"，帮助王奶奶认识到，人与人之间的相处并非百分之百是愉快的，矫正王奶奶认为自己"对不起老伴"的错误观念。

（3）运用场景再现技术：为了让王奶奶理解儿女的感受，让王奶奶去想象儿女面对母亲当下状况时的情绪和感受；在失去配偶这件事上，让王奶奶设想假如去世的那个人是自己，她希望配偶以怎样的生活状态生活下去。

（4）运用模仿技术：让王奶奶了解从丧偶困境中走出来的其他人针对同样的问题是如何处理的，模仿并学习他们缓解压力的方式。

第二，进一步分析王奶奶的不合理认知并引导王奶奶认识到不合理认知，进而做出改变：

（1）让王奶奶与子女谈心，子女表示从未觉得母亲麻烦或者讨厌母亲，很爱母亲。

（2）鼓励王奶奶出门，多和同龄人接触。

（3）明确告诉王奶奶面对丧偶的问题时出现情绪低落是一个正常的反应，和精神病无关。让王奶奶感觉"能够心安理得地享受和子女在一起的时光"，"想起老伴还是会伤心，但自责减少"，"会和附近的几个老姐妹约好一起晒太阳"，表明建立了自己的支持系统，状态得到改善。

四、沟通反馈

沟通反馈阶段的主要工作是服务的回顾和总结，引导王奶奶强化新的认知行为模式，巩固现有的成效，并对服务过程进行评估、梳理和总结。生理心理评估：通过沟通服务，王奶奶的观念和情绪以及睡眠质量有没有得到改善。社会评估：王奶奶能否与新邻居中的老人正常相处，能否和儿女有效沟通，社会支持系统是否得到改善。

 实训演练

陈爷爷和郑奶奶是一对夫妻，当年响应国家政策，28岁的郑奶奶只生了一个儿子。孩子的降临，给夫妻俩带来了很多的欢乐，也让他们感受到了为人父母的责任。而命运，总爱跟人开玩笑。儿子在15岁的时候因病去世，留下了已经年过40岁的夫妻两人。儿子去世了15年，提起这件事，他们还是有掩饰不住的痛苦。时隔15年，儿子的一切还像在眼前，恍如昨日。别人家老人在谈论儿子、女儿，他们给自己买了两只小龟，从儿子去世那年，养到现在。这两只龟，也已经养了15年了，在他们心里，就像是自己的儿子一样。现在的他们,还可以照顾自己,而10年、20年之后,无儿无女的他们,要怎么面对日渐衰老的身体和孤独的晚年? 每次想到这里,他们已经提前感受到了生活的残酷。

 请思考

> 1. 陈爷爷和郑奶奶出现了哪些心理上的困扰?
> 2. 假想你是社区工作人员,你会如何与陈爷爷和郑奶奶进行沟通呢?

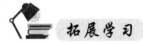 **拓展学习**

一、影响应激的因素

在日常生活中,我们往往会发现同样一个精神刺激(负性生活事件),有的人可发生应激反应,有的人不发生应激反应,有的人只发生轻度的应激反应,有的人则发生严重的应激反应。为什么会出现这种情况呢? 到底是什么因素在起作用呢? 其实,一个负性生活事件是否发生应激,与以下因素关系密切。

(一)身体的状态

当身体处于疲劳、消耗、饥饿、疾病等状态时,人们对精神刺激非常敏感,易导致应激发生。

(二)人们的认知评价

由于个性特征、以往的生活经历及文化教育背景的不同,每个人对同一种应激的认识评价也会不同。一个开朗乐观的人较为外向,常常追求刺激与挑战,好胜心强,在困难的处境中能激发斗志,因此对挫折的耐受力较好。相反,一个懦弱的内向性格者,平时害怕各种刺激,在困难面前又显得无能为力,因此心理耐受性差。以往的生活经验也影响人当前的心理承受能力,一个饱受磨难的人,对那些微不足道的精神刺激不会产生任何反应。以往经历过的应激又重现时,可以具有良好耐受;但如果是以往经历过,并有适应不良或应付失败的情况时,可能出现过敏现象,导致无法耐受。另外,应激是否造成人的心理障碍,还与其对应激的评价有关,如一个人认为应激对自己是有意义的,那么他就会努力对这种变化进行适应,这样他就能够体验应激。如果认为应激对自己无益,就会放弃适应的努力,最后导致心理障碍。人格特征往往也是影响适应能力的一个因素。弱型神经类型的人对新的环境难以适应,易产生心理紧张。依赖、软弱、缺乏独立生活能力、不喜欢交往、胆小、羞怯等就属于弱型神经类型的人的人格特征。

(三)个体的应付能力

如果一个人能够恰当地估计自己的能力,则会适应良好;如果过高地估计自己的能力,对失败没有任何心理准备,则很容易受挫折,导致严重的心理障碍;如果过低地估计自己的能力,精神紧张,易受消极因素的影响使应付能力不能正常发挥。

(四)负性生活事件

性质消极或意外的刺激等负性生活事件,易引起应激。接受一个没有心理准备的刺激,如亲人的突然亡故,易导致心理障碍,这与亲人久病卧床后死亡所致应激的严重程度有明显的不同。而一些积极的应激,则很少导致心理疾病。可预料的事件与意外事件相比,所引起应激的严重程度明显不同。预料中的事件所致的应激反应小,因为它已使肌体做好了适应的准备,能耐受这一刺激;意外事件所引起的应激反应则很大,这是因为肌体没有做好足够的心理准备。

(五)对事件的控制程度

面对引起严重后果的事件,如能进行有效的控制,也可大大降低应激的严重程度。

(六)有无支持系统

危难之中有人伸出援助之手,则应激反应的严重程度会降低。

应激反应及适应障碍是一组由严重的应激性生活事件或持续不愉快环境所致的精神疾患,其临床症状和病程经过与创伤性体验有密切关系。影响本病临床表现和病程的有关因素主要是:生活事件及处境,思想观念及社会文化背景,个性特点,教育程度和生活信仰,等等。

二、生活事件量表

生活事件量表(life events scale,LES),由量表协作研究组张明园等编制于1987年,包括三个方面的问题,含有48条我国较常见的生活事件。一是家庭生活方面(28条),二是工作学习方面(13条),三是社交及其他方面(7条)。另设有2条空白项目,供当事者填写自己经历而表中并未列出的某些事件。

填写者须仔细阅读和领会指导语,然后将某一时间范围内(通常为一年内)的事件记录下来。有的事件虽然发生在该时间范围之前,但如果影响深远并延续至今,可作为长期性事件记录。对于表上已列出但未经历的事件应一一注明"未经历",不留空白,以防遗漏。然后,由填写者根据自身的实际感受而不是按常理或伦理道德观念去判断那些经历过的事件对本人来说是好事还是坏事,影响程度如何,影响的持续时间有多久。一次性的事件,如流产、失窃要记录发生次数;长期性事件,如住房拥挤、夫妻分居等,不到半年记为1次,超过半年记为2次。影响程度分为5级,从毫无影响到影响极重分别记0、1、2、3、4分;影响持续时间分为3个月内、6个月内、1年内、1年以上共4个等级,分别记1、2、3、4分。

生活事件刺激量的计算方法:

(1)某事件刺激量=该事件影响程度分×该事件持续时间分×该事件发生次数。

(2)正性事件刺激量=全部好事刺激量之和。

(3)负性事件刺激量=全部坏事刺激量之和。

(4)生活事件总刺激量=正性事件刺激量+负性事件刺激量。

另外,还可以根据研究或诊断治疗需要,按家庭问题、工作学习问题和社交问题等进行分类统计。

LES结果解释:LES总分越高反映个体承受的精神压力越大。95％的正常人一年内的LES总分不超过20分,99％的正常人一年内的LES总分不超过32分。负性事件的分值越高对身心健康的影响越大,正性事件分值的意义尚待进一步的研究。

LES的应用价值:

(1)甄别高危人群,预防精神障碍和心身疾病,对LES分值较高者加强预防工作。

(2)指导正常人了解自己的精神负荷,维护身心健康,提高生活质量。

(3)用于指导心理治疗、危机干预,使心理治疗和医疗干预更具针对性。

(4)用于神经症、心身疾病、各种躯体疾病及重性精神疾病的病因学研究,可确定心理因素在这些疾病发生、发展和转归中的作用分量。

LES的适用范围:LES适用于16岁以上的正常人与神经症、心身疾病、各种躯体疾病患者,以及自知力恢复的重性精神病患者。

生活事件量表(LES)见附录二量表。

 能力测评

本次任务可根据学生听课及与王奶奶沟通交流的情况对学生开展测评,可从知识学习、技能要求和职业态度三个方面开展测评(表7-3)。

表7-3　能力测评

项　目	测评标准		得　分
知识学习(20分)	是否认真听老师讲课(5分)		
	听课过程中有无提出问题(5分)		
	能否回答老师提出的问题(10分)		
技能要求(50分)	模拟沟通是否恰当、规范(40分)	知晓应激事件对老年人的影响(5分)	
		掌握老年人处于应激事件状态下的特征表现(5分)	
		与老人建立和谐融洽的关系,关爱老人(10分)	
		根据老年人的背景情况,选择合适的沟通交流方式(10分)	
		做好老年人的心理护理和生活指导(10分)	
	沟通过程中有无发现或者提出问题(5分)		
	注意沟通中的态度,保持微笑(5分)		
职业态度(30分)	与处于应激事件状态的老人沟通时是否尊重老人,微笑面对老人(10分)		
	与老人沟通时语气是否温柔,语速是否适中,吐字是否清晰(10分)		
	面对处于应激事件状态的高龄人群时,工作态度是否积极真诚(10分)		
总分(100分)			

第四节　与处于精神疾病稳定期的高龄人群沟通的艺术

　　全国第六次人口普查结果显示,我国 60 岁及以上的老年人口达 1.78 亿,占总人口的 13.26％,我国已进入老龄化社会。国际研究表明,精神疾病严重威胁老年人身心健康,其中,老年期痴呆和抑郁症的影响尤为显著。现代社会,由于人们生存的压力日渐增大,子女们无暇更多地关注老年人的所思所想、所需所盼,也无暇细心观察老年人的精神状态,对老年人常见的精神疾患更是所知甚少,对自己年迈的父母已经长时间患上老年期精神疾患无从知晓,更谈不上及时地带他们去诊治。精神疾病已经成为常见的心理疾病,精神疾病患者一般来说存在较多的人际关系冲突和心理问题。本节主要学习与处于精神疾患稳定期的高龄人群沟通的艺术,以实现促进患者健康、预防疾病、恢复功能的目的。

　　本节内容思维导图如图 7-4 所示。

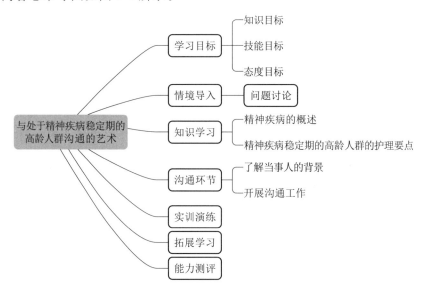

图 7-4　与处于精神疾病稳定期的高龄人群沟通的艺术思维导图

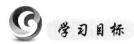 **学习目标**

　　知识目标:知晓处于精神疾病稳定期高龄人群的症状表现;知晓精神疾病的影响因素。

　　技能目标:能有效应用沟通交流的艺术,与处于精神疾病稳定期的老年人进行有效的沟通,消除他的不良情绪。

　　态度目标:在与处于精神疾病稳定期的高龄人群沟通的过程中,需要耐心、细心,有爱心,语气要温柔,语速要缓慢,理解老年人的情绪感受,关爱老年人。

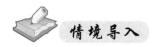 情境导入

　　孙奶奶,71岁,于半年前出现失眠症状,有时整夜睡不着觉,食欲下降,情绪低落。自述脑子坏了,反应慢,什么也干不了,自己的病治不好了。孙奶奶经常自责,认为一家人都让她给拖累了,整天担心孩子及家人的生活,有时候坐立不安,心慌,口干,烦躁,易怒,看见什么都很烦。有时候也会自己打自己,打完后就不停地哭泣。早上的时候这些症状比较重,晚上的时候比较轻,表现稍微正常些。她经常觉得自己活着没有意思,曾企图上吊自杀。

　　孙奶奶以往身体较为健康,家族没有精神疾病或者痴呆病史。家人送她去医院检查,体格检查没有异常。精神检查结果:心境低落,对日常生活丧失信心,没有愉悦感,自觉联想困难。自述"脑子像木头一样",有无用感,自我评价低,反复出现轻生的念头,并有自杀行为。心境低落表现为晨重夜轻,社会功能受损。初步诊断为抑郁症。孙奶奶当即入院,经过支持性心理治疗、认知行为治疗、人际关系治疗和药物治疗等,病情逐渐得到缓解。

　　请问,如果你是孙奶奶社区的工作人员,你会如何与孙奶奶进行沟通呢?

 问题讨论

　　1.根据上述案例,分析孙奶奶出现了什么问题。

　　2.老年抑郁症有哪些临床特征?

　　3.孙奶奶患病的原因有哪些?

　　4.针对处于精神疾病稳定期的高龄人群,我们应该如何有效地与他们展开沟通呢?

　　5.与处于精神疾病稳定期的老年人进行沟通时,有哪些护理要点?

　　6.应该如何帮助老年人预防精神心理疾病呢?

 知识学习

一、精神疾病的概述

高龄人群精神状态变差表现与举例见表7-4。

表7-4　高龄人群精神状态变差表现与举例

表　现	阐　述	例　子
指标正常但总没劲	很多患慢性病的老年朋友总是感觉没力气,但化验指标又不错,这就要特别留意了,虽然过度使用药物把指标打压正常了,但因治疗没有顾及身体其他的环节,往往会突然产生很严重的后果	如不少患糖尿病的中老年朋友,血糖控制得很好,达到了6.1左右,但是就是没有劲,结果突然发作心脏病,或突然发作脑梗了

续表

表　现	阐　述	例　子
气虚所致的视力模糊	很多老年朋友的视力模糊,检查可能没有什么大毛病,但是实际上从中医的角度来说,一定有气虚,然后伴随着其他的阴虚,包括湿热等原因,它会反过来加重视力模糊	很多糖尿病患者、高血压病患者、痛风患者,视力往往都会有些模糊,很多人是因为肝血不足,肝阴不足。在早期的时候,肝火刺激眼睛,很多人会用清火的方法,但是后来发现效果不大了

(一) 精神疾病的症状表现

随着社会老龄化的发展,老年性精神疾病发病率越来越高。精神疾病发病徐缓,病程漫长,稳定期与加重期交替发生,主要表现为思维破裂、情感障碍、幻觉妄想等症状,可导致突发行为改变,会突然出现自杀、自伤、冲动、出走、无自知力等精神症状。

1.性格改变

性格变得与平时不一样了,比如表现出孤僻,不愿见人,常常发呆,独自发笑,悲观厌世,对人冷漠,对事物的兴趣降低,整天疑神疑鬼,情绪多变,对他人怀有敌意,无故发脾气或者紧张恐惧,长期回避社交和工作,等等。

2.行为异常

行为方式变化明显或者变得让人不可理解了,比如长时间照镜子,整天不洗脸梳头,工作能力下降,睡眠日夜颠倒,走路爱靠墙根,穿着打扮怪异,不愿做家务,对人和事纠缠不清,整日卧床不起,好管闲事,无故摔或者砸毁物品,收藏杂物、脏东西等。

3.言语异常

说话的方式方法变得不正常了,比如自己和自己说话,无故大吵大闹,满口脏话,与实际不存在的人对骂,爱说话的人变不爱说话了,或者不爱说话的人变爱说话了,说的话或者深奥难懂,或者不符合逻辑,或者前言不搭后语,爱提一些"耳朵为什么不会吃饭"之类荒唐的问题,说背后有人议论自己。

(二)精神疾病的影响因素

1.精神刺激

诱发精神疾病的主要因素包括天灾人祸、亲人亡故、失业穷困等。精神创伤和重大生活事件均可诱发精神病,心理负担重和心理应激多都可能是该病的诱发因素。

2.个性及环境

部分精神疾病患者有特殊的个性,如孤僻、少言、怕羞、敏感、多疑、懒散、沉溺于幻想等,这种个性偏离正常者称为分裂样人格障碍。有人曾提出分裂样人格障碍很可能发展为精神疾病,所以说精神疾病与个性有一定关系。

3.年龄

中年期,正是脑力和体力最充沛最活跃的时期,思维和情感的变化复杂,使人易在心理因素影响下发生妄想状态、抑郁状态或心身疾病等。不同的年龄可发生不同的精神疾病。儿童期,由于人整个精神发育和心理活动还未达到成熟阶段,处于幼稚情感和原始行为时期,偶可出现儿童期特有的症状或疾病,如行为障碍、神经症或精神分裂症等。老年前期或老年期,由于脑和躯体生理机能处于高龄衰老时期,如内分泌系统、神经系统、循环系统等会出现衰退或老化,因此老年前期易患焦虑、抑郁或偏执症等,老年期易发生阿尔茨海默病、脑动脉硬化性精神障碍等。

4.生理方面

生理方面主要有遗传因素及器质性因素,患病者的直系家属较普通人患病概率更高,尤其以孪生兄弟姐妹为最高;在器质性方面,研究发现患病者多有脑部功能失调及脑神经递质分泌异常等表现。

5.心理方面

长期或急剧的压力(如天灾人祸等生活事件)等心理因素,往往是精神疾病的诱因。

二、精神疾病稳定期的高龄人群的护理要点

精神疾病主要指人的大脑功能紊乱,不能控制自身行为的一种疾病。其主要表现为感觉、思维、情感、行为等方面的异常,因此使患者失去正常的生活方式,也不能适应各种生活环境,甚至会妨碍社会治安。

(一)安全护理

做好精神疾病高龄人群的安全管理工作。对精神疾病高龄人群要随时看管和照顾,并要关心、体贴,做好思想工作。不要在患者面前交头接耳,使患者产生猜疑,精神受刺激而导致发病。要严密观察患者发病的诱因和先兆(如自言自语等),一旦发现有发病可能,即要做好预防工作,可给予镇静药。对狂躁的精神疾病老人要跟随保护,及时藏好家中各种危险物品,防止其自伤和伤人。高龄精神疾患往往不相信自己患有精神疾病,大多数患者会拒绝治疗。因此,有些轻症患者可以在家中治疗,以减少对其过多的刺激。

(二)饮食护理

加强精神疾病高龄人群的饮食管理,适当给予营养丰富的饮食。对拒食者要劝其进食,对食欲旺盛者要适当限制,做到合理定量。食品要以质软易消化的为主,不要吃带骨刺的食物。同时,要防止患者吃得太快,产生误咽或呃逆。

(三)生活卫生

做好精神疾病高龄人群的个人卫生工作。有些精神疾病老人生活不能自理,家属应耐心协助,定期为老人洗澡、更衣和理发,帮助老人洗脸、漱口、梳头等。注意防止老人受凉,随着天气的变化,给老人适时加衣、盖被。被子要经常晾晒,室内空气要流通。定时诱导老人大、小便,并观察便形,掌握次数。

(四)心理护理

鼓励老人树立治疗疾病的信心,并促使其合群,与家属多接触、交谈,充分展示自己的思想。保持和睦的家庭气氛,尊重和理解精神疾病老人,给老人以关心、鼓励、安慰,为他的某些病征做出解释,对他担心的事情提供保证。要多引导老人参加家庭的集体活动,做些手工及适当的家务劳动,以训练其技能,陶冶其情操。要随时观察了解老人的情绪,及时安慰并消除各种不良刺激,使其精神愉快。还可定时陪老人欣赏室内外花木,欣赏大自

然风景,或外出散步,一同下棋,等等。总之,要适当满足老人的需要,消除其精神痛苦,以促使其身心健康发展。

(五)药物指导

要坚持给精神疾病老人服药。药物治疗是精神疾病的主要治疗方法,所以要保证药物按量服入。药物应由亲属保管,服药要有专人督促检查,每次服药后要检查口腔及指缝,以防其藏药或吐药,特别要注意防止患者蓄积药物后一次吞服自杀。服药后如出现头晕、口干、流涎、便秘等一般性反应,无须特殊处理;如出现双手震颤、坐立不安、动作迟缓、吞咽困难等,要去医院,医生会给予相应的处理。服药时间最好是中午饭后或晚上睡觉前,服药后要适当休息,最好不要外出。

(六)活动与睡眠

督促精神疾病老人参加活动,还应做一些简单轻微的劳动,这对改善患者症状、增进食欲、解除便秘和促进睡眠都有益处。睡眠属于保护性抑制过程,睡眠的好坏预示着病情的好坏。因此,要巩固治疗效果,就要保证精神疾病老人的睡眠,制订合理的作息时间计划,并按作息时间就寝,保持环境的安静,保持室内适当的温度与通风,睡前不进行有刺激性因素的谈话等。如精神疾病老人实在入睡困难,可给予适当的药物催眠。

(七)康复训练

指导老人进行康复训练。当精神疾病老人症状得以控制、自知力开始恢复时,要训练其自己管理自己的衣、食、住、行,传授一定的疾病治疗知识,指导他如何调整心态,平衡压力,教会他控制情绪和进行人际交往的方法,以促进其社会功能的恢复。

(八)健康教育

在健康教育的过程中,根据老人的文化水平、社会经济地位、民族、职业、健康问题和心理状态,给予有效的宣教。分析各种症状存在的原因、性质、表现形式,鼓励老人写心得体会,并帮助分析,以提高老人对精神疾病症状的认识能力,促进病患之间相互交流,以此发现和解决患者潜在的其他心理问题。对当事者采取的态度要表示赞同或不赞同,就问题的所在给予指导。因为许多疾病诱因都与心理问题有关,而心理问题的产生大多与人际关系处理不当有直接关系,所以在实施健康教育的过程中,不仅要与患者交流影响疾病的生物、物理、化学环境等因素,更要向患者说明影响疾病的心理因素,不同的人对心理冲突有不同的防御机制,如果不能应对就可能导致不同疾病的发生。

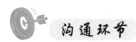

沟通环节

一、了解当事人的背景

孙奶奶,71岁,于半年前出现失眠症状,有时整夜睡不着觉,食欲下降,情绪低落。以往身体较为健康,家族没有精神疾病或者痴呆病史。体格检查没有异常。精神科检查结果:心境低落,对日常生活丧失信心,没有愉悦感,自觉联想困难。自述"脑子像木头一样",有无用感,自我评价低,反复出现轻生的念头,并有自杀行为。心境低落表现为晨重夜轻,社会功能受损。初步诊断为抑郁症。孙奶奶的一系列症状是抑郁症的典型表现,现在经过治疗,已经处于稳定期。抑郁症是老年人比较常见的精神心理疾病,知道了详细的病情,就要采取有针对性的措施。

二、开展沟通工作

(1)建立相互信任的关系:与处于精神疾病稳定期的老人开始沟通时,要努力使其信任自己,如实告知老人病情,并且告诉老人自己会替他严格保密。同时,注意掌握倾听的艺术,专心致志地听。在谈话的过程中,不随意打断老人的话,也不着急做判断。当面对比较难抉择的问题时,保持中立,不与老人有过多的冲突。对于患者明显脱离现实的想法,不要试图去说服他,更不要同他争辩或嘲笑他,这样做不仅于事无补,而且会招致麻烦。

(2)学会语言表达的艺术。①注意说话的艺术。使用处于精神疾病稳定期的老人能懂得的语言交流,多使用正面语言,比如安慰、鼓励、劝说、积极暗示、赞美等。讲话的态度要专注而亲切,即使对方看起来注意力分散,也不要忽视他。讲话要缓慢、平和,内容要简明。如果要向他提问题,或吩咐他做事,每次只能说一件事。一下子说好几件事,就会使他无所适从。经常用语言和行动来表现你对他的关怀,有时可以谈谈对童年生活的回忆,或许可以创造一个比较愉快的氛围。不论他在生活中取得了什么进步,都应加以鼓励,借此重建患者的自尊和自信,尽量避免抱怨和责备。②注意问的艺术。问题简单清楚,比较长的问题可以分解为几个小问题,少问"为什么",避免封闭式问题。利用重述、归纳和澄清的方法提问。③注意引导话题延续。可以利用简单的字句"然后呢""请继续说下去"等。鼓励处于精神疾病稳定期的老人描述感受,比如幻觉、妄想等;鼓励他表达自己的喜怒哀乐;鼓励他多做比较,如"你以前有没有类似的经验""这两种遭遇有什么不同"。④其他艺术。可以适当运用沉默,与处于精神疾病稳定期的老人合作分享。

(3)学会使用非语言沟通方式。非语言沟通方式具有加强语言、配合语言、实现反馈、传达情感的作用,包括眼神、语气、语调、手势、身体动作、面部表情和空间距离。注意学会观察患者的肢体语言,比如表情、眼神、行为等,同时注意软化自己的肢体语言。

(4)掌握与处于精神疾病稳定期的老人沟通的艺术。处于精神疾病稳定期的老人面临回归社会,心理活动非常复杂,喜忧参半。喜的是即将与家人团聚,走向社会;忧的是担心社会偏见、社交活动不适应、工作问题、家人对自己的看法、疾病复发等。可采取个人和团体相结合的沟通方式,指导患者选择合适的途径,如找工作人员或病友交流思想,倾吐心中的不快,以减轻心中的压抑感;教会他们用脑卫生,规律生活,保证充足的睡眠和休息;积极参加文娱活动,白天应参加一些轻体力劳动,以体现自身的价值;夜间睡觉应避免过度兴奋,不看紧张、恐怖的电影,不阅读亲人的来信,不进行无休止的聊天等,以免引起大脑皮层兴奋,而导致睡眠障碍;向患者讲解相关精神卫生常识,掌握预防复发和巩固病情的要点;指导患者正确对待及处理生活中的事件,增强社会适应能力,注意人际关系的调节;鼓励患者树立战胜疾病的信心,不要因为社会上的一些对精神疾病的偏见而自暴自弃,消除思想顾虑和自卑情绪,培养良好的性格,克服性格中的缺陷,如忧伤、悲观、失望等。

实训演练

　　周爷爷,74 岁,退休在家。周爷爷以前是企业高层管理人员,家里有老伴、两个儿子、一个孙子、一个孙女,经济条件比较好,家庭关系也比较融洽。10 年前退休后,周爷爷就开始早起打太极拳,和老人们一起下棋、聊天,照顾家里的孙子、孙女,养养花草,生活过得很充实。一年前,老伴身体不舒服,去医院检查确诊为乳腺癌,经过手术和化疗,老伴暂时没有生命危险。前不久,周爷爷的一位世交意外去世,这些突发事件让周爷爷感觉到生命的重要,也感觉到生命的脆弱。近段时间,周爷爷经常出现心慌气短、睡眠不佳、食欲下降等症状,担心自己是得了大病,到医院恳求医生给他开药吃,而且经常打电话给儿子,让他们回来陪自己,说如果不回来就可能见不到他了。周爷爷现在每天不仅担心老伴的病,还担心自己的身体,也担心儿子、儿媳、孙子、孙女的身体,每天紧张兮兮,吃不好饭、睡不好觉。经过家人的开导,仍然无法平复情绪,一直在担心中过日子。

👉 **请思考**

　　1.周爷爷现在存在哪些问题?
　　2.假想你是社区或者医院的工作人员,你会如何与周爷爷进行沟通呢?

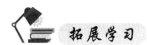 **拓展学习**

　　老年人容易出现心理精神疾病,常见的有以下几种:

　　(1)神经衰弱。主要表现为精神易兴奋,控制不住,精力不足,情绪性疲劳,失眠,头痛,心悸等,病程可达数十年,症状可有间歇,病情容易反复。一般而言,老年人睡眠时间多在 5～7 小时,并常常有睡眠浅、早醒、多梦的现象。睡眠障碍是老年人神经衰弱最主要的表现。

　　(2)抑郁症。老年抑郁症患者通常表现为情绪低落,对生活失去兴趣,日常生活没有愉悦感,睡眠不佳,慢性疼痛,记忆力减退,甚至持续产生死亡念头。老年人患上抑郁症是十分危险的,严重的甚至会导致老年人自杀。因此,老年人患上抑郁症之后要尽快寻求相关治疗,疏导不良情绪,消除或缓解抑郁症状。另外,家属要注意关心和保护患者,多了解抑郁症的相关知识,积极配合医生进行必要的治疗。

　　(3)焦虑症。经常看到有些老年人心烦意乱,坐卧不安,有的为一点小事而提心吊胆,紧张恐惧。这种现象在心理学上叫焦虑,严重者称为焦虑症患者。他们身体本无疾病,或仅有一点无关紧要的小病,却担忧自己的病治不好,不断辗转各处求医问药,做各种化验检查,遍尝各种偏方;过分担忧家人的安全和健康;对某种治疗或药物过度依赖,甚至觉得离了它们就没有活下去的勇气。这种"杞人忧天"式的恐惧担忧是焦虑症的核心症状,与现实处境不符的持续恐惧不安和忧心忡忡是其临床特点。

　　(4)疑病症。疑病症是一种老年人常见的心理疾病,患者常怀疑自己患了某种躯体疾病,或是断定自己已经患了某种严重的疾病,感到十分烦恼,其烦恼的严重程度与患者的实际健康状况很不相称。患有疑病症的老年人性格上有一定的共性特点,如敏感、多疑、易受暗示、孤僻、内向,对周围事物缺乏兴趣,对身体变化过度关注,以及过分自恋等。疑病症的发生,与老年人的过往经历也有一定关系,比如目睹亲友死于某种严重的疾病,医生不恰当的言语、态度、行为,等等。当然,疑病症也可能是抑郁症的先兆,或其确实潜伏着某种躯体疾病,需要加以排除。

(5)阿尔茨海默病。据统计,65岁以上的老年人中有10%存在智力障碍,其中1/2可发生阿尔茨海默病。阿尔茨海默病主要表现为多种形式的认知功能减退,比如记忆力减退、语言功能障碍、定向力障碍、推理判断思维减退等。阿尔茨海默病的病因虽然未完全明确,但许多疾病如高血压、心脏病、糖尿病、高血脂、脑血管病等,对阿尔茨海默病的形成及病情加重都有影响,因此要积极预防这些疾病。还要注意对患者心理的护理。阿尔茨海默病常伴有情感、行为和精神障碍,应采取相应的心理护理措施,在积极进行药物治疗的同时,采取能增强记忆与认知功能的康复治疗手段。

那么,老年朋友应当怎样讲究心理卫生呢?

(1)要维持心理上的适度紧张。

过度紧张不利于身心健康,但没有适度紧张也不利于身心健康。怎样维持心理上的适度紧张呢?①必须树立生活目标,不断增强求新动机,保持心情愉快,满怀信心地去生活。②生活起居规律化,对自己决不姑息迁就。古语云:"起居无节,半百而衰。"老年人都应引以为戒。③要做工作,而且要做自己乐意做又有数量质量要求的工作,在工作中体验人生的价值和意义。愉快的、适度紧张的活动可以帮助延缓衰老,益寿延年。正如孔子所说:"发愤忘食,乐以忘忧,不知老之将至云尔。"④要参加力所能及的家务劳动,但不要过度操心家中大小事宜,尤其是儿孙满堂的老人更要注意这个问题。俗语云:"有儿四十即先老,无儿八十正当年。"这很值得有的老年人深思。⑤坚持体育锻炼。体育锻炼不仅有利于保持身体健康,而且有助于维持心理上的适度紧张。

(2)加强自我调节,创造愉快心境。

①做情绪的主人,在生活中尽力培养积极情绪,尽力减少消极情绪的产生。"笑一笑,十年少;愁一愁,白了头",这不无道理。②遇有矛盾挫折,主动尽快摆脱,不要钻牛角尖,不要任消极情绪折磨并摧残自己。要想到"利与身孰重",要做到"转念冰解"。③加强积极的自我暗示,克服消极暗示。积极的自我暗示可以使人精神振奋,心情愉快,朝气蓬勃,有利于健康;消极暗示会使人疑神疑鬼,心神不安,情绪低落,精神萎靡,有害身心健康。比如说"我老了,记性不好了",有了这个心理,记忆力就会越来越不好;"我老了,腿脚不灵了""我老了,头脑不清了""我老了,身体虚弱了"等,这些都会像紧箍咒一样把自己束缚得死死的,以致心境不佳,精神不爽,包袱沉重,危害健康。

(3)家庭和美,宽心相容。

老夫老妻更要相亲相爱,全家人应敬老爱幼,互相关心,互相爱护,亲密无间,团结和睦。

(4)重建新的人际关系。

要结识新朋友,心里有话能有处说。切不可囿囿斗室,深居简出。常言说,同龄相嬉,乐而忘老。

（5）趣味盎然。

可以养花、养鱼，可以书写、绘画，也可以定时收听广播，还可以从事一些有趣的体力劳动，这样可以填满生活时间，陶冶性情，调节神经系统，延缓衰老。

（6）"处病不惊"。

老年人生病同样要"既来之，则安之"，不可胡思乱想，防止自我消极暗示。除非必须住院治疗，一般不宜住院，应尽量在家治疗和调养。这样老人可以感到欣慰、安全，享受天伦之乐，有利于疾病康复。

（7）发挥社会支持系统的作用。

老年期是许多危机和应激因素集中的时期。如退休引起的原社会角色的丧失、收入减少、离开热爱的工作和熟悉的朋友、晚年丧偶、同龄亲友相继死亡、体弱多病等，都会给老人带来心情不安的感觉。这些因素会破坏老人的晚年幸福。因此，政府、社会、单位、邻里、家庭及亲友等，都应对老人给予关心、安慰、同情和支持，为老人建立起广泛的社会支持系统网，形成尊老、敬老的社会风气，满足老人的物质和精神需要。不断丰富老人的精神文化生活，为老人开辟娱乐场所，在报刊、电视、电台的节目中增添老人所喜爱的内容，指导老人过好晚年生活。

此外，还应加强老人的法律保护意识，强化相关的社会保险制度，为维护老人的合法权益，为其享受天伦之乐、欢度晚年提供社会保证。

 能力测评

本次任务可根据学生听课及与孙奶奶沟通交流的情况对学生开展测评，可从知识学习、技能要求和职业态度三个方面开展测评（表7-5）。

表7-5　能力测评

项　目	测评标准		得　分
知识学习（20分）	是否认真听老师讲课（5分）		
	听课过程中有无提出问题（5分）		
	能否回答老师提出的问题（10分）		
技能要求（50分）	模拟沟通是否恰当、规范（40分）	了解精神疾病的症状表现（5分）	
		知晓精神疾病的影响因素（5分）	
		与老人建立和谐融洽的关系，关爱老人（10分）	
		根据老年人的背景情况，选择合适的沟通交流方式（10分）	
		做好老年人的心理护理和生活指导（10分）	
	沟通过程中有无发现或者提出问题（5分）		
	注意沟通中的态度，保持微笑（5分）		

项　目	测评标准	得　分
职业态度(30分)	与处于精神疾病稳定期的老人沟通时是否尊重老人,微笑面对老人(10分)	
	与处于精神疾病稳定期的老人沟通时语气是否温柔,语速是否适中,吐字是否清晰(10分)	
	面对处于精神疾病稳定期的高龄人群时,工作态度是否积极真诚(10分)	
总分(100分)		

第八章 与高龄临终人群沟通的艺术

临终阶段是指在当前医学技术水平条件下治愈无望,生命活动即将终结的持续阶段。临终是每个老年人都将经历的特殊阶段,通过了解高龄临终人群的敏感性话题,学会应用相应的沟通艺术,有利于我们为临终老人提供优质服务,帮助其有质量地、有尊严地、顺利地度过生命的最后一个阶段。本章主要介绍与高龄临终人群沟通的相关知识和艺术。

第一节 了解高龄临终人群的敏感性话题

在临终阶段,"死亡"是老年人最敏感的话题。面对"死亡"话题,老年人一般会经历否认、愤怒、协议、忧郁和接受五个阶段的心理反应。作为养老服务工作者,学习面对"死亡"话题时临终老年人的心理状态是必修的功课,有利于更好地为临终老年人开展服务工作。

本节内容思维导图如图 8-1 所示。

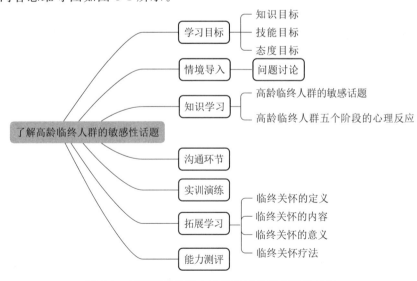

图 8-1 了解高龄临终人群的敏感性话题思维导图

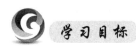 **学习目标**

知识目标：知晓常见高龄临终人群的敏感话题；知晓面对"死亡"话题时老年人的心理反应。

技能目标：能够判断老人在临终五个阶段的心理反应；掌握临终阶段老年人不同心理阶段的表现。

态度目标：在与高龄临终人群的沟通过程中，具备耐心、细心、体贴的情感，尊重敬重老年人，与老年人真诚地沟通。

 情境导入

张爷爷，72岁，胃痛十余年，反复发作，半年前确诊为胃癌晚期。张爷爷的家人担心他接受不了打击，一直未将真实病情告知张爷爷。一次偶然的机会，张爷爷在医生办公室外听到关于自己的真实病情，在反复求证家人和医生，确认自己得了晚期胃癌后，在思想、精神上都受到了巨大的打击。一向温文尔雅、待人有礼的张爷爷突然像变了一个人，总对家人及医务人员发脾气，甚至故意为难医务人员。眼见治疗效果不佳，张爷爷还产生了拒绝治疗和自杀的念头，他经常和同病房的病友说："活着只能拖累家人，没有希望不如死了算了。"

 问题讨论

1. 对张爷爷而言，敏感的话题可能是什么？

2. 高龄临终人群面对死亡一般会经历哪几个阶段的心理反应？

3. 高龄临终人群面对死亡时，在各个心理阶段会出现怎样的表现？

4. 张爷爷在得知真实病情后，有哪些典型的表现？

 知识学习

一、高龄临终人群的敏感话题

死亡是人及生物生命的停止，是人生旅途中不可避免、不可逆转的生物学现象。在中国，受传统文化的影响，死亡一直是个敏感的话题。然而，死亡教育的缺乏，让人们不知道如何参悟生命、珍惜生命、保护生命，尤其是面对死亡。高龄临终人群在面对死亡时往往会面临着"生命意义""人生遗愿"等话题，对亲人的眷恋、对死亡的恐惧、对生命的依恋也成为高龄临终人群面临的敏感话题。

二、高龄临终人群五个阶段的心理反应

在临终阶段,老年人一般会经历否认、愤怒、协议、忧郁和接受五个阶段的心理反应。这五个阶段并不是完全独立的,它们可能是相互交叉或重叠的,但恐惧、忧虑、痛苦、苦闷是贯穿始终的(图8-2)。

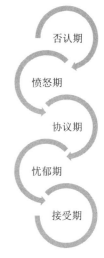

图 8-2　高龄临终人群五个阶段的心理反应

(一)否认期

大多数老年人在得知自己身患重病,比如癌症晚期时的第一反应是拒绝接受事实。他们会说:"不可能是真的,肯定是搞错了!"心理上表现为焦虑、矛盾,行为上表现为反复求医。由于对即将到来的死亡感到极度恐惧,他们往往无法理智、客观地认识和对待自身病情,无法正确地处理与疾病相关的问题。从某种程度上来说,否认是一种心理防卫机制,它可减少不良信息对患者的刺激。否认期是心理反应的第一阶段。对于此阶段的老人,工作人员不应揭穿其防卫心理,应认真倾听老人的诉求,坦诚地回答老人的问题,使其感受到温暖和关怀。

(二)愤怒期

在反复求证依然得到同一结果后,临终老人的心理由焦虑、矛盾转变为愤怒、不平。"为什么别人都是好好的,上天不公平!"他们往往将愤怒的情绪向医务人员、家人、朋友等接近他的人发泄,开始变得无理取闹。对处于愤怒期的临终老人,工作人员要抱着宽容、理解、关爱的心态,尽可能地安抚和疏导,提供时间和空间让老人发泄内心的痛苦和不满,并做好家属的工作。

(三)协议期

经过否认期和愤怒期的内心挣扎后,虽然害怕死亡,但老人开始接受临终事实。在此期间老人变得和善,积极配合治疗,希望能延长自己的生命。有的会说:"只要能延长我的生命,我愿意把所有的财产捐献给医院。"讨价还价的行为是基于延缓死亡的心理企图,也是出于人类求生的本能。对处于协议期的老人,应尽可能地满足他的需要,使老人能更积极地配合治疗,减轻他的痛苦,控制病情。

(四)忧郁期

忧郁期老人情绪最为消沉。在经过一段时间的治疗后,患者发现治疗效果并不理想,病情反而逐渐加重,身体功能不断减弱,心情变得愈加忧郁,出现悲伤、情绪低落、沉默、哭泣等反应。对处于忧郁期的老人,工作人员要多给予鼓励和支持,倾听他们的感受,尽量使患者感到舒适,增加其希望感。同时,要严防老人出现自杀的行为,尽量让家属陪伴在身旁,注意安全。

(五)接受期

接受期为心理反应的最后阶段。老人已逐渐接受即将面临死亡的事实:"我累了,操劳了一生,现在该休息了,也需要休息了。"他们喜欢独处,情绪变得平和,对外界变化变得淡漠,睡眠时间增加。哲学家提出,这种心境的变化,是生命最后阶段的"成长",是人的生命即将跨入死亡门槛时的最后一次升华。这个阶段,临终老人常常会回忆往事、亲友,静等死亡的到来。对处于接受期的老人,工作人员要为其营造安静、整洁、舒适的环境,帮助老人完成未竟的心愿,让老人在平静、平和的心境中走完人生最后的旅程。

沟通环节

根据情境导入的案例,判断张爷爷得知身患重病后经历了哪些心理阶段?目前处于哪个心理阶段?

根据案例介绍,张爷爷在得知自己患了晚期胃癌后,第一反应就是反复地求证医生和家人,从心理上是拒绝接受事实的,是心理防卫机制在起作用,也是否认期的表现;而性格的转变,总对家人及医务人员发脾气,甚至故意为难医务人员,则是进入愤怒期的行为表现;在接受一段时间的治疗,经历短暂的协议期后,眼见治疗效果不佳,张爷爷开始产生了拒绝治疗和自杀的念头,正是典型的忧郁期的表现。综上所述,张爷爷经历了否认、愤怒、协议、忧郁四个心理阶段,目前处于忧郁期。

实训演练

汪奶奶,67岁,未婚未育,入住某养老机构已有三年。近日出现腹胀、乏力、食欲低下、消瘦等表现,医院检查后诊断为肝癌晚期。汪奶奶不肯相信,觉得自己不可能是晚期肝癌,认为肯定是医院搞错了,不愿接受治疗。

请思考

1.判断汪奶奶在面对死亡时的心理状态如何?目前处于哪个阶段?
2.作为养老机构的工作人员,应如何对待汪奶奶?

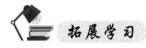

一、临终关怀的定义

临终关怀(hospice care)指的是对生存时间有限(6个月或更少)的患者进行灵性关

怀,并辅以适当的医院或家庭的医疗及护理措施,以减轻其疾病的症状、延缓疾病的发展。临终关怀的目标是提高患者的生命质量,同时帮助患者家属减轻一定的压力。

二、临终关怀的内容

(一)临终照护

临终照护包括对临终老人进行生理、心理和社会等方面的照护,以及为其家属提供帮助,包括为临终老人提供治疗和护理、殡丧服务等。

(二)死亡教育

死亡教育的任务是帮助临终老人正确面对死亡,树立科学、健康的生死观,理解生与死是人类自然生命历程的必然组成部分,缓解老人对死亡的恐惧。

(三)其 他

临终关怀的内容还有临终关怀机构所采用的医疗体系、临终医疗护理原则、临终关怀机构的管理、临终关怀的研究与实践、临终关怀工作人员的组成与培训、临终关怀与其他学科的关系、临终关怀与社会发展的关系等。

三、临终关怀的意义

(一)提高生存质量,维护生命尊严

延长生存时间不是临终关怀的主要目的,其宗旨是提高临终者的生存质量。通过为临终老人提供心理上的安慰和支持,减少和解除其躯体上的痛苦,维护生命尊严,使老人能平静、舒适地抵达人生的终点。

(二)节省医疗费用,减少资源浪费

对于身患不治之症的老人而言,接受临终关怀服务可以减少大量的医疗费用。同时,开设专业的临终关怀机构或部门能够提高医院床位利用率,减少医疗资源的浪费。

(三)转变传统观念,体现人道主义

开展死亡教育使临终者转变对死亡的传统观念,正视死亡是生命过程的一部分,从而坦然面对死亡。另外,尽管医疗措施可以在一定程度上延长临终者的生命,但同时也给老人带来极大的心理和生理痛苦。临终关怀更多关注临终老人的生存质量,而非生存时间,这是人道主义的体现。

四、临终关怀疗法

临终关怀疗法见表 8-1。

表 8-1　临终关怀疗法

传统疗法 (traditional therapy)	包括基础护理、用药护理等
尊严疗法 (dignity therapy)	通过访谈录音的形式,对临终患者进行个体化、短期化、新型的心理干预,以缓解其负面情绪,提升其人生目标感和个人价值感,使其认识到生命的意义,从而使患者有尊严地度过人生中最后一段时间
音乐疗法 (music therapy)	在治疗过程中,以音乐为媒介,采取无创手段,调整人的生理、心理状态,是一种补充替代疗法,是一门融合了音乐与医学心理学的边缘性新兴交叉学科
其他疗法	认知行为治疗、中医针灸综合干预、艺术治疗等

 能力测评

本次任务可根据学生听课及模拟与张爷爷沟通的情况对学生开展测评,可从知识学习、技能要求和职业态度三个方面开展测评(表 8-2)。

表 8-2　能力测评

项　目	测评标准		得　分
知识学习(20分)	是否认真听老师讲课(5分)		
	听课过程中有无提出问题(5分)		
	能否回答老师提出的问题(10分)		
技能要求(50分)	模拟沟通是否恰当、规范(40分)	事先准备是否充分(了解临终老人的背景情况)(10分)	
		是否确认需求(分析临终老人目前处于什么心理阶段)(10分)	
		阐述观点是否合理(消除临终老人的顾虑)(15分) 共同实施(开展后续工作)(5分)	
	沟通过程中有无发现或者提出问题(5分)		
	跟同学、老师是否有互动(5分)		
职业态度(30分)	沟通时是否尊重老人,微笑面对老人(10分)		
	与老人沟通时语气是否温柔,语速是否适中,吐字是否清晰(10分)		
	是否能进行有效的沟通,达到沟通的目的(10分)		
总分(100分)			

第二节　与高龄临终人群沟通对话的艺术

　　尽管每个临终老人的生理状况、心理需求都不尽相同,但还是有其共同点:都渴望在人生的最后一个阶段获得精神上的支持、心理上的慰藉、躯体上的安抚,希望能够平静地、有尊严地离开人世。良好的沟通是临终关怀的关键环节,养老服务工作者应学习与掌握相应的沟通艺术,提升对高龄临终人群的服务质量和水平。

　　本节内容思维导图如图 8-3 所示。

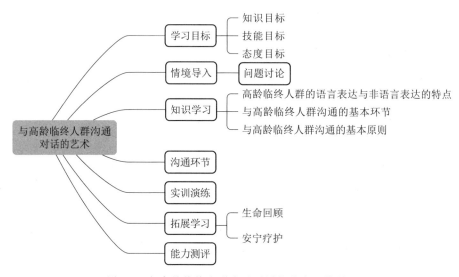

图 8-3　与高龄临终人群沟通对话的艺术思维导图

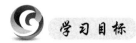

　　知识目标:知晓高龄临终人群的语言表达与非语言表达的特点;知晓与高龄临终人群沟通的三个环节;知晓与高龄临终人群沟通的基本原则。

　　技能目标:能够运用相应的沟通艺术展开与高龄临终人群的沟通;能够对高龄临终人群的不良情绪进行疏导。

　　态度目标:具备关怀、体贴、细心的情感,尊重临终老人,使其能够平静、祥和、舒适、有尊严地离开人世。

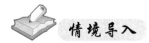

　　杨奶奶,82 岁,因脑梗死后遗症卧床在家五年,半年前并发多器官衰竭,在医院治疗效果不佳,病情未能得到控制。近日,杨奶奶的身体机能明显下降,医生告诉其子女,杨奶奶

已处于生命的最后阶段，当前治疗只能暂时减缓痛苦，使她尽量感到舒适。子女由于工作太忙，白天请了一名护工在医院陪护杨奶奶，晚上由三个子女轮流陪伴她。杨奶奶自知身体状况已经很难好转，心情变得愈加忧郁，很长时间都不主动开口说话，护士小张经常能看到杨奶奶在一个人默默哭泣。

有一天，小张在为杨奶奶护理时，又见到老人痛苦的表情。她不知道哪来的勇气，对杨奶奶说："杨奶奶，您的子女都比较忙，白天您在医院里会感觉到孤单吧？我会多陪陪您，给您吸氧，让您能舒服点。我们会一直陪伴在您身边，不会让您孤单的。"没想到，听完小张的话，杨奶奶的情绪稳定了。接下来，小张只要值班都会和杨奶奶聊上几句，会问："您有什么心愿吗？您想回家吗？"

一周前杨奶奶主动要求出院回家。她表情平静，出院前在家属的陪伴下，还特意来和小张道谢。小张知道，杨奶奶已经做好了走向人生终点的准备。

问题讨论

1. 分析杨奶奶面对疾病时的心理反应。
2. 评价小张与杨奶奶的沟通效果如何。
3. 面对"死亡"话题，应该如何对老年人进行有效疏导？
4. 与临终老人沟通的基本原则有哪些？

知识学习

一、高龄临终人群的语言表达与非语言表达的特点

对于高龄临终人群而言，由于身体各方面机能都处于一个极速衰退的阶段，他们往往体力虚弱、身体衰竭。因此，他们也无法像一般人一样清楚、顺畅地表达自己的想法。在语言表达上，临终老人大多声音低沉、语速缓慢，语言时断时续，甚至语无伦次，需要的时候养老服务工作者可借助书面交流的方式与临终老人进行沟通。

此外，有的老人可能已经丧失了语言表达的能力，需要通过非语言行为，如眼神、表情、姿势、体态等动作来表达内心的需求。

视觉沟通：主要指与临终老人沟通时的眼神、目光、表情等。

听觉沟通：这里主要指音乐沟通，透过不同类型的音乐表达感情。

触觉沟通：通过与临终老年人的恰当接触，运用姿势与体态，如触摸来达到沟通效果。

倾听和关注：倾听和关注是通过非语言行为表达肯定和积极情感的交流方式。其能够真实、深切地表达尊重和关怀的态度，在与高龄临终人群的沟通中起到至关重要的作用。

二、与高龄临终人群沟通的基本环节

养老服务工作者通过与高龄临终人群的沟通一方面可缓解老人内心的痛苦和不安，有利于死亡教育的开展，另一方面也是社会福祉和关爱的体现。与高龄临终人群的沟通可分为以下三个环节。

（一）准备阶段

确定沟通地点和参与沟通的对象；了解临终老人已经知道的信息和想要了解的信息；鼓励有能力的临终老人一同参与拟定议程。

（二）实施阶段

就共同协商的议题展开沟通，议题可包括病情诊断、诊疗计划、各方面支持、死亡教育的内容、人生遗愿等。在整个沟通过程中，养老服务工作者的语言应尽量通俗易懂，注意了解老人接受信息的程度，倾听老人的意见和需求，并做出及时的反应。

（三）总结阶段

在一次沟通结束后，养老服务工作者应及时对此次沟通进行总结和评价。若在沟通中存在不尽如人意的地方，如开展死亡教育后老年人不能完全理解，则需要找出原因、调整方案，寻找合适的时机再做沟通。

三、与高龄临终人群沟通的基本原则

与高龄临终人群沟通的基本原则如图 8-4 所示。

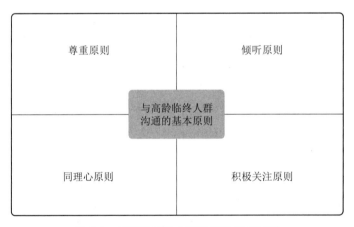

图 8-4　与高龄临终人群沟通的基本原则

（一）尊重原则

在临终阶段，除了身体的舒适，老年人更需要的是心理的安宁和尊严感的获得。因此，在服务过程中，工作人员应以热情的态度无条件接纳老人，尊重老人的宗教信仰、风俗习惯、心愿和临终遗言等，不应强求他们做任何自己不愿意做的事情。

（二）倾听原则

倾听可以传递出工作人员对临终老人积极关注的态度,恰当的表情、眼神、手势以及身体的接触,可以起到安抚老人的作用。在沟通过程中,养老服务工作者要选择合适的位置,身体微微前倾或俯身倾听,使老人感受到工作人员对他的尊重。

（三）同理心原则

同理心原则就是将自己摆在临终老人的位置上,设身处地地体验、理解他们的内心世界,形成彼此之间的共同感受。当临终老人在表达他们的想法时,工作人员要跟随老人的思路去倾听他们的话语,听完后再委婉地表达自己的看法。另外,工作人员也可以多提些开放式问题,比如:"您今天感觉怎么样?""您能谈谈这两天的感受吗?"

（四）积极关注原则

工作人员应以积极的态度对待临终老人,挖掘他们身上的积极点,并将这些积极点告诉老人,促进临终老人的心态发生积极的转变。

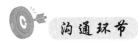
沟通环节

(1)建立支持性的沟通环境:工作人员首先应树立正确的死亡观,避免将自己的负面情绪传递给临终老人。在沟通过程中以临终老人为主导,诱导老人说出其恐惧,从而帮助其解决问题。

(2)怀着坦诚而开放的态度:当临终老人准备好要谈论"死亡"话题时,工作人员应以不躲避、不退缩的态度共同参与讨论。事实上,有关死亡的很多问题没有标准答案,工作人员也未必都有能力回答,但重要的是通过语言表达给予临终老人适度的支持与希望,但切忌给予过度支持或完全绝望的回应。有关病情真相,需要谨慎平衡老人、家属及医生的建议。

(3)采取主动而敏锐的倾听:在倾听的过程中了解临终老人对死亡的看法,协助其分析潜在的担心与焦虑之所在,如害怕与所爱的人分开、担心成为家人的负担等。工作人员在倾听的过程中一方面给予老人适当宣泄情绪、表达困扰的机会,另一方面也可使老人感受到爱与关怀。

(4)给予家属理解和支持:临终关怀的对象除了临终老人,也包括其家属。工作人员要理解临终老人家属的心理活动,帮助他们从痛苦中解脱出来,动员家属多探视与陪伴临终老人,使他们支持临终老人的护理工作。

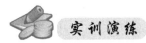
实训演练

桑奶奶,72岁,已到了乳腺癌晚期,眼看生命即将走向终点,她非常沮丧。有一次,她对护理自己的小丽抱怨:"我的命真苦啊!"小丽告诉她:"桑奶奶,在我看来您的命真好!"

桑奶奶不敢相信,瞪大眼睛看着小丽。小丽不紧不慢地说:"您的老伴对您真好,对您的照顾无微不至。您还有一双孝顺的子女,天天来医院陪您。您的孙子乖巧可爱,真的很幸福!"

听完小丽的话,桑奶奶露出了满意的笑容:"你说的也是,我的一生儿女双全,他们都很孝顺。老伴对我也很好,现在家里后继有人,我也算对得起桑家,死而无憾了!"

 请思考

> 1.小丽与桑奶奶的沟通效果如何?
> 2.小丽与桑奶奶的沟通对你有什么启发?

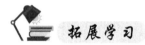 拓展学习

临终关怀中的告知,是指医务人员向患者和/或其亲属传递可能引起不良心理或生理影响的信息的过程,如一般认为难以治愈的疾病预后不良、有恶化趋势、致残或死亡等。"4W1H"告知如图 8-5 所示。

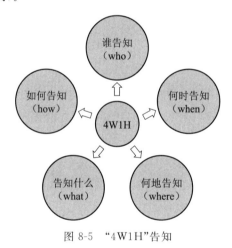

图 8-5 "4W1H"告知

一、生命回顾

生命回顾(life review)是博特(Bulter)于 1963 年提出的,也称为怀旧治疗、回顾治疗、记忆治疗、生命回忆等,最初是用于探讨老人喜爱的回忆来做临终关怀的治疗,从正向的角度去诠释旧经验,通过将生命各个片段整合在一起,重新赋予其意义,调节其心理平衡。在临终阶段,老人往往会不自觉地对自己的一生进行回忆,从中体味人生的酸甜苦辣。比如,临终老人可通过回忆过去的丰功伟绩,并将这些成就分享给其他人,从而产生一种此生无憾的情感;通过回忆真挚的亲情、甜蜜的爱情、真诚的友情获得精神、心理上的满足;有的老人在回忆中会涌现出一些痛苦的经历,虽然痛苦经历的回忆会激发临终者的怨恨与怒气,但宣泄后他们往往会感到心平气和等。工作人员可借助生命回顾的理念,引导其

思考,用心去感受过去、现在与未来,帮助临终老人重新体验和挖掘生命的意义,使他们的心境平和下来。

怀旧治疗的起源与发展见表 8-3。

表 8-3　怀旧治疗的起源与发展

时　间	事　件
1963 年	Butler 基于心理社会发展理论和持续理论,最早提出"生命回顾"这一概念,指明老年人回顾生命有助于其完成人生整合,充分融入和适应老年化
1986 年	Norris 最先将怀旧治疗运用于阿尔茨海默病患者的康复治疗中
2007 年	Bohlmeijer 等发现怀旧治疗有助于调节老年人情绪,提升生活品质

不同怀旧治疗的适用对象见表 8-4。

表 8-4　不同怀旧治疗的适用对象

怀旧治疗	适用对象
简单怀旧(simple reminiscence)	适用于精神相对健康的老年人
生命回顾(life review)	适合正在努力寻找人生意义或者因生活中的变故、不幸而面临困境的老人
生命回顾治疗(life-review therapy)	适用于患有严重精神疾病的老人

怀旧治疗的种类见表 8-5。

表 8-5　怀旧治疗的种类

名　称	内　容
叙事型怀旧 (narrative reminiscence)	重述可以激发老年人幸福感并激活与过去相关的积极情绪的事件
工具型怀旧 (instrumental reminiscence)	利用那些能提醒你过去经历或如何处理过去困难情况的事件来帮助解决当前的问题

人生怀旧治疗与缅怀治疗的区别见表 8-6。

表 8-6　人生怀旧治疗与缅怀治疗的区别

人生怀旧治疗	缅怀治疗
强调人生的重新组合	不强调人生的重新整合
兼顾人生中的正面事件和负面事件,其目的是以一种平和的心态回顾整个生命过程,促使过去的矛盾得到解决,使老人自我肯定,接受现在的生活。	这是一个被动的自然过程,在提高自信、改善人际交往等方面起到一定的治疗作用

二、安宁疗护

安宁疗护护士沟通中的角色功能见表8-7。

表8-7 安宁疗护护士沟通中的角色功能

一、导航者
① 在医生和患者之间发挥桥梁作用,决定合适的沟通时机,促进沟通的进行。 ② 担任"沟通教练"角色,指导患者高效沟通
二、评估者
通过评估患者个人背景,了解患者对沟通的准备程度
三、教育者
医生沟通信息的解释。 安宁疗护相关知识科普教育。
四、支持者
必要时为患者及家属提供心理支持

安宁疗护四全照顾见表8-8。

表8-8 安宁疗护四全照顾

全人照顾	身、心、灵的整体照顾
全家照顾	在照顾患者的过程中兼顾对家属的照顾,帮助其解决身心问题
全程照顾	患者开始接受安宁疗护后,对其的照顾贯穿全过程,直至其死亡
全队照顾	由医生、护士、社会工作者等患者需要的人员组成一个团队,共同做好安宁疗护工作

 能力测评

本次任务可根据学生听课及模拟与杨奶奶沟通的情况对学生开展测评,可从知识学习、技能要求和职业态度三个方面开展测评(表8-9)。

表8-9 能力测评

项 目	测评标准	得 分
知识学习(20分)	是否认真听老师讲课(5分)	
	听课过程中有无提出问题(5分)	
	能否回答老师提出的问题(10分)	

项　目	测评标准		得　分
技能要求(50分)	模拟沟通是否恰当、规范(40分)	事先准备是否充分(了解老年人的背景情况和心理状态)(10分)	
		是否运用沟通艺术(把握临终老人的语言表达与非语言表达的特点)(10分)	
		阐述观点是否合理(消除临终老人的顾虑)(15分)	
		共同实施(开展后续工作)(5分)	
	沟通过程中有无发现或者提出问题(5分)		
	跟同学、老师是否有互动(5分)		
职业态度(30分)	沟通时是否尊重老人,微笑面对老人(10分)		
	与老人沟通时语气是否温柔,语速是否适中,吐字是否清晰(10分)		
	是否能进行有效的沟通,达到沟通的目的(10分)		
总分(100分)			

第九章 与其他高龄人群沟通的艺术

在本章中,我们将学习如何与患有睡眠障碍、一般疾病和刚退休、绝食的高龄人群进行沟通。

第一节 与患有睡眠障碍的高龄人群沟通的艺术

威胁高龄人群的健康问题较多,睡眠障碍是高龄人群常见的疾病之一,长期的睡眠障碍会影响高龄人群的身体与精神健康,进而影响其生活质量。

本节内容思维导图如图 9-1 所示。

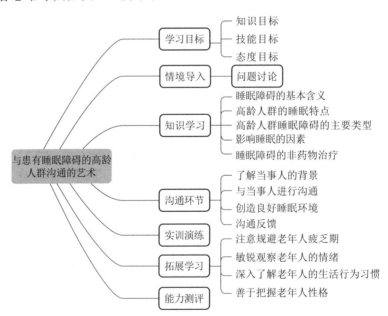

图 9-1 与患有睡眠障碍的高龄人群沟通的艺术思维导图

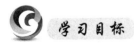 学习目标

知识目标:了解睡眠障碍;了解高龄人群睡眠问题的类型。

技能目标:能够与有睡眠障碍的高龄人群进行有效沟通;能帮助高龄人群尽量消除由睡眠问题带来的不良影响。

态度目标:培养学生的同理心、爱心、耐心。

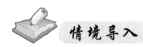

王奶奶,75岁,高血压病史15年,入住养老院两个星期左右,脑出血导致身体偏瘫。她神志清楚,精神差,右侧肢体活动不便,可坐轮椅。王奶奶来后不久,就出现了无法正常睡眠的问题。疗养院的工作人员发现刚来不久的王奶奶精神一直萎靡不振,无法正常入睡,同时脾气变得十分暴躁,不能与同屋老人进行良好沟通,也会谩骂工作人员。仅仅一段时间后,便没有人再愿意跟王奶奶交流,同时工作人员也不乐意照顾她,大家都认为与王奶奶很难相处。

1. 睡眠的功能有哪些?

2. 影响高龄人群睡眠的因素有哪些?

3. 高龄人群睡眠障碍的类型有哪几种?

4. 在本案例中,王奶奶脾气为什么变得十分暴躁?

5. 在本案例中,如果你是工作人员,你会如何与王奶奶沟通?

一、睡眠障碍的基本含义

睡眠是高等脊椎动物周期性出现的一种自发的和可逆的静息状态,表现为机体对外界刺激的反应性降低和意识的暂时中断。睡眠可以消除疲劳、恢复体力,保护人脑、恢复精力,增强免疫、康复机体、促进发育,延缓衰老、促进长寿,保护人的心理健康,美容皮肤,等等。

睡眠障碍(sleep disorder)指各种原因引起睡眠觉醒的节律紊乱,导致睡眠质量异常及睡眠中行为异常而形成的临床综合征。有睡眠障碍的人会疲劳、头昏、精神不振、全身乏力等,严重影响患者的社会功能。

二、高龄人群的睡眠特点

(1)高龄人群睡眠时间每天只需6～7小时,午睡时间不需要太多,30分钟至1小时足够。也有的老年人全天只需要5～6小时睡眠时间就足够。

(2)老年人睡眠时入睡期延长、熟睡期缩短,睡眠时间也就缩短,所以老年人熟睡时间短,醒得早。

（3）老年人肌体组织处于老化趋势，产生和维持睡眠的能力下降，经常睡眠中断，导致多次早醒，得不到充足的睡眠。

睡眠的四种状态见表9-1。

表9-1　睡眠的四种状态

项　　目	正常睡眠	觉醒状态	恶性睡眠障碍	普通睡眠障碍
身体	不困	不困	困乏	困乏
心理（大脑）	较不清楚	清楚	不清楚	较清楚
机体表现	睡眠	觉醒	觉醒	觉醒

三、高龄人群睡眠障碍的主要类型

高龄人群睡眠障碍的主要类型如图9-2所示。

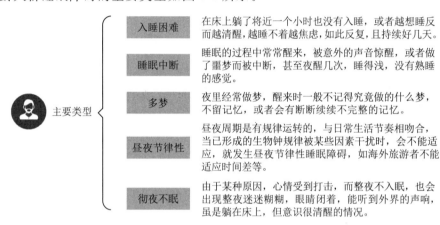

图9-2　高龄人群睡眠障碍的主要类型

老年人常见睡眠障碍见表9-2。

表9-2　老年人常见睡眠障碍

睡眠障碍	发病率	典型特点
老年失眠	＞65岁高达50%	① 入睡及保持睡眠困难； ② 早醒； ③ 夜间睡眠连续性中断
阻塞性睡眠呼吸暂停	＞65岁高达62%	① 根据多导睡眠监测的结果，呼吸暂停（apnea）至少持续10秒的气流完全停止； ② 通气减少（hypopnea），气流明显减少，伴随氧饱和度下降或觉醒； ③ 呼吸事件指数（apnea－hypopnea Index，AHI），AHI ≥ 5 次/小时被用来诊断轻度 OSA，AHI ≥ 15 次/小时被用来诊断中度 OSA，AHI ≥ 30 次/小时被用来诊断重度 OSA。
周期性肢体运动	＞65岁高达45%	① 间隔 20～40 s 的无意识重复腿部抽搐； ② 发生于非 REM 睡眠时期

睡眠障碍	发病率	典型特点
不宁腿综合征	＞65 岁高达 35％	① 不间断的爬行或疼痛感导致不可抗拒的腿部抽搐； ② 与睡眠开始有关
REM 睡眠行为障碍	普通人群 0.5％	① 睡眠期间出现的复杂运动(如拳打、脚踢、喊叫)； ② 发生于 REM 睡眠时期

注：REM，快速动眼期(rapid eye movement)。

四、影响睡眠的因素

(一)生理因素

随着年龄的增长,身体的各项机能会发生不同程度的改变,这些改变均有可能影响人的睡眠。一般人年龄越大,睡眠时间越短。老年人平均每天睡 6～7 小时。在高速跨几个时区的旅行(时差反应)及由白天工作改夜间工作的情况下,由于体内生物钟尚未适应新的昼夜节律,人也容易失眠。

(二)病理因素

疾病及身体不适会影响睡眠,包括许多老年病,如脑动脉硬化、心脏病及夜尿频繁等;也包括睡眠伴随症,如睡眠时呼吸暂停综合征、四肢痉挛、夜惊症等。抑郁症患者会出现睡眠过多的情况,甲亢患者常常失眠多梦,很多疾病均会引起睡眠障碍。

与老年人失眠有关的疾病和精神状态见表 9-3。

表 9-3 与老年人失眠有关的疾病和精神状态

与失眠有关的疾病状态	家族致命性失眠 缺血性心脏病 关节炎 阿尔茨海默病 纤维肌炎 脑皮质退行性功能紊乱 肝性脑病 脑血管疾病 慢性肾功能衰竭 外周血管性疾病 更年期 胃食管反流病 夜间癫痫 尿失禁 帕金森病 多发性系统萎缩症 脑外伤 慢性阻塞性肺病 睡眠相关性哮喘

续表

与失眠有关的精神状态	沮丧
	焦虑
	嗜酒症
	异嗜癖

(三)环境因素

陌生的环境,卧室内、外有噪声,温度、湿度不适宜,光线强而刺眼,卧具不舒适,空气污浊,等等。

(四)家庭因素

家庭因素有离异或丧偶、退休、无子女、失去亲人等。这些不良生活事件致使老人长期孤独、寂寞、悲观、失望,因此也是导致睡眠障碍的因素。

(五)饮食与药物

饥饿和过饱会干扰睡眠,浓茶、咖啡等也会影响睡眠,服用具有兴奋性的药物同样也会影响睡眠。

可引起夜间发作性运动或其他睡眠相关运动的药物见表9-4。

表 9-4 可引起夜间发作性运动或其他睡眠相关运动的药物

抗抑郁药	三环类抗抑郁药、安非他酮
精神科用药	氯丙嗪、甲硫哒嗪、三氟吡啦嗪、奋乃静、氟哌啶醇
支气管用药	茶碱、氨茶碱
镇痛剂	芬太尼、哌替啶、丙氧芬、盐酸萘胺唑啉
拟交感神经剂	盐酸苯丙醇胺、麻黄碱、间羟叔丁肾上腺素
局麻药	利多卡因、普鲁卡因
抗生素	青霉素、氨苄西林、头孢类、乙嘧啶、异烟肼
抗肿瘤药	长春新碱、氨甲蝶吟、苯丁酸氮芥、卡莫司汀
其他	胰岛素、抗组胺药、酒精、巴氯芬、环孢素、普萘洛尔

(六)心理精神因素

不良情绪或者情绪过于激烈会影响睡眠,如恐惧、悲哀、喜悦、抑郁或急剧性情绪变化、激动等。老年焦虑症易引起以入睡困难为特征的睡眠障碍,抑郁症则以早睡为特征。

(七)不良睡眠行为

不良睡眠行为包括由于不良的生活方式引起的睡眠无规律,如白天活动得少、白天睡得多或者午睡睡得多;睡眠姿势不合适、爱穿紧身的内衣;睡前饮酒或打扫居室卫生;等等。

五、睡眠障碍的非药物治疗

睡眠障碍的非药物治疗见表 9-5。

表 9-5 睡眠障碍的非药物治疗

非药物治疗	内容
睡眠卫生教育 (sleep hygiene education)	① 卧室环境应保持安静舒适，光线及温湿度适宜，空气畅通，卧房整洁； ② 遵循规律的作息时间，避免昼夜节奏紊乱； ③ 增强晚间的睡眠欲望，睡前可以冲温水澡，晚上可应用按摩或柔软的体操来帮助身体放松； ④ 睡前至少 1 h 内避免脑力劳动，避免高强度的锻炼，以免引起兴奋； ⑤ 睡前尽量不要进食，避免吸烟饮酒，避免咖啡浓茶
刺激控制疗法 (stimulus control therapy)	① 出现困意后再上床； ② 不在床上进行读书看报、看视频、吃东西等事情； ③ 如果一段时间后依旧未入睡，则起身离开卧室，直至出现困意再回床上； ④ 即使前一晚没有睡好，早上也要固定时间起床； ⑤ 白天尽量不要小睡； ⑥ 不宜经常看时钟
睡眠限制疗法 (sleep restriction therapy)	通过减少卧床时间，增加实际睡眠时间与就寝时间的比例，从而提高睡眠效率
放松疗法 (relaxation therapy)	放松疗法是根据一定的程序，有意识地控制肌肉紧张度，由"躯体"带动"情绪"，促进身心的放松
自我暗示训练 (autogenic training)	分阶段练习专注力，通过自我暗示，患者全身放松，能够自我调节身心状态
矛盾意向法 (paradoxical intention treatment)	让患者体验令其恐惧的事物以消除其心中的恐惧，如让失眠患者停止努力入睡的尝试
认知疗法 (cognitive therapy)	通过发现并纠正患者对疾病的不合理认知以调整患者心态，增强其治疗的信心
光照疗法(light therapy)	通过一定强度的全频光照射，然后影响视交叉上核抑制夜间褪黑素分泌

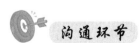

沟通环节

如果你是老年服务工作人员，你会如何与王奶奶沟通？下面将介绍与患有睡眠障碍的高龄人群沟通的艺术。

一、了解当事人的背景资料

王奶奶刚刚住进养老院,与自己家人分离,脱离自己熟悉的环境,并且不能及时适应新的环境,导致产生强烈的孤独感和失落感。养老院里的老人众多,大家居住在一个环境中,打破了王奶奶的生活习惯,也会影响到王奶奶的睡眠质量。在养老院中面对养老院的工作人员时,王奶奶内心排斥,认为他们并不是真心在为自己服务,并不乐意照顾自己,而仅仅是为了完成自己的工作。同时,王奶奶由于脑出血而行动不便,突然的发病,让她以为自己可能会随时离开人世,恐惧、悲观的情绪非常明显,因此出现脾气暴躁的情况。那么,当工作人员了解了王奶奶的基本背景情况之后,该如何进行有效沟通,避免问题日趋严重呢?

二、与当事人进行沟通

与当事人进行沟通如图 9-3 所示。

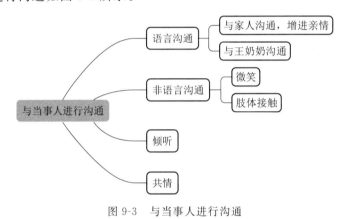

图 9-3　与当事人进行沟通

(一)语言沟通

1. 与家人沟通,增进亲情

高龄人群大部分是由于子女工作繁忙,无法照顾好他们,同时子女又希望他们能够有一个更好的晚年生活,因此才会被送到养老院。但是子女的角色是无法被替代的,所以工作人员需要跟王奶奶的家人进行沟通,提醒他们要多给王奶奶打电话,多来养老院看望她,消除王奶奶的孤独感、失落感。

2. 与王奶奶沟通

首先,帮助王奶奶正视自身身体的变化。高龄人群的年龄变化使其无可避免地出现睡眠时间减少的现象,同时,疾病的产生也会或多或少地影响高龄人群的睡眠。作为工作人员要开导王奶奶,让她正确面对自己身体发生的变化,以便及时调整自己的行为并消除不良情绪。与此同时,要告知王奶奶由于年龄因素要正确对待自身出现的睡眠障碍,慎用安眠药物,以免造成意外伤害。

其次,作为工作人员要让王奶奶尝试去接受养老院,积极去适应新的环境。让王奶奶适应有工作人员对其进行照顾,有诸多老年人住在一起的现实情况,同时也要让王奶奶意识到,老年人有共同话题和共同语言,同住能够一起回忆往事、休闲娱乐,是一件开心的事。

最后,帮助王奶奶与他人建立良好的人际关系。帮助王奶奶与其他老年人进行良好沟通是在帮助王奶奶适应环境的基础上进行的。王奶奶之所以会与同屋老人发生冲突,主要是因为自己的生活习惯被打破。在王奶奶正视自身身体状况和适应环境之后,工作人员积极引导王奶奶与其他人交流,能够帮助王奶奶建立良好的人际关系。

(二)非语言沟通

肢体情感研究专家戴卡·克耐(Dacher Keltner)指出:"今天我们只需要简简单单地碰碰别人的前臂,肢体接触的接受者就能够区分出感恩、怜悯和爱。"非语言沟通是利用非语言的身体线索,如语调、眼神、手势、面部表情、身体姿势和空间位置等传递信息的过程。在人际沟通中,非语言沟通具有非常重要的积极意义。

1.微笑

微笑是两人间最短的距离,面带微笑可以消除对方的紧张、焦虑。作为工作人员,不论何时,在服务时都应该微笑面对,用自己的微笑和真诚去打开王奶奶的心扉。这种微笑真诚的服务不用很长时间就会让王奶奶完全接受,也就不会再出现谩骂工作人员的事件了。

2.肢体接触

肢体接触可以促进人类的肌体活力,可以减轻疼痛和精神压力,可以促进信任和合作,可以传达怜悯、爱和感激之情。工作人员在服务时,可以适时地对王奶奶进行轻轻的抚摸,这会给王奶奶无声的安慰,消除她孤独的感觉,同时还能增加工作人员的亲切感。

(三)倾 听

倾听是接受口头及非语言信息,确定其含义并对此做出反应的过程。良好的倾听是亲密联系的核心,当我们能留心倾听时,对方会感到被重视而增强信心。当我们增强了他人的信心时,也强化了自我。在与王奶奶的沟通中倾听是准确获得信息的行为方式,是促进对话的重要因素,也是向王奶奶表达尊敬的行为方式,因而是工作人员赢得王奶奶欢迎的途径。

(四)共 情

人本主义心理学家卡尔·罗杰斯(Carl Ransom Rogers)将共情解释为能体验他人的精神世界,就好像那是自己的精神世界一样。它与我们平常说的"同情"有所区别,同情更多的是一种情感反应。而"共情"中包含了更多的理智成分,是一种能够理解并分担对方精神世界的负荷的能力。工作人员应该站在王奶奶的角度,体会王奶奶生病的痛苦,与家人分离的孤独。共情是所有良好沟通的基础。

三、创造良好睡眠环境

工作人员应在王奶奶入住养老院后,就与其家人沟通,全面了解王奶奶的生活习惯、睡眠状况,并针对不同作息习惯给老人安排相应的房间,以便同屋老年人能够在生活作息习惯相似的情况下和谐生活。此案例中,如果事先了解王奶奶的作息时间并合理调配居住房间,便能够使几位同屋老年人尽量按照原作息时间休息,从而避免老年人因为彼此的作息习惯不同而影响生活。

工作人员在工作期间要做到：走路轻、说话轻、操作轻、关门轻。作为工作人员，要尽量为王奶奶创造一个安静、舒适的睡眠环境。如果王奶奶遇到床垫、枕头等不舒适的情况要及时与她沟通并为其更换。同时睡前通风、布置温馨的居住房间也能使王奶奶感受到自己生活在一个温馨的环境中，从而提高睡眠质量。

四、沟通反馈

在充分了解王奶奶睡眠问题诱发因素的基础上，养老院、王奶奶及其家人、工作人员三位一体的处理方法有效解决了王奶奶的睡眠问题以及由睡眠障碍衍生的系列问题。顺利解决问题后，工作人员还是会时不时来到王奶奶的床前嘘寒问暖，了解王奶奶的最新情况。工作人员不仅帮助王奶奶顺利解决了睡眠问题的困扰，更是赢得了王奶奶及其家人的肯定。

 实训演练

李奶奶，80岁，入住养老院两年左右。老伴前不久因病在睡梦中去世，家人在外地工作，常年不能回家。李奶奶由于老伴的去世打击比较大，睡眠变得很困难，很难正常入睡，睡着后经常做梦，常被噩梦惊醒，之后便再也睡不着了。由于精神持续紧张，李奶奶血压升高，养老院医生告诉她要放松，不要过于紧张，但是医生的话语使李奶奶更加紧张，担心自己的疾病加重，也会出现如同老伴在睡梦中过世的情况，更加害怕睡觉。

 请思考

1. 李奶奶当前存在哪些问题？
2. 面对李奶奶的情况，可以采取哪些沟通艺术？
3. 假想你是养老院工作人员，你如何与李奶奶开展交互性沟通对话？

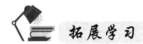 **拓展学习**

引发老年人睡眠问题的因素有很多，养老院内的工作人员在与有睡眠问题的老年人的沟通中要注意以下几点。

一、注意规避老年人疲乏期

老年人容易有睡眠问题，白天有时会犯困，或者当老年人处于疲劳、疼痛、饥饿等状态时，会难以集中精力与其他人沟通，进而可能会影响双方沟通的效果。工作人员在选择与老年人的沟通时间时，要注意避开老年人的生理疲乏期，以使老年人在比较清醒和充满活力的时候与自己交流，促进沟通正常有效地进行。同时也让老年人保证基本的睡眠时间。

二、敏锐观察老年人的情绪

工作人员需要具备敏锐的观察力,及时觉察老年人的情绪状态,并在诚恳交流的基础上根据老年人的不同情况帮助他们更好地控制自己的情绪,以保证双方沟通的顺利进行。

三、深入了解老年人的生活行为习惯

在与老年人沟通时,要尽量了解老年人的兴趣爱好、饮食习惯、语言习惯等,减少使用专业术语,这样工作人员才能更容易被老年人接受和理解,以促成双方良好的沟通。

四、善于把握老年人性格

工作人员要善于把握各种性格的老年人的心理特征,因人而异地做好工作。此外,在为老年人服务的同时,工作人员还应加强自身修养,培养活泼开朗、热情大方的品质,以更好地服务于老年人。

 能力测评

本次任务可根据学生听课及模拟与王奶奶沟通的情况对学生开展测评,可从知识学习、技能要求和职业态度三个方面开展测评(表9-6)。

表9-6　能力测评

项　目	测评标准		得　分
知识学习(20分)	是否认真听老师讲课(5分)		
	听课过程中有无提出问题(5分)		
	能否回答老师提出的问题(10分)		
技能要求(50分)	模拟沟通是否恰当、规范(40分)	事先准备是否充分(10分)	
		是否与老年人的家人进行沟通(10分)	
		帮助老年人正视自身睡眠障碍问题(10分)	
		帮助老年人与其他老年人进行良好沟通(10分)	
	沟通过程中是否保持微笑服务(5分)		
	跟同学、老师是否有互动(5分)		
职业态度(30分)	沟通时是否尊重老人,微笑面对老人(10分)		
	与老人沟通时语气是否温柔,语速是否适中,吐字是否清晰(10分)		
	是否能进行有效的沟通,达到沟通的目的(10分)		
总分(100分)			

第二节　与患有一般疾病的高龄人群沟通的艺术

随着老年期的到来,人体五脏六腑均逐渐衰老,各项生理功能都发生着巨大的变化,如人体抗病能力减弱,机体不稳定性增加,容易感染疾病,等等。这种生理特点,也是老年人易患各种疾病的原因。同时,由于生理的变化影响到老年人的心理,有时他们不愿意与他人沟通。这样的情况对患一般疾病的老年人的日常生活造成困扰,我们需要与他们进行良好的沟通,帮助他们避免这样的困扰。本节将学习如何与患有一般疾病的高龄人群进行有效沟通。

本节内容思维导图如图 9-4 所示。

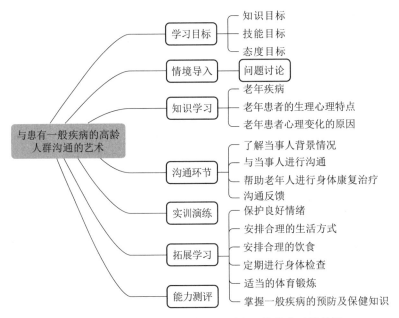

图 9-4　与患有一般疾病的高龄人群沟通的艺术思维导图

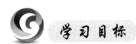

知识目标:了解常见老年疾病及其患者的心理特点。

技能目标:能够与患有一般疾病的老年人进行有效沟通;能够帮助老年人消除由一般疾病带来的不良情绪。

态度目标:在沟通过程中,具备爱心、耐心、细心,语速要缓慢,注意询问老年人的感受,仔细观察有无异常情况。

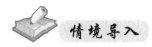

蔡奶奶,72岁,患有关节炎、骨质疏松、高血压病,身体不好,人比较内向,不愿与人交流,抑郁症状明显。据悉,蔡奶奶的老伴去世得早,子女不孝顺,也不愿意拿多余的钱来照顾蔡奶奶。关节炎、高血压等老年病症带来的经常性疼痛让蔡奶奶认为自己本来也活不长了,治病是白花钱还惹家里人嫌弃,便不想医治,甚至有轻生的念头。养老机构的工作人员小王被请过来帮助蔡奶奶改变现在的状况。

面对此案例,如果你是工作人员小王,你会如何与蔡奶奶进行有效沟通?

1.蔡奶奶的病症属于一般病症还是特殊病症?

2.如何让蔡奶奶正确面对老年人的一般疾病症状?

3.你认为,作为一名工作人员,应该如何去帮助蔡奶奶逐渐理解接纳子女和他们的家庭?

4.对于不愿与人交流的蔡奶奶,如何能够让其真正融入养老院的大家庭中?

5.在与患有一般疾病的老年人交流的过程中要注意哪些事项?

一、老年疾病

老年疾病(senile diseases),是指人在老年期所患的与衰老有关的,并且有自身特点的疾病。一般认为,45～59岁为老年前期或初老期,60～89岁为老年期,90岁以上为长寿期。老年人易患的疾病叫"老年病",通常包括以下三方面(图9-5)。

(一)老年人特有的疾病

这类疾病只有老年人才得,并带有老年人的特征。在老年人变老的过程中,机能衰退,障碍发生,如老年性痴呆、老年性精神病、老年性耳聋、脑动脉硬化以及由此引致的脑卒中等。这类与衰老、退化、变性有关的疾病随着年龄的增加而增多。

(二)老年人常见的疾病

这类疾病既可在老年前期发生,也可在老年期发生;但以老年期更为常见,或变得更为严重。它与老年人的病理性老化,机体免疫功能下降,长期劳损或青中年期患病使体质下降有关。常见的老年疾病有高血压病、冠心病、糖尿病、恶性肿瘤、痛风、帕金森病、老年退行性骨关节病、老年性慢性支气管炎、肺气肿、肺源性心脏病、老年性白内障、老年骨质疏松症、老年性皮肤瘙痒症、老年肺炎、高脂血症、颈椎病、前列腺肥大等。

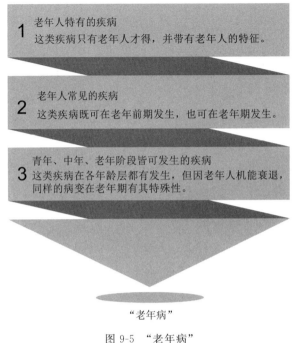

图 9-5 "老年病"

(三)青年、中年、老年阶段皆可发生的疾病

这类疾病在各年龄层都有发生,但因老年人机能衰退,同样的病变在老年期有其特殊性。例如,各个年龄层的人都可能发生肺炎,但老年人则具有症状不典型、病情较严重的特点。又如青年、中年、老年阶段皆可发生消化性溃疡,但老年人更易发生并发症或发生癌变。

关于老年人的疾病表现、特点、评估、康复等见表 9-7 至表 9-12。

表 9-7　一些常见疾病在老年人中的不典型表现

疾病名称	年轻人中的典型症状	老年人中的不典型症状
胃食管反流 (gastroesophageal reflux disease,GERD)	平卧位餐后烧灼感	反流,吞咽困难,慢性咳嗽,声音嘶哑
消化性溃疡 (peptic ulcer disease,PUD)	上腹部疼痛	出血、恶心呕吐、食欲下降、进食腹痛或进水不减轻
阑尾炎	右下腹腹膜刺激征、恶心呕吐、白细胞升高	肌紧张、弥漫性腹痛、肠鸣音减弱、恶心呕吐、白细胞升高
胆囊炎	右上腹痛、墨菲征、发热、恶心呕吐、白细胞升高	弥漫性腹痛、发热、恶心呕吐
心肌梗死	胸骨后胸痛,向左臂或下颌放射	胸痛、呼吸困难、眩晕、精神状态改变、心衰、衰弱

续表

疾病名称	年轻人中的典型症状	老年人中的不典型症状
肺炎	发热、咳嗽、寒战、肋膜炎性胸痛	呼吸困难、精神状态改变、进食减少、发热、咳嗽、胸痛
痛风	男性多见、单个关节	慢性过程、多关节
风湿性关节炎	慢性过程	急性发作、发热、体重下降、乏力
尿路感染	排尿困难、发热	精神状态改变、头晕、恶心

表 9-8　老年病的特点

一人多病	由于老年人身体衰退,抵抗力差,在治愈一种疾病的同时,往往会出现两种或三种不同的慢性病,这些疾病相互影响
症状不典型	老年人器官功能的衰退有时会导致对疼痛和疾病的不敏感和不明显的反应
老年病的差异性大	对于同一种疾病,不同的老年人发病状态不同。即使是一样的,症状的变化也是不可预知的。刚开始可能不那么明显,一定时间内会突然加重,导致身体状况急剧恶化
老年病的治疗难度大	对于老年人来说,身体状况本来就不好,再加上疾病的折磨,身体素质更差,对各种治病手段的承受能力也非常有限

表 9-9　老年综合评估的实施总结简表

评估内容	筛查方法	干预措施
全面的医疗评估		
疾病	完整的病史、查体	针对性化验和影像学检查
用药管理	详尽的用药史(处方、非处方药物)	剂量个体化、规范治疗、必要时药剂师会诊
营养	测体重、BMI、营养风险筛查	膳食评估,营养咨询和指导
牙齿	牙齿健康、咀嚼功能评估	口腔科治疗,佩戴义齿
听力	注意听力问题,听力计检测	除外耵聍,耳科会诊,佩戴助听器
视力	询问视力问题,Senellen 视力表检测	眼科会诊,纠正视力障碍
尿失禁	询问尿失禁情况	除去可逆原因,行为和药物治疗,请妇科、泌尿外科会诊
便秘	询问排便次数和形状	除去可逆原因,行为和药物治疗
慢性疼痛	评估疼痛程度、部位	治疗原因,控制症状
认知心理评估		
认知评估	关注记忆力障碍问题,3 个物品记忆力评估、MMSE 或 Mini-cog 检测	老年科或神经科专业评估和治疗
情感评估	询问:抑郁情绪? GDS 评估	心理科、老年科诊治

续表

评估内容	筛查方法	干预措施
日常生活能力及躯体功能评估		
日常生活能力	ADL(Bathel 或 Katz Index) IADL(Lawton Index)	康复治疗、陪伴和照顾
躯体功能	跌倒史,步态和平衡评估 步速、握力 衰弱及肌少症评估	防跌倒宣教和居住环境改造 康复锻炼及综合管理
居住环境及社会支持系统		
社会支持	社会支持系统情况,经济情况	详细了解,社会工作者参与
居住环境	居住环境情况,居家安全性	家访,防跌倒改造
预立医嘱计划	预立医嘱计划	医患共同决策,予以患者为中心的医疗

表 9-10　"老年病全面康复"的新理念

第一个层次	控制原发疾病和功能障碍
第二个层次	预防继发性的并发症和功能障碍
第三个层次	恢复已丧失的功能活动能力
第四个层次	训练老年人适应外界环境
第五个层次	改变环境条件适应于老年人
第六个层次	促使家庭适应于老年人

表 9-11　老年病的康复医疗

预防性康复医疗	即通过对老年患者日常生活的健康管理,增强老年人体质
一般性康复医疗	即老年患者发病时,开始采取康复医疗措施,目的是减轻病情,缩短病程,减少后遗症,预防或减轻可能出现的功能障碍
治疗性康复医疗	老年患者功能障碍形成后,应进行有针对性的康复医疗锻炼,恢复或发挥其残余功能和代偿功能,使老年人尽可能保持生活自理能力和参与社会生活

表 9-12　健康综合评估流程

阶　段	内　容
提交	初诊医生向评估团队提交疑难病例综合评估申请
初评	评估团队对患者进行调查和筛查性检查,提出初步治疗方案(包括专科会诊)
专科检查	专科医生进行必要的专科相关检查
再次评估	评估团队根据专科医生的诊治意见,制订长期健康保健诊疗计划
随访	长期随访,发现异常,及时对诊疗计划进行修改

二、老年患者的生理心理特点

老年患者有其特殊的生理心理特征,表现为行动迟缓、活动减少、爱唠叨、疑心重、固执等。随着年龄的增加,以及器官功能的减退,老年人感觉能力特别是视觉、听觉、味觉、触觉等的感觉灵敏度逐渐减退,生病住院时容易有诸多顾虑,导致情绪低落。

三、老年患者心理变化的原因

老年患者心理变化的原因如图 9-6 所示。

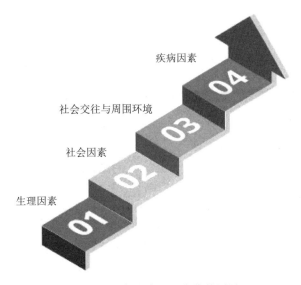

图 9-6 老年患者心理变化的原因

(一)生理因素

老年人由于脑组织的退化,大脑对情绪、情感的控制力减弱,加之听力、视力的衰退,可能导致情绪变化向两方面发展:一方面对外界事物反应慢、不敏感,表情冷淡、处事冷漠;另一方面可能出现情绪变化快、变化幅度大、易激动,有时情绪不能自控等现象。

(二)社会因素

离退休、丧偶、经济问题等都会造成老年人情绪变化,这些问题对老年人的影响常常是深刻而持久的。社会因素不但会对老年人的情绪产生持久而深刻的影响,甚至还会使部分老年人出现性格上的变化或扭曲。

(三)社会交往与周围环境

老年人由于离退休、家庭成员的变化等,人际交往减少,孤独的感受会对老年人的情绪产生不同程度的影响,加剧烦恼和恐惧的心理状态。此时,如果老年人得不到社会支持,不能及时排解心理上的压力,情绪会加剧恶化;如果社会对老年人的支持力度较大,并经常开展适于老年人参加的活动,会使老年人消除烦恼和孤独,减少恐惧,扩大人际交往面,情绪也会逐渐稳定下来并变得愉快。

(四)疾病因素

患病导致老年人的生活自理能力受到限制时,老年人常情绪低落。不少社会学家在调查中发现,很多老年人对"死"可能并不害怕,反而更惧怕生病和长时间的卧床不起。因这两者会给老年人增加负疚感,让他们认为是在拖累别人。当然,如果病情较重,或患有不可治愈的疾病时,伴随而来的死亡恐惧会加剧,也会使老年人情绪低落,甚至绝望。

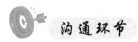

沟通环节如图 9-7 所示。

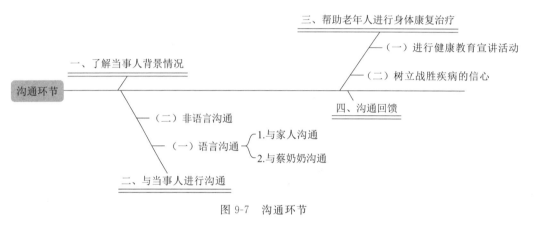

图 9-7　沟通环节

一、了解当事人背景情况

蔡奶奶的老伴很早就去世了,蔡奶奶自己将子女抚养长大,本来想着晚年能够享清福,但是没有想到子女们并不是很孝顺。虽然有好几个子女,但是没有一个愿意将患病的母亲接到家里去住。经过商量后,子女将蔡奶奶送到了养老院,在送来之前并没有跟蔡奶奶讲过这件事情,蔡奶奶对于子女将自己直接送到养老院养老这件事情一直心存芥蒂。同时,看到同房间老人的子女经常来看望老人,想到自己的家人,蔡奶奶心里很不是滋味,认为自己在养老院里会成为别人口中的笑柄。

蔡奶奶本身患有关节炎、高血压病,长年的病痛折磨着蔡奶奶,使其认为自己的病痛反正也是治不好,再花钱的话只会让子女更加讨厌自己,同时也不想再经受病痛的折磨,所以才会不想医治,甚至有轻生的念头。

了解了蔡奶奶消极面对病痛的原因后,我们需要针对上述问题和蔡奶奶做相应的沟通。

二、与当事人进行沟通

(一)语言沟通

1. 与家人沟通

由于子女不经常来看望蔡奶奶,因此蔡奶奶会觉得自己多余,产生厌世的想法。所以,工作人员要积极与其家人进行沟通,向蔡奶奶家人及时反馈情况,帮助蔡奶奶获得家人的支持,提醒他们要多给蔡奶奶打电话,多来养老院看望她。

2.与蔡奶奶沟通

在与蔡奶奶交流之前先主动介绍自己,语气温和诚恳,语言委婉,通俗易懂,同时要做到善解人意。在沟通过程中多用"您好、请、谢谢、好吗"等文明用语,让蔡奶奶感受到你的亲切。这时候切记不要使用会引起患有一般疾病的老年人反感和增加其心理负担的语言和语气,诸如"您这个病很麻烦的""您这个病不好治啊"等语句。另外,工作人员在沟通中应注意:当蔡奶奶愤怒时,工作人员应先安抚并在其冷静下来之后再沟通;当蔡奶奶不合作时,应在其心情较舒畅时进行交流,在交流的过程中要注意多察言观色,谈话时点到为止,以便妥善地解决问题。

在沟通过程中,我们要帮助蔡奶奶正视自身身体的变化,年纪大了身体出现些小毛病是很正常的事情。作为工作人员,我们应该让蔡奶奶明白一般疾病在老年期出现的正常性。同时要协助蔡奶奶理性看待自身身体的变化,正确对待身体疾病。在让蔡奶奶正确对待自身身体变化的同时要争取其家属配合,消除老年人对疾病的错误看法和不良情绪。老年人出现视力下降、听力衰退、思考能力和理解力下降是非常正常的事情,诸如高血压等病症的出现也是非常正常的。作为工作人员,要理性面对老年人的病症,并告诉蔡奶奶真实的病症情况,以助其做好相应的应对措施。

(二)非语言沟通

非语言沟通包括表情、眼神、手势、动作、触摸等形式。在沟通中,工作人员可以采用适当的面部表情和身体姿势如微笑、点头等非语言信息,表明自己在认真倾听,可使对方内心的抵触情绪大大降低。同时注意观察交流对象的眼神变化,来判断和了解患一般疾病老年人的内心状态,以便提供更好的治疗和护理措施。

三、帮助老年人进行身体康复治疗

(一)进行健康教育宣讲活动

工作人员在与蔡奶奶沟通的过程中,还需要进行形式多样的健康知识宣教,为蔡奶奶讲解老年疾病的基本常识、预防保健知识,以及用药注意事项、药效观察、复诊时间。开导蔡奶奶有病就要及时、正常进行治疗,以免小病不治酿成大病,不仅危及身体健康,甚至会有生命危险。在进行健康知识宣讲的时候,要尽量选择蔡奶奶容易看懂的疾病知识、饮食知识,让蔡奶奶从根本上了解老年人的一般疾病知识。

(二)树立战胜疾病的信心

作为工作人员,让老年人多听相关的健康教育宣讲的目的是让老年人树立战胜疾病的信心,在进行宣讲的同时,要让老年人进行疾病康复训练,并为他们提供日常照护。详细告知蔡奶奶应怎样养成良好的生活习惯,注意健康饮食,充分休息,不要劳累、急躁、生气,心情放松,同时要多进行室外活动,多散步,多晒太阳,走路时要慢、稳。

四、沟通回馈

工作人员小王通过对蔡奶奶的疾病情况进行深入了解,真诚与蔡奶奶交流,基本解决问题后,还会时不时来到蔡奶奶的床前,了解蔡奶奶的最新病情,并继续与蔡奶奶沟通联系,帮蔡奶奶解决后续问题。

 实训演练

杨爷爷,76岁,患有糖尿病、高血脂病,身体不是很好,比较爱吃甜食。杨爷爷家庭条件较好,几个子女的工作基本上都在外地,无法经常照看他,所以经常寄钱给杨爷爷。杨爷爷虽然患有糖尿病但还是忍不住,经常背着工作人员偷吃甜食,几次导致病情加重。

 请思考

1. 杨爷爷当前存在哪些问题?

2. 面对杨爷爷的情况,可以采取哪些沟通艺术?

3. 假想你是杨爷爷的照顾者,你如何与杨爷爷开展交互性沟通对话?

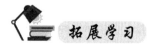 **拓展学习**

老年人常见疾病的日常预防与保健措施如图9-8所示。

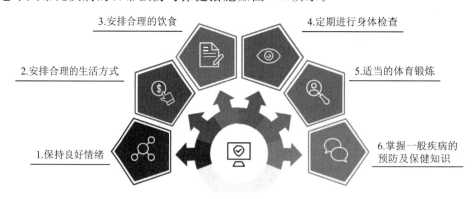

图9-8 老年人常见疾病的日常预防与保健措施

一、保持良好情绪

老年人要避免过度紧张、激动,学会管理自己的情绪。情绪一旦激动可能会引发高血压,一旦过度激动可能会引发血栓等严重病症,因此老年人要保持积极乐观的情绪,避免精神紧张、情绪波动,同时要保证充足的睡眠。

二、安排合理的生活方式

老年人由于多种生理机能的下降,抗病能力减弱,容易患病,因此要倡导其安排合理的生活方式,过有规律的生活。在安排合理生活方式的过程中要重视及时调整作息,保证老人充足的睡眠。

三、安排合理的饮食

老年人咀嚼功能减退,肠胃蠕动减弱,消化功能降低,要采取清淡营养的饮食搭配,以易于消化。饮食切记要清淡,否则容易导致肥胖、高血压、高脂血症、动脉硬化、糖尿病等的发生。同时,还要注意饮食的平衡。

四、定期进行身体检查

老年人的身体机能随着年龄增长而减退,随之而来的还有自我感知能力的下降,不能够及时觉察出身体不适等情况,因此尤其需要定期进行身体检查,让医生帮助老年人了解自己的身体状况。处于治疗阶段的老年人同样要进行定期身体检查,以查看身体恢复情况,提高生活质量。

五、适当的体育锻炼

老年人进行适当的体育锻炼能够调节生理机能,提高生活自理能力。老年人进行体育锻炼要掌握休息和锻炼时机,遵循循序渐进的原则,以不疲劳为宜,体育锻炼项目有打太极拳、舞剑、跳舞等。老年人在进行适当体育锻炼时,要保证锻炼时间,根据具体身体状况进行适当调整。

六、掌握一般疾病的预防及保健知识

疾病对于老年人来说有时是不可避免的,因此当老年人患病后要有意识地去掌握相关疾病知识;熟悉相关药理作用,合理安排给药时间,防止药物不良反应的发生;减少疾病诱发因素,比如寒冷、潮湿、过度疲劳、感染、外伤、精神刺激等,同时也要注意身体关节部位的保暖。

 能力测评

本次任务,可根据学生听课及模拟与蔡奶奶沟通的情况对学生开展测评,可从知识学习、技能要求和职业态度三个方面开展测评(表9-13)。

表 9-13　能力测评

项　目	测评标准		得　分
知识学习(20分)	是否认真听老师讲课(5分)		
	听课过程中有无提出问题(5分)		
	能否回答老师提出的问题(10分)		
技能要求(50分)	模拟沟通是否恰当、规范(40分)	事先准备是否充分(5分)	
		是否掌握老年人所患疾病的基本症状康复知识(5分)	
		是否建立起工作人员与老年人双方的信任感(6分)	
		是否帮助老年人正确对待自身身体疾病(6分)	
		是否帮助老年人理性看待自身家庭(6分)	
		是否对患病老年人进行健康教育宣讲活动(6分)	
		完成基本的沟通后,有无进行信息反馈(6分)	
	沟通过程中有无发现或者提出问题(5分)		
	跟同学、老师是否有互动(5分)		
职业态度(30分)	沟通时是否尊重老人,微笑面对老人(10分)		
	与老人沟通时语气是否温柔,语速是否适中,吐字是否清晰(10分)		
	是否能进行有效的沟通,达到沟通的目的(10分)		
总分(100分)			

第三节　与刚退休高龄人群沟通的艺术

　　刚退休高龄人群是我国老年人口中一个十分重要的组成部分,对刚退休高龄人群进行心理疏导能够比较好地解决高龄人群退休后的一系列心理问题。在对刚退休高龄人群进行管理时,良好的沟通一直是工作中的重点,通过沟通艺术的使用构建与刚退休高龄人群之间的良好关系,能够帮助解决他们的一些问题,保证其生活质量。作为一名老年服务工作人员,掌握与刚退休高龄人群沟通的艺术会使我们的工作和生活变得更高效。

　　本节内容思维导图如图 9-9 所示。

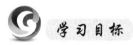 学习目标

　　知识目标:明确与刚退休高龄人群沟通的重要性;知晓与刚退休高龄人群沟通的艺术。

　　技能目标:能够在沟通中使用语言艺术和肢体艺术;会使用语言式沟通中的修辞与高龄人群展开正确且有效的沟通。

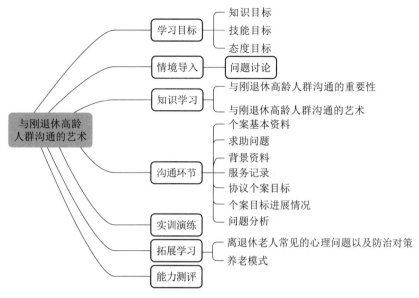

图 9-9　与刚退休高龄人群沟通的艺术思维导图

态度目标：培养学生乐于与刚退休高龄人群沟通的态度。

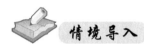 情境导入

"我们再也不用大老远跑到长白街新所，在家门口就能看病、就餐了，真是太幸福了！"10月中旬，辽宁省军区某干休所太原街服务站传出笑声，过去因没有场所不能经常见面的老干部们又聚在一起，开心地聊起家常。7月，该干休所从老城区搬迁至新区，两地相距10多公里，当时有13户老干部、29户老干部遗属由于已参加过房改未能随所搬迁，他们去新所参加各项活动十分不便，饮食、医疗等保障也面临诸多问题。年初，在所里组织的一次座谈会上，有老干部反映：距离远了，啥都不方便了，虽然干休所的同志经常打电话问候，来巡诊送药，但总感觉组织离得远了。

"老干部们的心声就是我们服务的方向。"干休所领导与上级单位积极沟通，最终决定把干休所一处建于20世纪50年代的公寓住房作为服务站办公用房。干休所抽调精干力量成立整修工作小组，认真研究施工方案，组织图纸设计，集中对服务站进行了改造和装修。目前，服务站可提供医疗卫生、就餐订餐、娱乐活动等服务，成为老干部们欢聚的场所。

如果你是服务站的一名志愿者，你会如何与刚退休的高龄人群进行沟通呢？

 问题讨论

1. 与刚退休高龄人群沟通最重要的是关注什么？

2. 刚退休高龄人群本身有什么样的特点？

3. 我们用什么样的方式与他们进行沟通会更高效？

4.语言艺术和肢体艺术在与刚退休高龄人群沟通的过程中会起到什么作用?

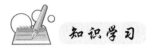

一、与刚退休高龄人群沟通的重要性

刚退休高龄人群曾经为我国的建设发展做出了很大的贡献,在对刚退休高龄人群进行管理和关怀的过程中不能够忽略对其的关注。常与刚退休高龄人群进行沟通能够表现出对其的关注和关心。充分了解刚退休高龄人群的生活问题,通过对这些问题进行进一步分析能够为其提供良好的解决方案,帮助其解决相关问题。

另外,随着人口老龄化不断加深,刚退休高龄人群的数量在不断增加。随着刚退休高龄人群数量的不断增加,各种刚退休高龄人群的问题正在逐渐暴露出来,但由于不同人群性格特点和生活经历上的差别,很多刚退休的老人往往拒绝接受常规的帮助。良好沟通艺术的使用可以消除他们对外界的戒备和心理防线。高龄人群退休之后有相当一部分人处于孤独状态,通过与刚退休高龄人群进行沟通可以适当缓解其悲观、消极的心理状态,让他们用更加积极乐观的态度面对生活。

退休人员心理变化见表9-14。

表 9-14　退休人员心理变化

退休人员心理变化四阶段	
退休前准备阶段	在退休之前,退休就给即将退休之人带来心理方面的影响。一些即将退休之人会认为,未来的退休人人都要面对,应该及早开始规划退休后的生活。但此时,不少人会对退休后自己将要面临的新的社会环境、将要担当的新的社会角色,以及自己的心理活动的变化和调适往往考虑得不够周到,只是偶尔想到这些问题。当然,周围的亲人和朋友,以及周围已经退休的老年人对退休后生活的积极或消极的态度、观念和行为,也会影响到即将退休之人。作为即将退休之人,应对自己将离开工作岗位的状况有充分的思想准备,并坦然接受退休这个事实,以积极乐观的心态对待将要到来的退休生活
欣然接受阶段	刚退休后的一段时期,由于退休人员从平时紧张繁忙的工作中解脱了出来,所有时间都可以自由支配,此时老人们往往会以一种异常欣慰的心情从事自己感兴趣的活动,比如学习新知识、拜亲访友、养花种草、游山玩水等,尤其在从事自己过去想做又没有时间做的活动时,老人们更是快乐无比
清醒认识阶段	退休人员在按照自己的意愿、计划行事时,会突然发现退休前的许多幻想并不能顺利实现,由于年老体弱、精力下降,有的计划甚至不得不永远放弃,而且几十年形成的生活习惯又有着强大的惯性,使他们一下子难以适应突然放慢的生活节奏,以致兴奋过后开始因自己的年老感到失望、痛苦、沮丧。因此,在这一阶段,老人应该从幻想中回到现实世界,根据自己的实际情况,随时调整自己的目标和计划,最终确立最适合自己状况的退休生活和社会活动

退休人员心理变化四阶段	
稳定阶段	这时候老年人的稳定不是没有变化或缺少变化,而是老人们已经建立起与自己的文化背景、经济条件、个性特点以及知识水平相适应的一套养老生活模式,老人们清楚了自己在现实条件下能期望什么、能做什么、又该如何做,接受了老年生活的有所能为和有所不能为的现实,扬长避短,轻松愉快地应对老年生活。此时可以说,老人们已经成功地适应了退休生活

二、与刚退休高龄人群沟通的艺术

(一)尊重刚退休高龄人群的个体差异

与刚退休高龄人群进行沟通的前提是要充分尊重刚退休高龄人群的个体差异,根据刚退休高龄人群的不同性格特点和经历制订个性化的沟通方案。刚退休高龄人群基数较大,不同的人性格方面存在一定差异。工作人员在与刚退休高龄人群进行沟通之前,应当先对本次需要进行沟通的刚退休高龄人员的详细资料进行认真阅读,了解其生活经历、性格特点、社交环境等信息,在对其生活有基本了解和认知的前提下与其进行沟通,以避免出现交流困难,影响工作的最终质量。在与刚退休高龄人群进行沟通的过程中,给予刚退休高龄人群充分的尊重,对方大多也会给予工作人员相应的尊重,这能够促进双方沟通的顺利进行。

(二)善于倾听刚退休高龄人群的问题

在与刚退休高龄人群进行沟通的过程中,倾听是最常用的沟通艺术。但倾听并不是单纯地听,而是在接收大量复杂信息的同时筛选出刚退休高龄人群想要表达的重点,将其记录在心以作为后续沟通的主题内容。只有通过倾听了解刚退休高龄人群的诉求,并注意用心感悟他们想要表述的内容,才能够获得更多有效的沟通信息帮助后续的沟通。

(三)语言艺术的使用

语言是沟通的关键因素,在与刚退休高龄人群沟通的过程中大部分时间都依托语言进行。工作人员在与刚退休高龄人群进行语言交流时要格外注意语言的艺术性,在能够充分表述想要表达的内容的同时,也要注意语言艺术,避免说话过于生硬。在进行语言表述的过程中合理地使用语气词,注意声音的抑扬顿挫,注意依托声音表达情绪的变化,等等,都能够帮助实现比较好地与刚退休高龄人群进行沟通。总的来说,在使用沟通语言时需要注意语气的平和亲切、表述的简明易懂,表现出对刚退休高龄人群的尊重和关怀。

(四)肢体艺术的使用

肢体动作在沟通过程中也发挥着比较重要的作用,肢体艺术是一种使用次数少但往往能够发挥良好效用的沟通艺术。在与刚退休高龄人群进行沟通时,双方沟通的距离,沟通过程中目光、表情、体态等都是沟通的重要非语言性信号。为了促进良好沟通的进行,需要格外注意在沟通过程中控制好自身的肢体习惯,注意沟通过程中保持微笑,当老人态度消极时要通过肢体动作表现出关怀和关切,沟通时保证自身形象良好、衣物整洁、坐姿端正。另外,在沟通时可以适当地使用一些简化的手势,自然的触碰往往能够博得老人的好感,避免出现跷二郎腿或抖腿等不好的仪态动作。

为了提升对刚退休高龄人群的管理质量,为其营造更好的生活环境,帮助其解决实际问题,与刚退休高龄人群进行沟通时,了解其生活和心理上的诉求是十分重要的。利用沟通艺术与刚退休高龄人群进行沟通,需要对刚退休高龄人群的性格和经历有一个基础的了解,根据老人的不同性格选择有针对性的沟通艺术。注重沟通过程中语言艺术、肢体艺术的使用,通过沟通艺术取得刚退休高龄人群的信任,表现出关心与重视,懂得倾听,以顺利解决问题,全面提高沟通的质量。与刚退休高龄人群的良好沟通,能够改善他们的生活质量,促进其身心的良好发展。

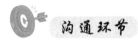

下面将通过案例讲解与退休老人沟通时应注意的情况及对其的分析。

一、个案基本资料

案主姓名:Y。

性别:男。

年龄:80岁。

社工姓名:刘佳。

个案来源:单位转介给社工。

二、求助问题

强烈抗议社区内建设新型垃圾压缩中转站,要求单位协助其抗议,阻止施工。

三、背景资料

(一)引发事件

社区内建设新型垃圾压缩中转站。

(二)曾做出的调试及成效

到施工现场抗议,大声呵斥施工人员;施工人员为避免伤害到案主,间歇性地停止工作,同时有跟案主进行一定的解释。

(三)行为表现

语言激动,多次到施工现场实施阻挠行为,夺走施工人员的工具,用木板挡住施工场地,并存在用雨伞对施工人员进行拍打的行为。

（四）人际关系

与单位工作人员及单位其他同事关系融洽,会和熟悉的人开一些玩笑。

（五）情绪状况

一谈到或者一看到施工就会变得很激动,满脸通红。

（六）精神病记录

无。

（七）健康状况

阿尔茨海默病早期、高血压、静脉曲张。

（八）经济状况

良好,家庭成年成员都有固定收入,按地区标准算属于中等收入水平。

（九）暴力倾向/虐待记录

无。

（十）支持网络（能获得的资源）

(1)妻子:医生,在对案主的照顾上有很大的帮助。

(2)社区:案主单位所在的社区物业管理负责人能与有关部门进行沟通协商。

(3)案主所在单位:能够与相关负责部门进行直接对话,帮助社工与相关负责部门进行沟通或者帮助反映社工了解到的情况,以确定解决方案,同时对案主的安全能起到一定的保护作用。

四、服务记录

服务记录见表9-15。

表 9-15　服务记录

次　数	日　期	讨论事项	介入重点
1	9月5日	案主抗议的原因	了解具体问题存在的原因
2	9月6日	建立专业关系	与案主协商,由社工帮助案主联系案主的单位领导、施工人员、社区物业管理处了解情况;帮助案主联系有效资源,联系相关单位,寻找有效的解决方案
3	9月7日	案主的需求、安抚案主情绪	约好案主与相关部门一起沟通,商讨解决方案,向案主解释解决方案;使案主与负责部门有正面沟通,缓解案主情绪,并让案主参与解决方案的确定
4	9月10日	案主的需求、安抚案主情绪	探索案主背后的非理性信念,帮助案主认识理解非理性信念与困扰之间的关系
5	9月12日	解决问题	与家属建立关系,向家属了解情况,由家属帮助案主强化事情的解决结果,让案主了解事情已经解决;建立家庭支持系统

五、协议个案目标

(一)短期目标

(1)帮助案主消除不适当的情绪反应。
(2)帮助案主与施工单位进行沟通,达成合理的协商结果。

(二)长期目标

帮助案主改变不良的非理性信念。

六、个案目标进展情况

(1)社工在与案主的沟通中了解到,案主认为中转站的建立影响社区的正常环境。而同时施工单位的不告知,社区相关领导没有迅速阻止施工的"不作为",以及 Y 过往组织社区居民抗议建造公厕的成功经验,共同导致了 Y 的愤怒及没有被重视和尊重的复杂情绪。

社工首先对 Y 在情绪上进行了一定的宣泄引导。聆听 Y 的看法,耐心地倾听 Y 的不满和意见、建议,但同时也对 Y 的一些过激行为进行了控制,避免不必要的人身伤害,并请施工人员提供一些协助,暂时停止工作,避免 Y 再次被激怒。社工在安抚好 Y 的情绪送 Y 顺利回家后,立刻收集资料,了解相关情况,包括中转站设立是否会产生 Y 所疑虑的各种问题,以便于向 Y 进行必要的澄清。

(2)请 Y 带领社工到施工现场(此前社工有先去施工场地了解情况),并多次肯定了 Y 对社区的关心。同时把新型中转站的相关资料也拿出来,询问 Y 是否需要了解一下。Y 认为即使是新型的设备,也总会有气味方面的污染,所以仍然是不行的,拒绝看资料。社工提出这里是不是已经形成天然垃圾场,得到 Y 的肯定后,提出怎样能更好地改善这种情况。Y 了解到,阻止大家扔垃圾方案的实施可行性不高,再对比建设垃圾中转站,意识到后者效果可能会好很多。之后,Y 表示可以不反对建设中转站,但是提出要求四个坑位要远离住房。

社工把相关情况告知相关领导,积极地商讨,并与有关部门联系,答应了约定时间专程前来向 Y 解释情况,并与 Y 进行直接沟通的要求。在沟通后,Y 的要求得到了认可,有关部门表示马上实施。

(3)中转站后期确实有后移,但是因为场地限制,挪动空间缩小了。Y 又表示不满意。于是社工和 Y 实地进行观测,同 Y 分析情况,Y 了解到客观因素无法改变,表示可以接受现有的方案。

社工与 Y 见面时,把相关情况和 Y 进行了解释。虽然 Y 情绪上还是有些不舒服,但表示可以接受。同时,在 Y 表现出失落的情绪时,社工会用一定的肢体语言,对 Y 进行安慰,表示理解。在几次沟通中,社工一直对 Y 对社区的关注表示认可和赞同,把以往的成功经验和这次区分开,减少 Y 的挫败感,并积极肯定 Y 的出发点,希望 Y 仍然保持积极的社区关注。

（4）另外比较特殊的情况就是，Y 患有阿尔茨海默病，经常忘记事情，通知过的事情也常常需要人多次提醒才能够想起来。有一次甚至不记得自己家住在哪里，跟着别人走到了别人家去，后经人指引才回家。因此，社工在处理这个情况的时候，就需要面对 Y 第二天对事情的遗忘和重新开始的情绪发泄、施工干扰行为。适逢一次机会，社工和 Y 家属联系，了解了一些情况，并借助此次机会做了一些工作。

Y 的妻子是医生，清楚知道 Y 的身体状况，也了解 Y 对中转站事情的干预；但对于中转站的处理结果不是很清楚。通过走访，社工和家属建立起了一定的信任关系。经过交谈，社工就相关情况和家属进行了沟通，得到了家属的支持。后期，家属在家的一些辅助工作，让 Y 对事情有了完整的了解，强化了 Y 对处理结果的印象。

七、问题分析

人的行为受到过去经验的影响，只要有一件事情对求助者产生影响，这种影响就会持续一辈子。社工了解到该社区曾经有建造公厕的计划。Y 知道后组织社区居民联名反对，积极干预，后建筑计划撤销。Y 认为现在的情况就是因为没有人去积极干预反对，所以才会导致公共环境恶劣，原先的场地变成垃圾场，所以政府才会建立垃圾中转站。如果大家积极反对，就可以改变现状，减少污染，让中转站转移地方。

Y 是一个很有责任心的人，很关心集体利益，并能积极地去争取自身的利益；性格比较直率，为人正直，脾气较大，看不惯社会上的各种不良现象。这次的中转站建设，相关单位没有及时解释，Y 认为这种做法十分不合理。

 实训演练

章爷爷，72 岁，轻度偏瘫，长期卧病在床，一侧上下肢、面肌和舌肌下部运动障碍，由之前急性脑血管病所致。经过长时间的康复治疗，章爷爷虽然尚能活动，但是走起路来，往往上肢屈曲，下肢伸直，走一步画半个圈，显示出明显的偏瘫步态。工作人员建议章爷爷多到室外去走动走动，但章爷爷一直不肯外出活动。

请帮助章爷爷多接触室外，多走动。

方法指导：应事先了解章爷爷的情况，了解其心理需求和情感需求，从而有针对性地开展劝说来帮助章爷爷解决后顾之忧。

请思考

1. 章爷爷当前存在哪些问题？
2. 面对章爷爷的情况，可以采取哪些沟通艺术？
3. 假想你是章爷爷的照顾者，你如何与章爷爷开展交互性沟通对话？

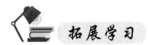拓展学习

一、离退休老年人常见的心理问题以及防治对策

离退休老年人常见的心理问题以及防治对策的思维导图如图 9-10 所示。

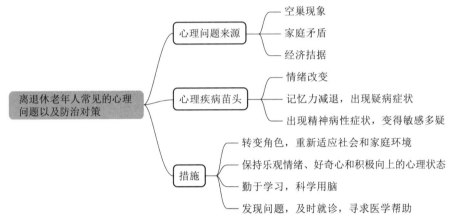

图 9-10　离退休老年人常见的心理问题以及防治对策思维导图

步入离退休生活后,由于社会角色的改变,老年人的生活节奏由原来的紧张、有序转为清闲、松散,社交圈骤然缩小,人际关系发生变化……如果老年人对这些变化没有做好充分的心理准备,就会出现一些心理问题。今天我们就来谈一谈老年人常见的心理问题以及防治对策。

退休后,老人容易出现四种不良情绪,如图 9-11 所示。

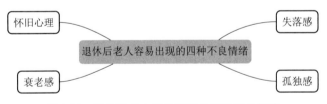

图 9-11　退休后老人容易出现的四种不良情绪

第一,心理上会出现较重的失落感,从而干扰情绪,影响心理平衡。有的人总认为自己老了,不中用了,单位和家庭不再需要自己了,心中更容易感到失落,沉默寡言,足不出户。

第二,孤独感。老年人离开工作岗位以后,随着社交活动和人际交往的减少,容易产生孤独、压抑的心理,若子女异地工作或另立门户,老年人独居空巢,就易产生孤独、被遗弃的心理;有些老人即使与子女生活在一起,若子女不孝顺,不关心,不注重与老人的交往,也会使老人感到孤独;若老伴病逝,时间一长老人容易产生"与世隔绝""孤立无援"的心境,会出现悲观失望,甚至产生抑郁、绝望的情绪(图 9-12)。孤独感分类见表 9-16。

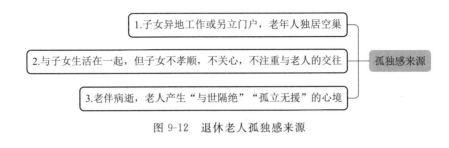

图 9-12　退休老人孤独感来源

表 9-16　孤独感分类

孤独感一维		指孤独感在本质上没有差异,每个人对孤独感的体验是一致的
孤独感二维	情感孤独	指由于个体在依恋关系上无法获得满足而产生的孤独感,是当代老年人中最常见的孤独类型
	社会孤独	指个体在社会关系中得不到满足而产生的孤独感,与人际交往障碍有关
孤独感多维	剥夺类型	指社会剥夺感的类型与强度
	时程	指孤独感的可变性和稳定性
	情绪特征	指个体正性情绪的缺失和负性情绪的增强

第三,有些老人还会出现怀旧心理,喜欢留恋过去。他们往往沉湎于对往事的回忆,常常追忆过去美好的时光,继而产生"无可奈何花落去"的感叹,日久便容易产生抑郁情绪。

第四,老年人还容易产生衰老感。这一方面是由于身体状态的变化,主要是生理机能的衰退;另一方面是由于思维能力和智力的变化,还有社会环境的变化,如退休、与子女分居等(图 9-13)。但有些老年人主观上不接受"自己已成为老人了"的事实,也不愿周围的人处处将自己当成老人。

如果一般的心理问题得不到疏解,就会导致焦虑症和抑郁症。其实,老年人的心理问题是有迹可循的,一些小细节可以帮助我们发现老人产生心理疾病的苗头。首先是情绪改变。有些老人容易激动,总为小事而大发脾气,对周围事物总感到看不惯、不称心;有的老人会变得郁郁寡欢,苦闷压抑,情绪低落,或是显得淡漠无情,凡事无动于衷。其次是记忆力减退,出现疑病症状。老年人面对身体素质的每况愈下,对衰老与健康状况的自然下降认识不够,老是担心自己年老多病,顾虑中风瘫痪无人侍候等,以致经常胡思乱想,惴惴不安,常常感叹自己已"风烛残年"。有的老年人看到昔日好友患重病或去世,更是紧张、恐惧,总觉得别人的今天就是自己的明天,如若身体稍有不适,便会更加焦虑、恐惧。最后,还可能出现精神病性症状,变得敏感多疑,常担心钱财被偷等。

居住环境、家庭环境、人际关系等,都有可能成为导致老年人心理问题的罪魁祸首。首先是空巢现象。中国的独生子女家庭较多,当孩子由于工作、学习、结婚等离家后,独守空巢的老人会因此产生心理失调症状。空巢综合征产生原因与表现见表 9-17。其次是家庭矛盾。与空巢现象相对的是,很多老人与子女同住,两代人的生活习惯、观念存在巨大差异,这些都是家庭矛盾的根源。对于多子女的家庭来说,父母财产分配是否公平也会引

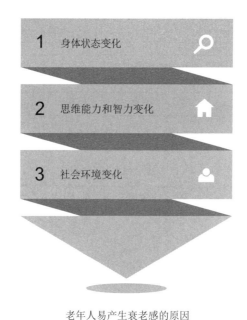

老年人易产生衰老感的原因

图 9-13　老年人易产生衰老感的原因

起子女间的矛盾,所有的这些问题都可能对老人的心理造成极大影响。最后是经济拮据。老人退休后,经济收入较之前有所减少,部分老人过着十分拮据的生活,这会让老人感到自卑、无用,沉浸在对过去的回忆里。

表 9-17　空巢综合征

原因	①对离退休后的生活变化不适应,从工作岗位上退下来后感到冷清、寂寞
	②对子女情感依赖性强,有"养儿防老"的传统思想,及至老年正需要儿女做依靠的时候,儿女却不在身边,不由得心头涌起孤苦伶仃、自卑、自怜等消极情感
	③本身性格方面的缺陷,对生活兴趣索然,缺乏独立自主、振奋精神、重新设计晚年美好生活的信心和勇气
表现	①精神空虚,无所事事
	②孤独、悲观、社会交往少
	③躯体化症状

身体无病并且心灵健康才是真正的健康。老年心理健康标准见表 9-18。若心理不健康,就会严重影响生活质量,最终必然影响甚至损害躯体健康。所以,学习心理保健知识,学会身心愉快地生活,树立起心理健康的新观念,是每个老年人安度晚年、健康长寿的重要条件。要想长期保持身心愉悦,老年人可以从以下几个方面入手。

表 9-18　老年心理健康标准

有健全的人格,情绪稳定,意志坚强
有正常的思维、正常的感知觉和良好的记忆力
有良好的人际关系
能保持正常的行为
能正确认知社会,与大多数人的心理活动一致

第一,转变角色,重新适应社会和家庭环境。退休、离休虽然是一种正常的角色变迁,但不同职业的人,对离退休的心理感受是大不一样的。据对北京市离退休干部和退休工人的对比调查,工人退休前后的心理感受变化不大,他们退休后摆脱了沉重的体力劳动,有更充裕的时间料理家务、消遣娱乐和结交朋友,并且有足够的退休金和医疗保障,所以内心比较满足,情绪较为稳定;但离退休干部的情况就大不相同了,这些老干部在离退休之前,有较高的社会地位和广泛的社会联系,其生活的重心是事业,退休或离休以后,生活的重心变成了家庭琐事,社会联系骤然减少,这使他们感到不适应。所以,老年人在退休前就需要思考退休后的安排问题,培养一些有益健康的爱好。适宜老年人的活动有很多,如练习书法、钓鱼、养花、打太极拳等。退休后也要坚持参加社会活动,重新建立人际关系,互相帮助。离退休综合征产生原因与表现见表 9-19。心理学家研究表明,理解与帮助他人,也有利于自身的心理健康。

表 9-19　离退休综合征

原因	①离退休前缺乏足够的心理准备
	②离退休前后生活境遇反差过大,如社会角色、生活内容、家庭关系等的变化
	③适应能力差或个性缺陷
	④社会支持缺乏
	⑤失去价值感
表现	①坐卧不安,行为重复或无所适从,有时还会出现强迫性定向行走
	②注意力不能集中,做事常出错
	③性格变化明显,容易急躁和发脾气,多疑,对现实不满,常常怀旧,总存有偏见
	④大多数当事者有失眠、多梦、心悸、阵发性全身燥热等症状
	⑤心理障碍的特征可归纳为无力感、无用感、无助感和无望感

第二,保持乐观情绪、好奇心和积极向上的心理状态。有些老人感到晚年生活并不愉快,不得不默默地承受着孤独、苦闷、压抑。出现这样的情况,除了与社会、环境等因素有关,也有老人自身的原因。譬如随着年龄增大,老人适应外界的能力也会逐渐减弱,心理通常也会发生一些微妙的变化;遇上环境变故或其他事情的刺激,比如家庭关系的紧张或淡漠、亲情的减少或缺乏,老人就容易出现孤独感、恐惧感及不安、抑郁、暴躁等不良情绪,诱发心理疾病,严重的甚至出现绝望的念头。所以要正视现实,接受挑战;乐观豁达,安享

晚年;适应今天,迎接明天。对老年期的心理变化和环境变化,采取正视和接受的态度,因为现实已经存在,也不能随我们的意愿而改变,即使我们情绪不好,坏事依旧会不可避免地发生,时间也不会因为我们不希望变老而倒退。因此,要学会积极地接受,比如空巢老人,因为无法依赖子女而伤心难过时,可以试着接受和面对这种事实,转而依赖自己和老伴,或其他可以依赖的人,并且坚信拥有一个美好的心情,比十帖良药更能解决心理上的痛苦。

第三,勤于学习,科学用脑。"树老怕空,人老怕松。"老年人步入第二人生,最主要的心理准备就是注重学习,丰富精神生活,延缓大脑衰老,要"活到老,学到老"。老年人需要学习的东西有很多,如老年自我保健、老年心理学、家政学等。同时还要了解国内外大事,了解社会变更,学习新知识,更新观念,紧跟时代的步伐。另外,还应该更新自己的专业知识和技能,学两手具有新时代特征的技术,如打字、上网等。

第四,发现问题,及时就诊,寻求医学帮助。如果老人出现严重的情绪、记忆或精神症状,则可能已经罹患严重的精神疾病,应该及早到专科医院就诊,寻求专业医生的帮助。

二、养老模式

养老模式分类见表9-20。"居家养老"和"家庭养老"的区别见表9-21。

表9-20　养老模式分类(根据提供资金来源和照料主体进行划分)

类　别	定　义
家庭养老	指养老服务主体和养老资金支付与其子女密切相关,即依靠子女提供经济支持和生活照料
社会养老	指养老服务主体为国家、社会组织等,由社会养老保险提供的养老金和社会组织提供的养老产品和服务来帮助老年人实现老有所养。

表9-21　"居家养老"和"家庭养老"的区别

类　别	区　别
居家养老	侧重于从居住地上进行区分,是居住在家庭中的养老模式,养老服务可以主要由养老机构、社区养老服务机构等社会组织提供
家庭养老	涵盖了养老需求的两个维度,养老服务主要由子女等家庭成员提供

 能力测评

本次任务可根据学生听课及模拟与章爷爷沟通的情况对学生开展测评,可从知识学习、技能要求和职业态度三个方面开展测评(表9-22)。

表9-22 能力测评

项 目	测评标准		得 分
知识学习(20分)	是否认真听老师讲课(5分)		
	听课过程中有无提出问题(5分)		
	能否回答老师提出的问题(10分)		
技能要求(50分)	模拟沟通是否恰当、规范(40分)	事先准备是否充分(了解当事人的背景情况和心理状态)(10分)	
		是否确认需求(分析当事人最真实的需求是什么)(10分)	
		阐述观点是否合理(消除当事人的顾虑)(10分)	
		共同实施(开展后续工作)(10分)	
	沟通过程中有无发现或者提出问题(5分)		
	跟同学、老师是否有互动(5分)		
职业态度(30分)	沟通时是否尊重老人,微笑面对老人(10分)		
	与老人沟通时语气是否温柔,语速是否适中,吐字是否清晰(10分)		
	是否能进行有效的沟通,达到沟通的目的(10分)		
总分(100分)			

第四节 与绝食高龄人群沟通的艺术

高龄人群各脏器的退行性变化,导致其生理机能下降。老年病人常常同时存在多种疾病。老年人有绝食行为时,不是在要小孩子脾气就是情绪波动比较大,或者有不愿意拖累家人的想法等。面对绝食老年人,我们需要与其小心谨慎沟通,作为工作人员,你的一言一行都有可能影响到老年人做下一个决定,因此在与绝食老年人沟通时要特别注意沟通的语气和说话的言辞。本节将学习如何与绝食老年人进行有效沟通。

本节内容思维导图如图9-14所示。

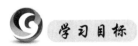

学习目标

知识目标:知晓老年人出现绝食的原因。

技能目标:能够与绝食老年人进行有效沟通;能帮助绝食老年人消除不良情绪。

态度目标:在沟通过程中,具备爱心、耐心、细心,跟老年人沟通时语气要温柔,语速要缓慢,注意观察老年人的反应,仔细观察有无异常情况。

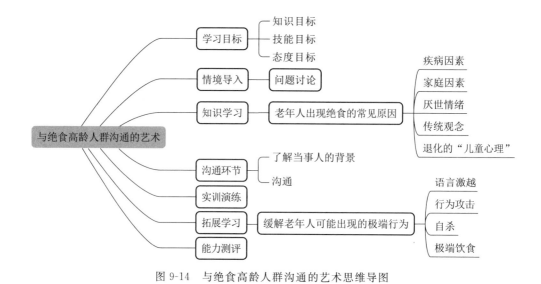

图 9-14　与绝食高龄人群沟通的艺术思维导图

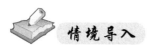 **情境导入**

从古至今，从来都不缺乏追求长寿的人，尤其是封建时代站在权力最顶端的皇帝。中国历史上就有不少有关皇帝追求"长生不死"的传闻，这些传闻其实是比较可信的，毕竟古人对科学的理解是很混沌的，所以会相信灵丹妙药等仙术之类的东西。

可以说，实现长生是每个人与生俱来的一种愿望，但这种愿望可能与现实是相互抵触的。很多人一辈子养尊处优，却也不见得一定能够活得长久。长寿这种事，很难用一句两句话说清楚，影响一个人寿命的因素有很多，可以说既复杂又难以掌控。

李大爷，73岁，身体不是很好，家里儿女众多，但儿女们工作忙，挣的钱比较少，只能满足家人的基本需求。不堪忍受病痛的李大爷开始以绝食的方式慢慢等待死亡。看到有陌生人进来，他就开始不停地念叨："人活到这个岁数了，活这么长干什么啊，还不如死了算了，孩子们也不用这么辛苦啊。"据悉，李大爷患有严重的气管炎和关节炎，每次到了犯病的时候都会疼到在地上打滚。家人都知道李大爷的情况，也都非常关心和心疼李大爷，虽然平时上班比较忙，但是有空了便会来养老院看望李大爷。知道李大爷绝食之后，家人很快便赶到养老院，但是李大爷还是不听劝，依然选择绝食这一极端行为。

面对此案例，你认为应该如何与李大爷进行有效的沟通？

 问题讨论

1.李大爷选择绝食的原因有哪些？

2.李大爷的家庭背景是否影响李大爷选择绝食这一极端行为？如果是，体现在什么地方呢？

3.李大爷如果不患病,是否还会选择绝食这一极端行为?

4.老年人出现绝食的原因有哪些?

 知识学习

老年人出现绝食的常见原因有以下几种。

一、疾病因素

老年人是各种疾病的易感人群,多数躯体疾病都会不同程度地导致疼痛,如冠心病、晚期癌症等,疼痛时让人难以入眠。很多老年人由于患有疼痛难耐的疾病,有时会产生消极情绪,便想通过绝食来摆脱这种痛苦。

二、家庭因素

一是老年人与家人尤其是子女关系不好,子女不愿意赡养老年人,此时老年人很容易出现悲观情绪,部分老年人会选择绝食这一极端方法来引起子女的重视;二是老年人由于患病等,认为高额的医疗费用会给家人和子女带来很多麻烦,为了减轻家庭和子女的负担,选择了绝食来反对治疗和求死(图9-15)。

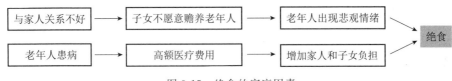

图9-15　绝食的家庭因素

三、厌世情绪

老年人厌世心理的存在会引发老年人的绝食行为。老年群体中有相当数量的老年人会产生厌世心理,他们大多都是因为疾病缠身、体力衰退,不愿意与他人交流,从而导致了抑郁的情绪。这些老年人多半在精神上失去了依托而倍感悲观,坏情绪不能及时排解,一些小事情就会让他们产生厌世心理。厌世情绪的产生容易使老年人选择极端手段求死,绝食便是其中一种选择。

四、传统观念

中国传统养老模式基本是以家庭为主,许多老年人认为到养老院养老是因为到老了没有人养,不愿意在养老院度过余生。当被子女送到养老院后,很多老年人便认为是子女不孝顺才导致自己沦落到居住在养老院里的,抵触情绪非常明显,因此极端情绪很容易爆发,有些老人会选择绝食来反抗这种安排。

五、退化的"儿童心理"

正如社会上将老年人叫"老顽童"一样,老年人随着年龄的增长反而在有些方面像一个小孩子。出于老年人的"儿童心理",在遇到一些小事情的时候,旁人没有按照自己的意愿做,老年人便会像孩子一样说"我不吃饭了",此时老年人并不一定是真正想绝食,只是其撒娇惹人注意的一个幌子,这时候作为工作人员需要耐心地哄老年人,以使老年人打消绝食的念头。

老年人退化的"儿童心理"与老年人的人格特征(表9-23)之间存在一定的逻辑关联性。随着年龄的增长,一些老年人可能会经历认知能力的下降、身体健康问题和社会角色的改变。这些因素会导致老年人在某些方面表现出与儿童类似的心理特征,如依赖性、需求满足、好奇心和情感表达。与此同时,老年人的人格特征也可能受到影响,变得更加温和、包容、容易满足,与儿童的天真、单纯和需求满足有一定相似之处。这种"儿童心理"的出现可能部分是应对老年生活中的各种挑战和变化的一种应激反应,同时也反映了人生不同阶段的心理需求和特点。因此,老年人的"儿童心理"与其人格特征之间存在一定的逻辑关联性,可以被视为老年生活经历和适应过程的一部分。

表 9-23 老年人的人格特征

成熟型或健康型	对自己一生的事业感到欣慰,对生活容易满足,对家庭和社会容易满意,对于衰老与社会性变化容易适应。能够从事力所能及的、有意义的活动,可以保持良好的社会交往,善于调节和控制自己的情绪
安乐型或悠闲型	满足于现状,悠闲自得。物质上希望得到别人的帮助,精神上希望得到别人的安慰
防御型或自卫型	自我防卫性强,对衰老和外界各种不幸采取防卫机制来应对,用紧张工作和不停活动来回避老年期的丧失与空虚
愤怒型或攻击型	不满现状、性格粗暴,对自己的一生感到懊恼,怨恨自己一事无成,把失败归于客观;不承认衰老,自我闭塞,对人对事均无兴趣,甚至常有对立情绪
自责型或忧郁型	与愤怒型相反,把隐藏在内心深处的攻击指向自己,把遭遇的不幸和失败归于自己,谴责自己,对一切事物持悲观、沮丧、失望甚至绝望的态度

沟通环节

沟通环节思维导图如图 9-16 所示。

一、了解当事人的背景

李大爷年纪比较大,身体不是很好,长年累月经受着气管炎和关节炎的双重折磨,随着病痛的加剧和年龄的增长,李大爷心理和生理上都很难承受。同时,由于长年累月的病

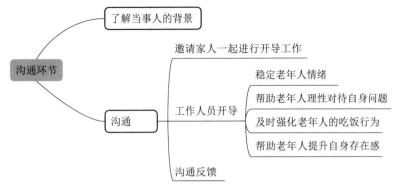

图 9-16　沟通环节思维导图

痛,李大爷及其家人需要花费大量的医药费,病痛的折磨和大量医药费的花销,让李大爷觉得生活得非常苦,不想再这样生活下去。

李大爷家中儿女众多,虽然个个都比较孝顺,但是由于儿女们的工作不是很好,工资只能基本维持家庭生活所需。李大爷的医药费由子女共同拼凑,基本上维持了李大爷的药物开销。虽然儿女们工作繁忙,并不能经常来看望李大爷,但是只要有时间子女们便会带着李大爷爱吃的东西或者礼物来看望李大爷。可以说,李大爷的子女对他是非常用心的,李大爷看着因为自己生病而总是来回奔波的子女们,心里非常内疚和自责,认为如果自己去世了那就是在为子女们减轻负担,因此萌生了绝食求死的想法。

养老院里老年人的过世是比较正常的情况,久居养老院的李大爷经常看到或者听说某位老年人走了,哪位老年人因为不堪忍受病痛去世了的负面信息,从而联想到自己不能被治愈的疾病以及无法忍受的病痛,再想到为了医药费而疲惫不堪的子女们,李大爷毅然选择了绝食求死。

在了解了李大爷绝食的诸多原因后,作为一名工作人员,你会如何与李大爷沟通以打消李大爷的顾虑?

二、沟　通

(一)邀请家人一起进行开导工作

与李大爷家人联系并积极沟通,使李大爷的家人了解李大爷绝食的原因。让李大爷的家人和李大爷谈心,逐渐使李大爷明白:子女们将李大爷看得很重要,只有李大爷在才能让子女们感受到家庭的温暖,同时子女们就算再苦再累也愿意承担李大爷的医药费。此外,还可以让李大爷的孙子、孙女常来和李大爷说话,用暖暖的亲情来感化李大爷,同时工作人员婉转劝说李大爷不要为了让子女们得到一时的清闲而失去仅有的亲情。

(二)工作人员开导

1.稳定老年人情绪

与老年人沟通,位置选择很重要。工作人员要近距离弯下腰与老年人交谈,让老年人觉得与你平等,你很重视、尊重他,从而稳定老年人的情绪。同时,工作人员说话语气要温和,应热情地对待老年人,尊重老年人的人格,维护老年人的权利,并注意维护其自尊。当稳定老年人的情绪后,工作人员可进一步深入了解老年人的期望和需要。

2.帮助老年人理性对待自身问题

向李大爷说明他所患的疾病是老年人当中患病率比较高的,作为老年人应该正确对待身体各方面的疾病,积极消除不良情绪。如果李大爷还是情绪比较激动,依然有绝食的行为,工作人员要持续耐心、细心地与李大爷沟通,让李大爷感受到养老院对其的照顾、关心和重视。

3.及时强化老年人的吃饭行为

对有吃饭意识的老年人进行表扬。人都渴望自己被肯定,老年人就像小朋友一样,喜欢被表扬、夸奖,当工作人员真诚地赞扬他时,老年人的心情可能会变得更好,也会更加配合工作人员的工作,情况就会慢慢有所改变。因此,在家人和工作人员共同努力后,当李大爷有吃饭意识时,作为工作人员,我们要对他的这种行为及时进行表扬。在强化其吃饭行为的同时,为李大爷多准备他爱吃的饭菜,以使李大爷有更加强烈的吃饭欲望。

4.帮助老年人提升自身存在感

有时,李大爷可能会认为自己是个累赘,不仅是家人的累赘,也给养老院的工作人员带来了很多麻烦。为了避免老年人有此类消极情绪,作为工作人员,要多多看望李大爷,多激发李大爷的潜能和长处,并对李大爷在其比较擅长的方面给予意见和指导,让李大爷感觉到自己的价值,这样李大爷就不会一直想着绝食求死,心境也会变得与之前不一样。

(三)沟通反馈

李大爷经过家人、工作人员的开导和表扬后,慢慢有了吃饭的意识,并能够正常进食了。但是,为了避免李大爷再次出现绝食意识,工作人员应经常去与李大爷沟通,关注其行为动态。

 实训演练

何奶奶,78岁,有子女4人。何奶奶是靠给别人打工养活4个子女的,没有退休金。由于对小儿子比较宠溺,大儿子和2个女儿对她的意见非常大,小儿子也不孝顺,让78岁的老人独自一人生活在老房子里。由于老家搬迁,4个子女为了顺利得到拆迁费,将何奶奶骗送到了养老院,何奶奶本来以为4个子女会来看望她一眼的,结果住了一个月一个子女也没有来过。当得知自己的老房子要拆迁的消息时,何奶奶才明白过来子女是因为拆迁费才对她好言相劝的,于是开始绝食,以绝食来要挟子女将自己接送到家里生活或者给自己生活费。

请思考

> 1.何奶奶当前存在哪些问题？
>
> 2.面对何奶奶的情况,可以采取哪些沟通艺术？
>
> 3.假想你是何奶奶的照顾者,你如何与何奶奶开展交互性沟通对话？

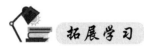拓展学习

如何缓解老年人可能出现的极端行为？

一、语言激越

严重的语言激越行为(agitated behavior)会给老年人的日常生活,甚至家庭和养老院都带来较大影响。在面对语言激越的老年人时,工作人员可适当转移其注意力,并对其语言激越行为选择忽略;若老年人语言激越行为较为严重,工作人员可适当选择回避,让老年人独自发泄后再回到老年人身边照料,并当作没有事情发生;当老年人暂时没出现语言激越行为时,对其进行适当表扬。这三种处理方式对控制老年人语言激越行为均会起到较好的效果,但是工作人员在使用这三种手段时,要注意不要冷落老年人,而只是忽略老年人的这种不良行为。

养老机构失智老人激越行为的影响因素见表9-24。激越与易激惹的临床表现与相关疾病因素见表9-25与表9-26。

表9-24　养老机构失智老人激越行为的影响因素

疾病状况	患者失智程度以及是否合并其他疾病都会影响激越行为的发生
认知功能	调查发现,认知功能是激越行为的主要影响因素
日常生活能力	越无法自理的失智老人越容易出现激越行为,其中躯体攻击性行为最常发生于协助失智老人进食和洗澡的过程中
生活需求以及既往习性	失智老人由于沟通能力以及自我提供需求能力的降低,使得失智老人的需求没有得到满足,最终导致激越行为的发生
抑郁	有研究发现,抑郁程度与激越行为的发生相关,抑郁在失智老人各个认知阶段的发生率均非常高
疼痛	有研究认为,疼痛会引发激越行为,加强对疼痛的管理能够改善其激越行为。语言攻击性与非攻击性行为是受到疾病影响的患者寻求帮助的方式之一
环境	研究显示,适当的环境设计能够缓解激越行为
约束	身体约束会增加呼吸道受阻、骨折、压疮、再入院以及受伤的危险等,并增加患者激越行为的发生

表 9-25　激越与易激惹的临床表现

激　越	易激惹
轻度激越(一般兴奋激越人群) 　流露出暴力内容的妄想或幻觉 　思维进程欠清晰 　注意力不集中 　表情紧张 　过度言语或活动,如来回踱步、绞手、攥拳、目光对视、言语迫促 　缄默 　对外界刺激的反应及警觉性增强 　对诊疗不合作等 具有潜在攻击行为风险人群(或高危人群) 　大量暴力内容的妄想或幻觉 　思维逻辑混乱 　表情愤怒 　大声叫喊 　针对他人的言语挑衅和口头威胁 　明显的兴奋冲动 　对他人投掷物品 　针对他人的躯体威胁 　可能发生攻击他人及自身的暴力行为等 常见临床表现 　爆发性或不可预测的愤怒,恐吓他人 　坐立不安、过度运动 　躯体和(或)言语的自我攻击 　贬损或具有敌意的口头攻击 　不合作或命令性行为或拒绝治疗 　冲动或缺乏耐心的行为 　对疼痛或挫败缺乏耐受性	经历易激惹的患者可能出现悲伤或愤怒 患者可能由易激惹直接转化为攻击 患者可能从易激惹直接转化为愤怒,而后导致攻击

表 9-26　激越与易激惹的相关疾病因素

激　越	易激惹
躯体疾病 　头部外伤、脑炎、脑膜炎或其他感染性疾病、脑病(尤其是由肝或肾衰竭引起的)、暴露于环境毒素、电解质和代谢紊乱(低钠血症、低钙血症、低血糖)、缺氧、甲状腺疾病、癫痫(后遗症)、药物中毒(如抗精神病药) 精神活性物质中毒或戒断 精神疾病 　精神分裂症、情感障碍、激越性抑郁、焦虑障碍、适应障碍、孤独症等	心境障碍 创伤和应激相关障碍 破坏性、冲动控制和行为障碍 物质相关和成瘾障碍 人格障碍

二、行为攻击

老年人出现攻击行为(aggressive behavior),可能是因为年纪较大,导致出现幻觉。若老年人出现此种情况,我们应该给予此类老年人更多的关心和照料,让老年人在养老院获得安全感。当老年人在养老院感受到家的温暖时,就不会认为有人会攻击自己,还会获得归属感。

三、自　杀

对有自杀倾向老年人的处理措施:帮助老年人培养新的兴趣点,帮助老年人拓展新的爱好,使其在积极参加活动的过程中消除孤独感;引导其多与其他老年人沟通,在同辈人身上寻求认同感;家人要充分了解老年人的心理状态,及时给予老年人应有的照顾,打消老年人的自杀念头;面对有自杀行为的老年人,我们不仅要帮助老年人打消自杀念头,还要将水果刀、有毒物品等放置在老年人接触不到的地方,让老年人没有进行自杀行为的条件。

自杀的人际理论核心要素见表 9-27。养老机构老年人自杀相关因素见表 9-28。

表 9-27　自杀的人际理论核心要素

核心要素	定　义
挫败感	指当个体的归属需要未得到满足时产生的一种痛苦的心理状态
自我累赘感	是一种低效感和不胜任感,也是一种认为自己给别人"拖后腿"的错觉
获得自杀倾向	当个体具备归属失败、觉知累赘两种负性体验时,此时个体自身具备较高的自杀意念和风险,是高自杀风险群体。而当个体真正具备自杀能力时,三种因素交互作用,自杀的意念达到坚固、难以改变的状态,个体会付诸实践,实施自杀行为,甚至造成自杀身亡的后果

表 9-28　养老机构老年人自杀相关因素

因　素	内　容
人口学因素	包含性别、婚姻状况、经济状况、教育背景等
躯体因素	(1)躯体功能:以往研究发现,老年人的躯体功能障碍越严重,自杀风险也越高 (2)慢性病:以往研究发现,罹患慢性病的数量越多,老年人的自杀风险越高
认知心理因素	(1)认知功能:克威尔(Conwell)等人的研究发现,认知功能受损的老年人由于难以调节负面情绪,具有更高的自杀风险 (2)抑郁:抑郁被学界公认为是自杀意念最有力的预测因素,与自杀意念直接相关,其他危险因素常通过抑郁的中介作用导致自杀意念,且抑郁症状越严重,个体报告自杀意念的可能性越大
社会因素	养老机构老年人离开了原有的家庭环境和亲人朋友,入住养老机构,加上躯体功能障碍的影响,可能面临缺乏社会支持、社会参与度低的情况。自杀的社会学理论,如 Durkheim 的自杀论、Joiner 人际关系理论都认为社会隔离是导致自杀最重要的原因之一,其中缺乏社会支持、低社会参与度都是社会隔离的重要指标
机构因素	我国老年人家庭观念重,较少主动选择入住养老机构,常因丧失生活自理能力不得不入住养老机构,使得入住养老机构成为我国机构老年人自杀的不可忽略的危险因素

续表

因　素	内　容
自杀行为因素（自杀未遂史）	莫菲（Murphy）等人和梅朱科（Mezuk）等人对养老机构老年人自杀研究的系统综述均显示，自杀未遂史是自杀的重要预测因素，在自杀死亡的养老机构老年人中，有35％有既往自杀未遂史的记录

四、极端饮食

老年人消化系统功能逐渐减退，对食物的消化能力随之下降，极端饮食对老年人造成的危害是显而易见的。为了避免老年人极端饮食带来的危害，我们要帮助老年人做到：①要少食多餐，老年人的消化能力使其不能暴饮暴食，也不能过量食肉，可以选择少食多餐的方法，让食物更好地消化，以适应弱化的消化系统的节律；②面对胃口较好的老年人出现的暴饮暴食现象，我们要提醒老年人细嚼慢咽，让消化系统慢慢感受到食物的存在，同时延长老年人吃饭时间以适应老年人弱化的消化系统；③老年人的身体状况不允许其完全素食，要让老年人意识到营养均衡的重要性，多吃蔬菜的同时也要多吃些鸡肉、鱼肉等富含较多蛋白质的食物，保证营养（图9-17）。简易营养评估问卷（mini-nutritional assessment questionnaire，MNAQ）见表9-29。

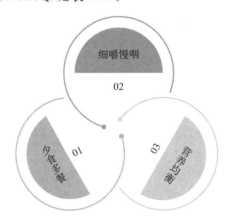

图9-17　避免老年人极端饮食

表9-29　简易营养评估问卷（MNAQ）

项　目	A	B	C	D	E
我的食欲	很差	差	一般	好	很好
当我进餐时	进食几口即感到饱胀	进食1/3量感到饱胀	进食1/2量感到饱胀	几乎完成进餐时感到饱胀	很少有饱胀感
食物的味道	很差	差	一般	好	很好
一日进餐次数	少于1餐	1餐	2餐	3餐	3餐以上

评分标准：A＝1；B＝2；C＝3；D＝4；E＝5。MNAQ≤14，提示6个月体重非意愿性减轻5％的风险。

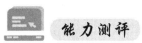 能力测评

本次任务可根据学生听课及模拟与李大爷沟通的情况对学生开展测评,可从知识学习、技能要求和职业态度三个方面开展测评(表9-30)。

表9-30　能力测评

项 目	测评标准		得 分
知识学习(20分)	是否认真听老师讲课(5分)		
	听课过程中有无提出问题(5分)		
	能否回答老师提出的问题(10分)		
技能要求(50分)	模拟沟通是否恰当、规范(40分)	了解绝食老年人的家庭背景(8分)	
		了解绝食老年人的绝食原因(8分)	
		是否与绝食老年人沟通并寻求家人帮助(8分)	
		工作人员是否帮助老年人正视自身的不良饮食因素(8分)	
		老年人有吃饭意识和行为时,工作人员有无进行表扬(8分)	
	沟通过程中有无发现或者提出问题(5分)		
	跟同学、老师是否有互动(5分)		
职业态度(30分)	沟通过程中是否微笑服务(10分)		
	与老人沟通时语气是否温柔,语调是否适中,吐字是否清晰(10分)		
	与老人沟通时态度是否真诚(10分)		
总分(100分)			

附　录

附录一　专有名词

阿尔茨海默病（Alzheimer's disease，AD）

参与（participation）

低热情低能力（LWLC）

低热情高能力（LWHC）

地域刻板印象

定式效应（fixed effect）

反应（react）

非语言沟通（nonverbal communication）

非语言式沟通（nonverbal communication）

负面情感（negative emotions）

复述（retell）

副语言沟通（paralanguage）

高热情低能力（HWLC）

高热情高能力（HWHC）

工娱疗法（work entertainment therapy）

功能固定模式（functional fixation）

攻击行为（aggressive behavior）

共情（empathy）

鼓励（encourage）

固化模式（entrenchment）

激越行为（agitated behavior）

急性应激反应（acute stress response）

计算机断层扫描术（computed tomography）

觉察（awareness）

杰弗逊共情量表（the Jefferson scale of empathy-health professionals，JSE-HP）

近因效应（recency effect）

精神疾病（mental disorder）

刻板印象内容模型（stereotype content mode，SCM）

老年疾病（senile diseases）

老年性黄斑变性（age-related macular degeneration，AMD）

联合（association）

临终关怀（hospice care）

慢性应激反应（chronic stress response）

年龄刻板印象

倾听（listen）

容貌刻板印象

生活事件量表（life events scale，LES）

生命回顾（life review）

食疗法（food therapy）

首因效应（primacy effect）

双侧感音神经性耳聋（bilateral sensorineural deafness）

睡眠（sleep）

睡眠障碍（sleep disorder）

思维定式（mindset）

糖尿病性视网膜病变（diabetic retinopathy）

听力障碍（hearing disorder）

投射现象（projection）

微笑（smile）

系列位置效应（serial－position effect）

系列学习（serial learning）

心理护理（mental Nursing）

性别刻板印象

询问（inquire）

循环实证（cycling demonstration）

医养结合（combination of medical treatment and endowment）

依赖（dependence）

音乐护理（music nursing）

应激状态（stringent state）

语言沟通（verbal communication）

语言式沟通（verbal communication）

晕轮效应(halo Effect)

正念训练(mindfulness training)

肢体接触(physical touch)

职业刻板印象

种族刻板印象

重振现象(to revive the phenomenon)

自杀(suicide)

附录二　量　　表

一、一般心理健康与行为问题量表

(一)90项症状清单(SCL-90)

(Derogatis 编制,金华等修订)

注意:以下表格中列出了有些人可能会有的问题,请仔细阅读每一条,然后根据最近一周内下述情况影响您的实际感觉,在5个方格中选择一格打"√"。

条　目	没有	很轻	中等	偏重	严重
	1	2	3	4	5
1. 头痛。	☐	☐	☐	☐	☐
2. 神经过敏,心中不踏实。	☐	☐	☐	☐	☐
3. 头脑中有不必要的想法或字句盘旋。	☐	☐	☐	☐	☐
4. 头晕或昏倒。	☐	☐	☐	☐	☐
5. 对异性的兴趣减退。	☐	☐	☐	☐	☐
6. 对旁人责备求全。	☐	☐	☐	☐	☐
7. 感到别人能控制您的思想。	☐	☐	☐	☐	☐
8. 责怪别人制造麻烦。	☐	☐	☐	☐	☐
9. 忘性大。	☐	☐	☐	☐	☐
10. 担心自己的衣饰的整齐及仪态的端正。	☐	☐	☐	☐	☐
11. 容易烦恼和激动。	☐	☐	☐	☐	☐
12. 胸痛。	☐	☐	☐	☐	☐
13. 害怕空旷的场所或街道。	☐	☐	☐	☐	☐
14. 感到自己的精力下降,活动减慢。	☐	☐	☐	☐	☐
15. 想结束自己的生命。	☐	☐	☐	☐	☐
16. 听到旁人听不到的声音。	☐	☐	☐	☐	☐
17. 发抖。	☐	☐	☐	☐	☐
18. 感到大多数人都不可信任。	☐	☐	☐	☐	☐
19. 胃口不好。	☐	☐	☐	☐	☐
20. 容易哭泣。	☐	☐	☐	☐	☐
21. 同异性相处时感到害羞不自在。	☐	☐	☐	☐	☐
22. 感到受骗、中了圈套或有人想抓住您。	☐	☐	☐	☐	☐

续表

条　目	没有	很轻	中等	偏重	严重
	1	2	3	4	5
23. 无缘无故地突然感到害怕。	☐	☐	☐	☐	☐
24. 自己不能控制地在发脾气。	☐	☐	☐	☐	☐
25. 怕单独出门。	☐	☐	☐	☐	☐
26. 经常责怪自己。	☐	☐	☐	☐	☐
27. 腰痛。	☐	☐	☐	☐	☐
28. 感到难以完成任务。	☐	☐	☐	☐	☐
29. 感到孤独。	☐	☐	☐	☐	☐
30. 感到苦闷。	☐	☐	☐	☐	☐
31. 过分担忧。	☐	☐	☐	☐	☐
32. 对事物不感兴趣。	☐	☐	☐	☐	☐
33. 感到害怕。	☐	☐	☐	☐	☐
34. 我的感情容易受到伤害。	☐	☐	☐	☐	☐
35. 旁人能知道您的私下想法。	☐	☐	☐	☐	☐
36. 感到别人不理解您、不同情您。	☐	☐	☐	☐	☐
37. 感到人们对您不友好，不喜欢您。	☐	☐	☐	☐	☐
38. 做事必须做得很慢以保证做得正确。	☐	☐	☐	☐	☐
39. 心跳得很厉害。	☐	☐	☐	☐	☐
40. 恶心或胃部不舒服。	☐	☐	☐	☐	☐
41. 感到比不上他人。	☐	☐	☐	☐	☐
42. 肌肉酸痛。	☐	☐	☐	☐	☐
43. 感到有人监视您、谈论您。	☐	☐	☐	☐	☐
44. 难以入睡。	☐	☐	☐	☐	☐
45. 做事必须反复检查。	☐	☐	☐	☐	☐
46. 难以做出决定。	☐	☐	☐	☐	☐
47. 怕乘电车、公共汽车、地铁或火车。	☐	☐	☐	☐	☐
48. 呼吸有困难。	☐	☐	☐	☐	☐
49. 阵阵发冷或发热。	☐	☐	☐	☐	☐
50. 因为感到害怕而避开某些东西、场合或活动。	☐	☐	☐	☐	☐
51. 脑子变空了。	☐	☐	☐	☐	☐
52. 身体发麻或刺痛。	☐	☐	☐	☐	☐
53. 喉咙有梗阻感。	☐	☐	☐	☐	☐

条　目	没有	很轻	中等	偏重	严重
	1	2	3	4	5
54. 感到没有前途、没有希望。	☐	☐	☐	☐	☐
55. 不能集中注意。	☐	☐	☐	☐	☐
56. 感到身体某一部分软弱无力。	☐	☐	☐	☐	☐
57. 感到紧张或容易紧张。	☐	☐	☐	☐	☐
58. 感到手或脚发重。	☐	☐	☐	☐	☐
59. 想到死亡的事。	☐	☐	☐	☐	☐
60. 吃得太多。	☐	☐	☐	☐	☐
61. 当别人看着您或谈论您时感到不自在。	☐	☐	☐	☐	☐
62. 有些不属于您自己的想法。	☐	☐	☐	☐	☐
63. 有想打人或伤害他人的冲动。	☐	☐	☐	☐	☐
64. 醒得太早。	☐	☐	☐	☐	☐
65. 必须反复洗手、点数目或触摸某些东西。	☐	☐	☐	☐	☐
66. 睡得不稳不深。	☐	☐	☐	☐	☐
67. 有想摔坏或破坏东西的冲动。	☐	☐	☐	☐	☐
68. 有一些别人没有的想法或念头。	☐	☐	☐	☐	☐
69. 感到对别人神经过敏。	☐	☐	☐	☐	☐
70. 在商店或电影院等人多的地方感到不自在。	☐	☐	☐	☐	☐
71. 感到任何事情都很困难。	☐	☐	☐	☐	☐
72. 一阵阵恐惧或惊恐。	☐	☐	☐	☐	☐
73. 感到在公共场合吃东西很不舒服。	☐	☐	☐	☐	☐
74. 经常与人争论。	☐	☐	☐	☐	☐
75. 单独一人时神经很紧张。	☐	☐	☐	☐	☐
76. 别人对您的成绩没有做出恰当的评价。	☐	☐	☐	☐	☐
77. 即使和别人在一起也感到孤独。	☐	☐	☐	☐	☐
78. 感到坐立不安、心神不定。	☐	☐	☐	☐	☐
79. 感到自己没有什么价值。	☐	☐	☐	☐	☐
80. 感到熟悉东西变成陌生或不像是真的。	☐	☐	☐	☐	☐
81. 大叫或摔东西。	☐	☐	☐	☐	☐
82. 害怕会在公共场合昏倒。	☐	☐	☐	☐	☐
83. 感到别人想占您的便宜。	☐	☐	☐	☐	☐
84. 为一些有关"性"的想法而很苦恼。	☐	☐	☐	☐	☐

续表

条　目	没有	很轻	中等	偏重	严重
	1	2	3	4	5
85. 您认为应该为自己的过错而受到惩罚。	☐	☐	☐	☐	☐
86. 感到要赶快把事情做完。	☐	☐	☐	☐	☐
87. 感到自己的身体有严重问题。	☐	☐	☐	☐	☐
88. 从未感到和其他人很亲近。	☐	☐	☐	☐	☐
89. 感到自己有罪。	☐	☐	☐	☐	☐
90. 感到自己的脑子有毛病。	☐	☐	☐	☐	☐

注:1. 量表结构和内容:本量表共90个项目,包含有较广泛的精神症状学内容,从感觉、情感、思维、意识、行为直至生活习惯、人际关系、饮食睡眠等均有涉及。躯体化包括1、4、12、27、40、42、48、49、52、53、56和58,共12项,该因子主要反映主观的身体不适感;强迫症状包括3、9、10、28、38、45、46、51、55和65,共10项,反映临床上的强迫症状群;人际关系敏感包括6、21、34、36、37、41、61、69和73,共9项,主要指某些个人不自在感和自卑感,尤其是在与他人相比较时更突出;抑郁包括5、14、15、20、22、26、29、30、31、32、54、71和79,共13项,反映与临床上抑郁症状群相联系的广泛的概念;焦虑包括2、17、23、33、39、57、72、78、80和86,共10项,指在临床上明显与焦虑症状相联系的精神症状及体验;敌对包括11、24、63、67、74和81,共6项,主要从思维、情感及行为3个方面来反映患者的敌对表现;恐怖包括13、25、47、50、70、75和82,共7项,它与传统的恐怖状态或广场恐怖所反映的内容基本一致;偏执包括8、18、43、68、76和83,共6项,主要是指猜疑和关系妄想等;精神病性包括7、16、35、62、77、84、85、87、88和90,共10项,其中有幻听、思维播散、被洞悉感等反映精神分裂样症状项目;其他19、44、59、60、64、66和89,共7项,未能归入上述因子,它们主要反映睡眠及饮食情况,在有些资料分析中将之归为因子10“其他”。

2. 评定方法:它的每一个项目均采取5级评分制。没有:自觉无该项症状(或问题),计1分。很轻:自觉有该项症状,但对受检者并无实际影响或影响轻微,计2分。中等:自觉有该项症状,对受检者有一定影响,计3分。偏重:自觉常有该项症状,对受检者有相当程度的影响,计4分。严重:自觉该症状的频度和强度都十分严重,对受检者的影响严重,计5分。这里所指的“影响”,包括症状所致的痛苦和烦恼,也包括症状造成的心理社会功能损害。“轻”“中”“重”无具体定义,由自评者自己去体验。

3. 结果分析:SCL-90统计指标主要有单项分、总分、总均分、阳性项目数、阴性项目数、阳性症状均分、因子均分,其中最常用的是总分与因子均分。单项分是90个项目的单项评分值;总分是90个单项分之和;总均分是总分除以90;阳性项目数是单项分≥2的项目数,表示患者在多少项目中呈现“有症状”;阴性项目数是单项分=1的项目数,表示患者“无症状”的项目有多少;阳性症状均分是阳性项目总分除以阳性项目数,另一种计算方法为(总分-阴性项目数)÷阳性项目数,表示患者在所谓阳性项目,即“有症状”项目中的平均得分,反映该患者自我感觉不佳的项目其严重程度究竟介于哪个范围;因子均分是计算各个因子的平均得分,将各因子得分除以该因子的项目数。原量表作者并未提出过划界值。协作组按上述常模结果提出了一个参考标准:总分超过160分,或阳性项目数超过43项,或任一因子分超过2分,可考虑筛查阳性,须进一步检查。

4. 量表应用情况:该量表操作简便,效果良好,反映症状丰富,能较准确评估患者自觉症状特点,广泛应用于精神科和心理咨询门诊中,作为了解就诊者或受咨询者心理卫生问题的一种评定工具。需要注意的是,该量表是一个精神症状(心理问题)筛查量表,而不是精神疾病诊断量表。其划界值是我国研究者提出的一个参考标准,即使被测者超过该标准并不意味着他肯定有精神障碍或心理问题,只提示他需要接受专业人员的进一步检查。

（二）匹兹堡睡眠质量指数（Pittsburgh sleep quality index，PSQI）

（Buysse 编制，刘贤臣修订）

姓名 _____　性别 _____　年龄 _____　编号 _____　日期 _____

匹兹堡睡眠质量指数（PSQI）

	指导语：下面一些问题是关于您最近 1 个月的睡眠情况，请选择或填写最符合您近 1 个月实际情况的答案。请回答下列问题！	
1	近 1 个月，晚上上床睡觉通常 _____ 点钟。	
2	近 1 个月，从上床到入睡通常需要 _____ 分钟。	
3	近 1 个月，通常早上 _____ 点起床。	
4	近 1 个月，每夜通常实际睡眠 _____ 小时（不等于卧床时间）。	
5	近 1 个月，因下列情况影响睡眠而烦恼：	
	a. 入睡困难（30 分钟内不能入睡）	(1)无 (2)<1 次/周 (3)1～2 次/周 (4)≥3 次/周
	b. 夜间易醒或早醒	(1)无 (2)<1 次/周 (3)1～2 次/周 (4)≥3 次/周
	c. 夜间去厕所	(1)无 (2)<1 次/周 (3)1～2 次/周 (4)≥3 次/周
	d. 呼吸不畅	(1)无 (2)<1 次/周 (3)1～2 次/周 (4)≥3 次/周
	e. 咳嗽或鼾声高	(1)无 (2)<1 次/周 (3)1～2 次/周 (4)≥3 次/周
	f. 感觉冷	(1)无 (2)<1 次/周 (3)1～2 次/周 (4)≥3 次/周
	g. 感觉热	(1)无 (2)<1 次/周 (3)1～2 次/周 (4)≥3 次/周
	h. 做噩梦	(1)无 (2)<1 次/周 (3)1～2 次/周 (4)≥3 次/周
	i. 疼痛不适	(1)无 (2)<1 次/周 (3)1～2 次/周 (4)≥3 次/周
	j. 其他影响睡眠的事情 如有，请说明：	(1)无 (2)<1 次/周 (3)1～2 次/周 (4)≥3 次/周
6	近 1 个月，总的来说，您认为自己的睡眠质量	(1)很好 (2)较好 (3)较差 (4)很差
7	近 1 个月，您用药物催眠的情况	(1)无 (2)<1 次/周 (3)1～2 次/周 (4)≥3 次/周
8	近 1 个月，您常感到困倦吗	(1)无 (2)<1 次/周 (3)1～2 次/周 (4)≥3 次/周
9	近 1 个月，您做事情的精力不足吗	(1)没有 (2)偶尔有 (3)有时有 (4)经常有

注：1. 量表结构和内容：PSQI 由 18 个自评和 5 个他评条目构成，参与计分的条目可组合成睡眠质量、入睡时间、睡眠时间、睡眠效率、睡眠障碍、催眠药物和日间功能障碍 7 个成分。被试者完成该问卷需 5～10 分钟。

2. 评定方法：PSQI 第 18 个自评条目和 5 个他评条目不参与计分，参与计分的条目中每个成分按 0～3 分四级计分，累计各成分得分为 PSQI 总分（0～21 分），得分越高表示睡眠质量越差。成分一睡眠质量（subjective sleep quality），根据条目 6 计分，"很好"计 0 分，"较好"计 1 分，"较差"计 2 分，"很差"计 3 分；成分二入睡时间（sleep latency），包含条目 2 和 5a，条目 2 的计分"≤15 分"计 0 分，"16～30 分"计 1 分，"31～60 分"计 2 分，">60 分"计 3 分，条目 5a 的计分为"无"计 0 分，"<1 次/周"计 1 分，"1～2 次/周"计 2 分，"≥3 次/周"计 3 分；成分二计分是将两条目得分相加，若累加分为"0"则计 0 分，"1～2"计 1 分，"3～4"计 2 分，"5～6"计 3 分，此为成分二（入睡时间）得分；成分三睡眠时间（sleep duration），根据条目 4 计分，实际睡眠时间为">7 小时"计 0 分，"6～7 小时"计 1 分，"5～6 小时"计 2 分，"<5 小时"计 3 分；成分四睡眠效率（habitual sleep

efficiency),涉及条目 1、3、4,床上时间＝起床时间(条目 3)－上床时间(条目 1),睡眠效率＝睡眠时间(条目 4)÷床上时间×100%,睡眠效率计分中百分比">85%"计为 0 分,"75%～84%"计 1 分,"65%～74%"计 2 分,"<65%"计 3 分;成分五睡眠障碍(sleep disturbance),包含条目 5b 至 5j 共 9 个项目,"无"计 0 分,"<1 次/周"计 1 分,"1～2 次/周"计 2 分,">3 次/周"计 3 分,睡眠障碍计分为累积 5b 至 5i 各条目得分,若累积分为"0"则计 0 分,"1～9"计为 1 分,"10～18"计 2 分,"19～27"计 3 分;成分六催眠药物(used sleep medication)根据条目 7 计分,"无"计 0 分,"<1 次/周"计 1 分,"1～2 次/周"计 2 分,"≥3 次/周"计 3 分;成分七日间功能障碍(daytime dysfunction)包含条目 8 和 9,条目 8 计分为"无"计 0 分,"<1 次/周"计 1 分,"1～2 次/周"计 2 分,"≥3 次/周"计 3 分,条目 9 计分为"没有"计 0 分,"偶尔有"计 1 分,"有时有"计 2 分,"经常有"计 3 分,日间功能障碍计分为累积两条目得分,若累积分为"0"则计 0 分,"1～2"计 1 分,"3～4"计 2 分,"5～6"计 3 分。

3. 结果分析:将 7 个成分得分相加即为总分,得分越高表示睡眠质量越差。

4. 量表应用情况:PSQI 不仅对失眠症,且对伴有睡眠质量问题的疾病如各种抑郁症、焦虑症、神经衰弱等均有一定的辅助诊断价值。

(三)布鲁奈尔心境量表(中文版)

(Terry 编制,张春青等修订)

姓名:_____ 年龄:_____ 性别:_____ 测试日期:____年__月__日

下列是描述感受的字句,请仔细阅读每个字句,然后在最能准确描述你现在感受的空格内打"√"。确保你回答了每一个问题。

条 目	一点都没有	一点点	中等程度	相当多	非常多
1. 恐慌的	□	□	□	□	□
2. 充满活力的	□	□	□	□	□
3. 思想混乱的	□	□	□	□	□
4. 精疲力尽的	□	□	□	□	□
5. 沮丧的	□	□	□	□	□
6. 垂头丧气的	□	□	□	□	□
7. 恼怒的	□	□	□	□	□
8. 疲惫不堪的	□	□	□	□	□
9. 头脑不清楚的	□	□	□	□	□
10. 昏昏欲睡的	□	□	□	□	□
11. 怀恨的	□	□	□	□	□
12. 不快乐的	□	□	□	□	□
13. 焦虑的	□	□	□	□	□
14. 担心的	□	□	□	□	□
15. 精力充沛的	□	□	□	□	□
16. 悲惨的	□	□	□	□	□
17. 糊涂的	□	□	□	□	□

条　目	一点都没有	一点点	中等程度	相当多	非常多
18. 紧张不安的	□	□	□	□	□
19. 气愤的	□	□	□	□	□
20. 活跃的	□	□	□	□	□
21. 疲倦的	□	□	□	□	□
22. 暴躁的	□	□	□	□	□
23. 有不确定感的	□	□	□	□	□

注:1. 量表结构和内容:布鲁奈尔心境量表(中文版)(BRUMS-C)包含 6 个维度(愤怒、困惑、抑郁、紧张、疲劳和活力),由 23 个条目构成。采用"你当下的感受如何?"的提问方式。同时,其他时间段也可以,如"包含今天在内你上一周的感受如何?","你上个月的感受如何?"或"一般来讲,你的感受如何?"。通常完成 BRUMS-C 仅需要几分钟。

2. 评定方法:使用李克特五点式的计分方式,0 为一点都没有,1 为一点点,2 为中等程度,3 为相当多,4 为非常多。①愤怒:条目 7、11、19、22,测量被测者恼怒的、怀恨的、气愤的、暴躁的心境,包含了从轻微烦恼到严重愤怒的不同程度。②困惑:条目 3、9、17、23,其特点是被测者思想混乱的、头脑不清楚的、糊涂的、有不确定感。③抑郁:条目 5、6、12、16 包含沮丧的、垂头丧气的、不快乐的、悲惨的等与消极负面的心境有关的条目,这里的抑郁并非临床意义上的抑郁症。④紧张:条目 1、13、14、18 体现了被测者恐慌的、焦虑的、担心的、紧张不安的情绪。⑤疲劳:条目 4、8、10、21,指个人感觉筋疲力尽的、疲惫不堪的、昏昏欲睡的、疲倦的身心感觉。⑥活力:条目 2、15、20 体现个体充满活力的、精力充沛的、活跃的等兴奋的感觉及警觉性。

3. 结果分析:不同心境分量表的得分为该分量表所有条目的分数求和。

4. 量表应用情况:Terry 及同事(2003)在将该心境量表应用到成年学生和成年运动员之后,将该量表命名为布鲁奈尔心境量表(BRUMS)。张春青等(2014)将 BRUMS 翻译成中文并同时在青少年学生、成年学生、青少年运动员和成年运动员群体中进行了信效度和测量恒等性的检验。

二、人格评估量表

(一)中国大五人格问卷(简式版)

(王孟成、戴晓阳编制)

指导语:下面是一些描述人们性格特点的句子,请根据每个句子与您的性格相符程度在相应的数字上画"○"。

例如,"在集体活动中,我是个活跃分子"非常恰当地描述您,那么请您在"6＝完全符合"上画"○",依此类推。每个人的性格各不相同,所以答案没有对错之分,请根据您的实际情况作答。

1＝完全不符合,2＝大部分不符合,3＝有点不符合,4＝有点符合,5＝大部分符合,6＝完全符合

序号	条　目	完全不符合	大部分不符合	有点不符合	有点符合	大部分符合	完全符合
1	我常感到害怕	1	2	3	4	5	6
2	一旦确定了目标,我会坚持努力地实现它	1	2	3	4	5	6
3	我觉得大部分人基本上是心怀善意的	1	2	3	4	5	6
4	我头脑中经常充满生动的画面	1	2	3	4	5	6
*5	我对人多的聚会感到乏味	1	2	3	4	5	6
6	有时我觉得自己一无是处	1	2	3	4	5	6
7	我常常是仔细考虑之后才做出决定	1	2	3	4	5	6
*8	我不太关心别人是否受到不公正的待遇	1	2	3	4	5	6
9	我是个勇于冒险、突破常规的人	1	2	3	4	5	6
10	在热闹的聚会上,我常常表现主动并尽情玩耍	1	2	3	4	5	6
11	别人一句漫不经心的话,我常会联系在自己身上	1	2	3	4	5	6
12	别人认为我是个慎重的人	1	2	3	4	5	6
*13	我时常觉得别人的痛苦与我无关	1	2	3	4	5	6
14	我喜欢冒险	1	2	3	4	5	6
*15	我尽量避免参加人多的聚会和嘈杂的环境	1	2	3	4	5	6
16	在面对压力时,我有种快要崩溃的感觉	1	2	3	4	5	6
17	我喜欢一开头就把事情计划好	1	2	3	4	5	6
*18	我是那种只照顾好自己,不替别人担忧的人	1	2	3	4	5	6
19	我对许多事情有着很强的好奇心	1	2	3	4	5	6
20	有我在的场合一般不会冷场	1	2	3	4	5	6
21	我常担忧一些无关紧要的事情	1	2	3	4	5	6
22	我工作或学习很勤奋	1	2	3	4	5	6
23	虽然社会上有些骗子,但我觉得大部分人还是可信的	1	2	3	4	5	6
24	我身上具有别人没有的冒险精神	1	2	3	4	5	6
25	在一个团体中,我希望处于领导地位	1	2	3	4	5	6
26	我常常感到内心不踏实	1	2	3	4	5	6
27	我是个倾尽全力做事的人	1	2	3	4	5	6
28	当别人向我诉说不幸时,我常感到难过	1	2	3	4	5	6
29	我渴望学习一些新东西,即使它们与我的日常生活无关	1	2	3	4	5	6
30	别人多认为我是一个热情和友好的人	1	2	3	4	5	6
31	我常担心有什么不好的事情要发生	1	2	3	4	5	6
*32	在工作上,我常只求能应付过去便可	1	2	3	4	5	6

序号	条　目	完全 不符合	大部分 不符合	有点 不符合	有点 符合	大部分 符合	完全 符合
33	尽管人类社会存在着一些阴暗的东西(如战争、罪恶、欺诈),我仍然相信人性总的来说是善良的	1	2	3	4	5	6
34	我的想象力相当丰富	1	2	3	4	5	6
35	我喜欢参加社交与娱乐聚会	1	2	3	4	5	6
*36	我很少感到忧郁或沮丧	1	2	3	4	5	6
37	做事讲究逻辑和条理是我的一个特点	1	2	3	4	5	6
38	我常为那些遭遇不幸的人感到难过	1	2	3	4	5	6
39	我很愿意也很容易接受那些新事物、新观点、新想法	1	2	3	4	5	6
40	我希望成为领导者而不是被领导者	1	2	3	4	5	6

注:标"*"者为反向计分题。

1. 量表结构和内容:中国大五人格问卷(简式版)(CBF-PI-B)包含40个题目,每个维度分别有8个条目(表1)。各维度条目选择时平衡了统计指标与条目内容,因此这8个条目能够很好地涵盖完整版问卷的概念范围。

2. 评定方法:问卷采用6级计分:1=完全不符合,2=大部分不符合,3=有点不符合,4=有点符合,5=大部分符合,6=完全符合。

3. 结果分析:首先将反向题目反向计分,然后将各维度题目相加得到各维度分。

4. 量表应用情况:目前,CBF-PI-B在成人群体的心理测量学特性均比较理想,在青少年群体和其他特殊群体的心理测量学结果还有待进一步检验。

表1　CBF-PI-B测量的人格特征及对应条目

维　度	主要测量的人格特征	具体条目
神经质	个体的情绪稳定性和体验负性情绪上的个体差异	1,6,11,16,21,26,31,36
严谨性	个体按照社会规范的要求控制冲动的倾向、以任务和目标为导向、延迟满足以及遵守规范和纪律等方面上的个体差异	2,7,12,17,22,27,32,37
宜人性	个体对人性及他人(遭遇)表现出的同情心和人文关怀	3,8,13,18,23,28,33,38
开放性	个体对待新事物、新观念和新异刺激的态度和行为差异	4,9,14,19,24,29,34,39
外向性	个体神经系统的强弱和动力特征	5,10,15,20,25,30,35,40

注:其中反向计分的条目有7个,包括5,8,13,15,18,32和36。

(二)中文形容词大五人格量表(简式版)

(罗杰、戴晓阳编制)

指导语:下面是一些描述人们性格特点的形容词,其中每一对词彼此之间都是对立的两极。请根据自己的真实感受选出最能描述自己的一极的认可程度,并在对应的数字上画"○"。由于每个人的性格特点各不相同,因此答案没有对错之分,请根据您的实际情况作答。

我认为自己是一个……人。

条　目	完全接近	比较接近	有点接近	有点接近	比较接近	完全接近	
1. 缄默的	1	2	3	4	5	6	健谈的
2. 猜疑的	1	2	3	4	5	6	信赖的
3. 杂乱无章的	1	2	3	4	5	6	有条不紊的
4. 焦虑的	1	2	3	4	5	6	镇静的
5. 按部就班的	1	2	3	4	5	6	喜欢探索的
6. 孤独的	1	2	3	4	5	6	乐群的
7. 掩饰的	1	2	3	4	5	6	坦诚的
8. 动摇的	1	2	3	4	5	6	坚定的
9. 忧心的	1	2	3	4	5	6	开心的
10. 循规蹈矩的	1	2	3	4	5	6	开拓创新的
11. 孤僻的	1	2	3	4	5	6	好交际的
12. 刻薄的	1	2	3	4	5	6	宽厚的
13. 无恒心的	1	2	3	4	5	6	有恒心的
14. 将信将疑的	1	2	3	4	5	6	坚信不疑的
15. 墨守成规的	1	2	3	4	5	6	标新立异的
16. 沉寂的	1	2	3	4	5	6	活跃的
17. 冷淡的	1	2	3	4	5	6	平易的
18. 大意的	1	2	3	4	5	6	小心的
19. 低落的	1	2	3	4	5	6	高昂的
20. 保守的	1	2	3	4	5	6	开放的

注:1. 量表结构和内容:中文形容词大五人格量表(简式版)是一个自评量表,主要测量了外向性、宜人性、严谨性、神经质和开放性5个人格维度,共20个条目。5个人格维度的条目分别是:外向性(1、6、11、16),主要反映被测者神经系统的强弱和动力特征;宜人性(2、7、12、17),主要反映被测者人际交往中的人道主义或仁慈方面;严谨性(3、8、13、18),主要反映被测者人格特征与意志有关的内容和特点;神经质(4、9、14、19),主要反映被测者情绪的状态,体验内心苦恼的倾向性;开放性(5、10、15、20),主要反映被测者对体验的开放性、智慧和创造性。其中,4、9、14、19条目为反向计分题。每个人格维度的条目得分之和反映了被测者相应人格特征的状况。

2. 评定方法:测验条目采用双极形容词形式,记分则采用6点评分方法。以"外向的一内向的"为例,1表示完全接近外向的,2表示比较接近外向的,3表示有点接近外向的,4表示有点接近内向的,5表示比较接近内向的,6表示完全接近内向的。

3. 结果分析:首先将反向条目进行反向计分转换,然后将各人格维度的条目得分相加得到各人格维度的分数。

4. 量表应用情况:由于该量表刚完成编制工作,实际应用效果有待后续研究结果的进一步验证。

三、应激及相关行为量表

（一）生活事件量表（LES）

（杨德森、张亚林编制）

①性别：_____　②年龄：_____　③职业：_____　④婚姻状况：_____

⑤填表日期：____年__月__日

指导语：下面是每个人都有可能遇到的一些日常生活事件，究竟是好事还是坏事，可根据个人情况自行判断。这些事件可能对个人有精神上的影响（体验为紧张、压力、兴奋或苦恼等），影响的轻重程度是各不相同的，影响持续的时间也不一样。请你根据自己的情况，实事求是地回答下列问题，填表不记姓名，完全保密，在请在最适合的答案上打"√"。

生活事件名称	事件发生时间				性质		精神影响程度				影响持续时间				备注
	未发生	1年前	1年内	长期性	好事	坏事	无影响	轻度	中度	重度	极重	3个月内	6个月内	1年内	1年以上	
举例：房屋拆迁																
家庭有关问题																
1. 恋爱或订婚																
2. 恋爱失败、破裂																
3. 结婚																
4. 自己（爱人）怀孕																
5. 自己（爱人）流产																
6. 家庭增添新成员																
7. 与爱人父母不和																
8. 夫妻感情不好																
9. 夫妻分居（因不和）																
10. 夫妻两地分居（工作需要）																
11. 性生活不满意或独身																
12. 配偶一方有外遇																
13. 夫妻重归于好																
14. 超指标生育																
15. 本人（爱人）做绝育手术																
16. 配偶死亡																
17. 离婚																

续表

生活事件名称	事件发生时间				性质		精神影响程度					影响持续时间				备注
	未发生	1年前	1年内	长期性	好事	坏事	无影响	轻度	中度	重度	极重	3个月内	6个月内	1年内	1年以上	
家庭有关问题																
18. 子女升学（就业）失败																
19. 子女管教困难																
20. 子女长期离家																
21. 父母不和																
22. 家庭经济困难																
23. 欠债500元以上																
24. 经济情况显著改善																
25. 家庭成员重病或重伤																
26. 家庭成员死亡																
27. 本人重病或重伤																
28. 住房紧张																
工作学习中的问题																
29. 待业、无业																
30. 开始就业																
31. 高考失败																
32. 扣发奖金或罚款																
33. 突出的个人成就																
34. 晋升、提级																
35. 对现职工作不满意																
36. 工作学习中压力大（如成绩不好）																
37. 与上级关系紧张																
38. 与同事、邻居不和																
39. 第一次远走他乡异国																
40. 生活规律重大变动（饮食睡眠规律改变）																
41. 本人退休、离休或未安排具体工作																

续表

生活事件名称	事件发生时间				性质		精神影响程度					影响持续时间				备注
	未发生	1年前	1年内	长期性	好事	坏事	无影响	轻度	中度	重度	极重	3个月内	6个月内	1年内	1年以上	
社交及其他问题																
42. 好友重病或重伤																
43. 好友死亡																
44. 被人误会、错怪、诬告、议论																
45. 介入民事法律纠纷																
46. 被拘留、受审																
47. 失窃、财产损失																
48. 意外惊吓、发生事故、自然灾害																
如果你还经历过其他的生活事件,请依次填写																
49.																
50.																

正性事件值:	
负性事件值:	
总　值:	

家庭有关问题:	
工作学习中的问题:	
社交及其他问题:	

注:1. 量表结构和内容:量表内容共含有 48 条我国较常见的生活事件,包括三方面的问题:一是家庭生活方面(28 条);二是工作学习方面(13 条);三是社交及其他方面(7 条)。另设有两条空白项目,供填写受测者已经经历而表中未列出的某些事件。

2. 评定方法:记录事件发生时间,一过性的事件如流产、失窃要记录发生次数;长期性事件如住房拥挤、夫妻分居等不到半年计为 1 次,超过半年记为 2 次。影响程度分为 5 级,从毫无影响到影响极重分别计 0、1、2、3、4 分,即无影响＝0 分、轻度＝1 分、中度＝2 分、重度＝3 分、极重＝4 分。影响持续时间分 3 个月内、6 个月内、1 年内、1 年以上共 4 个等级,分别计 1、2、3、4 分。生活事件刺激量的计算方法:①某事件刺激量＝该事件影响程度分×该事件持续时间分×该事件发生次数;②正性事件刺激量＝全部好事刺激量之和;③负性事件刺激量＝全部坏事刺激量之和;④生活事件总刺激量＝正性事件刺激量＋负性事件刺激量。另外,还可以根据研究需要,按家庭有关问题、工作学习中的问题和社交及其他问题进行分类统计。

3. 结果分析:LES 总分越高反映个体承受的精神压力越大。95％的正常人 1 年内的 LES 总分不超过 20 分,99％的不超过 32 分。负性生活事件的分值越高对身心健康的影响越大,正性生活事件分值的意义尚待进一步的研究。

4.量表应用情况:LES适用于16岁以上的正常人、神经症、身心疾病、各种躯体疾病患者以及自知力恢复的重性精神病患者,主要应用于以下几种情况:①神经症、心身疾病、各种躯体疾病及重性精神疾病的病因学研究,可确定心理因素在这些疾病发生、发展和转归中的作用。②指导心理治疗、危机干预,使心理治疗和医疗干预更有针对性。③甄别高危人群,预防精神疾病和身心疾病,对LES高者加强预防工作。④指导正常人了解自己的精神负荷,维护身心健康,提高生活质量。由于该类量表能够对正性和负性生活事件分别进行定量、定性评定,从而为客观分析影响人们身心健康的心理社会刺激的性质和强度提供了有价值的评估手段,在心理健康领域广泛运用。

(二)简易应对方式问卷

(解亚宁、张育昆编制)

说明:以下列出的是当你在生活中经受到挫折打击,或遇到困难时可能采取的态度和做法。请你仔细阅读每一项,然后在右边选择回答,"不采取"为0,"偶尔采取"为1,"有时采取"为2,"经常采取"为3。请在最适合你本人情况的数字上打"√"。

遇到挫折打击时可能采取的态度和方法	不采取	偶尔采取	有时采取	经常采取
1. 通过工作学习或一些其他活动解脱。	0	1	2	3
2. 与人交谈,倾诉内心烦恼。	0	1	2	3
3. 尽量看到事物好的一面。	0	1	2	3
4. 改变自己的想法,重新发现生活中什么重要。	0	1	2	3
5. 不把问题看得太重。	0	1	2	3
6. 坚持自己的立场,为自己想得到的斗争。	0	1	2	3
7. 找出几种不同的解决问题的方法。	0	1	2	3
8. 向亲戚朋友或同学寻求建议。	0	1	2	3
9. 改变原来的一些做法或自己的一些问题。	0	1	2	3
10. 借鉴他人处理类似困难情境的办法。	0	1	2	3
11. 寻求业余爱好,积极参加文体活动。	0	1	2	3
12. 尽量克制自己的失望、悔恨、悲伤或愤怒。	0	1	2	3
13. 试图休息或休假,暂时把问题(烦恼)抛开。	0	1	2	3
14. 通过吸烟、喝酒、服药或吃东西来解除烦恼。	0	1	2	3
15. 认为时间会改变现状,唯一要做的便是等待。	0	1	2	3
16. 试图忘记整个事情。	0	1	2	3
17. 依靠别人解决问题。	0	1	2	3
18. 接受现实,因为没有其他办法。	0	1	2	3
19. 幻想可能会发生某种奇迹改变现状。	0	1	2	3
20. 自己安慰自己。	0	1	2	3

注:1.量表结构和内容:简易应对方式问卷是一个自评量表,由积极应对和消极应对 2 个分量表组成,包括 20 个条目。积极应对分量表包括 1～12 题,重点反映了个体在遇到应激时采用积极应对方式的特点。消极应对分量表包括 13～20 题,重点反映了个体在遇到应激时采用消极应对方式的特点。

2.评定方法:采用四级评分法,即"不采取"计 0 分,"偶尔采取"计 1 分,"有时采取"计 2 分,"经常采取"计 4 分。

3.结果分析:因为个体在遭遇应激时都常会采取各种应对措施,既包括积极的应对方式,也包括消极的应对方式。戴晓阳提出一个判断个体应对方式倾向性的公式:应对倾向＝积极应对标准分(Z 分)－消极应对标准分(Z 分)。标准分采用积极应对方式和消极应对方式平均值和标准差分别进行 Z 转换。应对倾向值大于 0,提示该被测者在应激状态时主要采用积极的应对方式,小于 0 则提示被测者在应激状态时更习惯采用消极的应对方式。

4.量表应用情况:该量表发表以来在精神卫生领域被广泛地使用,大量的研究成果证明人们的应对方式与其心理健康有重要的关系,而且它在许多身心疾病的发生、发展与转归中也起着重要的作用。

(三)应付方式问卷

(肖计划、许秀峰编制)

姓名＿＿＿＿＿　性别＿＿＿＿＿　年龄＿＿＿＿＿　文化＿＿＿＿＿

职业＿＿＿＿＿　籍贯＿＿＿＿＿　住址＿＿＿＿＿　编号＿＿＿＿＿

填表方法:此表每个条目有两个答案"是""否"。请您根据自己的情况在每一条目后选择一个答案,如果选择"是",则请继续对后面的"有效""比较有效""无效"做出评估。如果选择"否",则请继续下一个条目。在每一行的○里打"√",表示您的选择。

问题:您在生活中遇到冲突、挫折、困难或不愉快时,是否采取了下列应付方法?

条　目	是	否	有效	比较有效	无效
1. 能理智地应付困境。	○	○	○	○	○
2. 善于从失败中吸取教训。	○	○	○	○	○
3. 制订一些克服困难的计划并按计划去做。	○	○	○	○	○
4. 常希望自己已经解决了面临的困难。	○	○	○	○	○
5. 对自己取得成功的能力充满信心。	○	○	○	○	○
6. 认为"人生经历就是磨难"。	○	○	○	○	○
7. 常感叹生活的艰难。	○	○	○	○	○
8. 专心于工作或学习以忘却不快。	○	○	○	○	○
9. 常认为"生死有命,富贵在天"。	○	○	○	○	○
10. 常喜欢找人聊天以减轻烦恼。	○	○	○	○	○
11. 请求别人帮助自己克服困难。	○	○	○	○	○
12. 常只按自己想的做,且不考虑后果。	○	○	○	○	○
13. 不愿过多思考影响自己情绪的问题。	○	○	○	○	○
14. 投身其他社会活动,寻找新寄托。	○	○	○	○	○

续表

条　目	是	否	有效	比较有效	无效
15. 常自暴自弃。	○	○	○	○	○
16. 常以无所谓的态度来掩饰内心的感受	○	○	○	○	○
17. 常想"这不是真的就好了"。	○	○	○	○	○
18. 认为自己的失败多系外因所致	○	○	○	○	○
19. 对困难采取等待观望,任其发展的态度。	○	○	○	○	○
20. 与人冲突,常是对方性格怪异引起。	○	○	○	○	○
21. 常向引起问题的人和事发脾气。	○	○	○	○	○
22. 常幻想自己有克服困难的超人本领。	○	○	○	○	○
23. 常自我责备。	○	○	○	○	○
24. 常用睡觉的方式逃避痛苦。	○	○	○	○	○
25. 常借娱乐活动来消除烦恼。	○	○	○	○	○
26. 常爱想些高兴的事自我安慰。	○	○	○	○	○
27. 避开困难以求心中宁静。	○	○	○	○	○
28. 为不能回避困难而懊恼。	○	○	○	○	○
29. 常用两种以上的办法解决困难。	○	○	○	○	○
30. 常认为没有必要那么费力去争成败。	○	○	○	○	○
31. 努力去改变现状,使情况向好的一面转化。	○	○	○	○	○
32. 借烟或酒消愁。	○	○	○	○	○
33. 常责怪他人。	○	○	○	○	○
34. 对困难常采用回避的态度。	○	○	○	○	○
35. 认为"退后一步自然宽"。	○	○	○	○	○
36. 把不愉快的事埋在心里 。	○	○	○	○	○
37. 常自卑自怜。	○	○	○	○	○
38. 常认为这是生活对自己不公平的表现。	○	○	○	○	○
39. 常压抑内心的愤怒与不满。	○	○	○	○	○
40. 吸取自己或他人的经验去应付困难。	○	○	○	○	○
41. 常不相信那些对自己不利的事。	○	○	○	○	○
42. 为了自尊,常不愿让人知道自己的遭遇。	○	○	○	○	○
43. 常与同事朋友一起讨论解决问题的办法。	○	○	○	○	○

条　目	是	否	有效	比较有效	无效
44. 常告诫自己"能忍者自安"。	○	○	○	○	○
45. 常祈祷神灵保佑。	○	○	○	○	○
46. 常用幽默或玩笑的方式缓解冲突或不快。	○	○	○	○	○
47. 自己能力有限,只有忍耐。	○	○	○	○	○
48. 常怪自己没出息。	○	○	○	○	○
49. 常爱幻想一些不现实的事来消除烦恼。	○	○	○	○	○
50. 常抱怨自己无能。	○	○	○	○	○
51. 常能看到坏事中有好的一面。	○	○	○	○	○
52. 自感挫折是对自己的考验。	○	○	○	○	○
53. 向有经验的亲友、师长求教解决问题的方法。	○	○	○	○	○
54. 平心静气,淡化烦恼。	○	○	○	○	○
55. 努力寻找解决问题的办法。	○	○	○	○	○
56. 选择职业不当,是自己常遇挫折的主要原因。	○	○	○	○	○
57. 总怪自己不好。	○	○	○	○	○
58. 经常是看破红尘,不在乎自己的不幸遭遇。	○	○	○	○	○
59. 常自感运气不好。	○	○	○	○	○
60. 向他人诉说心中的烦恼。	○	○	○	○	○
61. 常自感无所作为而任其自然。	○	○	○	○	○
62. 寻求别人的理解和同情。	○	○	○	○	○

注:1. 量表结构和内容:应付方式问卷包括 62 个条目,由 6 个分量表构成。根据每个分量表组成条目的内容,分别被命名为:解决问题、自责、求助、幻想、退避和合理化(表2)。各分量表的条目数分别为:解决问题,12 个条目;自责,10 个条目;求助,10 个条目;幻想,10 个条目;退避,11 个条目;合理化,11 个条目。

2. 评定方法:(1)条目粗分计分方法:应付方式问卷有 6 个分量表,每个分量表由若干个条目组成,每个条目只有两个答案"是"和"否"。计分方法见表2。(2)"有效""比较有效"和"无效"的回答:不计分,仅供该项应付行为对受检者的价值和意义的分析解读用。

3. 结果分析:①分量表粗分计分方法:将组成分量表的每个条目得分相加,即得到该分量表的量表粗分。②分量表的因子分计算方法:分量表因子分＝分量表粗分/分量表条目数。参考区间见表3。

4. 量表应用情况:该量表适用于:①文化程度在初中或初中以上;②年龄在 14 岁以上的青少年或成年人;③除痴呆和重性精神病之外的各类心理障碍患者。本量表结果可解释个体或群体的应付方式类型和应付行为特点,比较不同个体或群体的应付行为差异,并且不同类型的应付方式还可以反映人的心理发展成熟的程度。

(1)作为不同群体的应付行为研究的标准化工具之一。

(2)由于良好的应付方式有助于缓解精神紧张,帮助个体最终成功地解决问题,从而起到平衡心理、保护精神健康的作用。因此,评估个体或某个群体的应付行为,有助于为心理健康保健工作提供依据。

（3）用于各种心理障碍的行为研究，为心理治疗和康复治疗提供指导。

（4）用于各种有心理问题人的行为研究，为提高和改善人的应付水平提供帮助。

（5）用于不同群体应付行为类型和特点研究，为不同专业领域选拔人才提供帮助。

（6）用于不同群体应付行为类型和特点研究，为培养人才提供帮助。

表2　应对方式问卷（第3版）分量表条目构成（计分键）

分量表	分量表条目构成编号
1. 解决问题	1,2,3,5,8,−19,29,31,40,46,51,55
2. 自责	15,23,25,37,39,48,50,56,57,59
3. 求助	10,11,14,−36,−39,−42,43,53,60,62
4. 幻想	4,12,17.21,22,26,28,41,45,49
5. 退避	7,13,16,19,24,27,32,34,35,44,47
6. 合理化	6,9,18,20,30,33,38,52,54,58,61

注：各分量表项目没有"−"者，选"是"得1分，有"−"者选"否"得1分

表3　各分量表因子分的参考区间

分量表	参考区间
1. 解决问题	0.60～0.75
2. 自责	0.25～0.40
3. 求助	0.15～0.30
4. 幻想	0.30～0.45
5. 退避	0.25～0.40
6. 合理化	0.25～0.35

（四）社会支持评定量表

（肖水源、杨德森编制）

姓名：_____　性别：_____　年龄：_____　文化程度：_____

职业：_____　婚姻状况：_____　住址或工作单位：_____

填表日期：____年__月__日

指导语：下面的问题用于反映您在社会中所获得的支持，请按各个问题的具体要求，根据您的实际情况填写，谢谢您的合作。

1. 您有多少关系密切，可以得到支持和帮助的朋友？（只选一项）

（1）1个也没有　　　　　　　　（2）1～2个

（3）3～5个　　　　　　　　　　（4）6个或6个以上

2. 近1年来您：（只选一项）

（1）远离家人且独居一室

（2）住处经常变动，多数时间和陌生人住在一起

（3）和同学、同事或朋友住在一起

（4）和家人住在一起

3．您与邻居：（只选一项）

（1）相互之间从不关心，只是点头之交　　（2）遇到困难可能稍微关心

（3）有些邻居很关心您　　（4）大多数邻居都很关心您

4．您与同事：（只选一项）

（1）相互之间从不关心，只是点头之交　　（2）遇到困难可能稍微关心

（3）有些同事很关心您　　（4）大多数同事都很关心您

5．从家庭成员得到的支持和照顾（在合适的框内打"√"）

条 目	无	很少	一般	全力支持
A. 夫妻（恋人）				
B. 父母				
C. 儿女				
D. 兄弟姊妹				
E. 其他成员（如嫂子）				

6．过去，在您遇到急难情况时，曾经得到的经济支持和解决实际问题的帮助的来源有：

（1）无任何来源。

（2）下列来源：（可选多项）

A. 配偶　　　　　B. 其他家人　　　　C. 朋友　　　　　　D. 亲戚

E. 同事　　　　　F. 工作单位　　　　G. 党团工会等官方或半官方组织

H. 宗教、社会团体等非官方组织　　　I. 其他（请列出）

7．过去，在您遇到急难情况时，曾经得到的安慰和关心的来源有：

（1）无任何来源

（2）下列来源：（可选多项）

A. 配偶　　　　　B. 其他家人　　　　C. 朋友　　　　　　D. 亲戚

E. 同事　　　　　F. 工作单位　　　　G. 党团工会等官方或半官方组织

H. 宗教、社会团体等非官方组织　　　I. 其他（请列出）

8．您遇到烦恼时的倾诉方式：（只选一项）

（1）从不向任何人诉述

（2）只向关系极为密切的1～2个人诉述

（3）如果朋友主动询问您会说出来

（4）主动叙述自己的烦恼，以获得支持和理解

9．您遇到烦恼时的求助方式：（只选一项）

（1）只靠自己，不接受别人的帮助　　（2）很少请求别人帮助

（3）有时请求别人帮助　　（4）有困难时经常向家人、亲友、组织求援

10．对于团体（如党团组织、宗教组织、工会、学生会等）组织活动，您：（只选一项）

（1）从不参加　　　　　　　　（2）偶尔参加

（3）经常参加   （4）主动参加并积极活动

总分：_____

注：1. 量表结构和内容：社会支持评定量表是一个自评量表，包括主观支持、客观支持和社会支持利用度3个维度，共10个条目，其中主观支持4条，客观支持3条，社会支持利用度3条。主观支持维度包括1、3、4、5共4个条目，反映被测者主观感受到自己被尊重、支持、理解的情感体验和满意程度。客观支持维度包括2、6、7共3个条目，反映被测者认为自己实际得到的支持，包括直接援助和社会关系两方面。社会支持利用度维度包括8、9、10共3个条目，反映被测者对社会支持的利用程度。

2. 评定方法：第1～4条、8～10条，每条只选一项，选择（1）、（2）、（3）、（4）项分别计1、2、3、4分，第5条分A、B、C、D四项，计总分，每项从"无"到"全力支持"分别计1～4分，第6、7条如回答"无任何来源"则计0分，回答"下列来源"者，有几个来源就计几分。

3. 结果分析：将10个条目得分加起来即为社会支持的总分，反映了被测者社会支持的总体状况。

4. 量表应用情况：多年来，已公开发表了大量将社会支持评定量表应用于各种研究的论文。如汪向东等将该量表应用于深圳移民的心理健康研究，发现本地组社会支持总分（35.78 ± 6.71）显著高于迁居组（$33.77 + 6.68$）；社会支持总分与SCL-90得分呈显著负相关；多元回归分析发现迁居组的心理健康水平主要与在深圳居住时间、对迁居的态度和社会支持状态有关。解亚宁等分析心理-社会因素与少数民族大学生心理健康的关系时发现，主观支持和社会支持利用度与SCL-90的症状呈显著的负相关，在其所建立的预测大学生心理健康判别方程中，对社会支持的利用度是进入方程的4个心理-社会变量之一。

（五）自杀态度问卷（suicide attitude questionnaire，SAQ）

（肖水源、杨洪编制）

编号_____   性别_____   年龄_____   职业_____

职称_____   职务_____   文化程度_____

从事现职时间_____（年）工作单位_____

如有宗教信仰请填：宗教派别_____ 信教时间_____（年）

指导语：本问卷旨在了解国人对自杀的态度，以期为我国的自杀预防工作提供资料和指导。在下列每个问题的后面都标有1、2、3、4、5五个数字供您选择，数字1～5分别代表您对问题从完全赞同到完全不赞同的态度，请根据您的选择圈出相应的数字，谢谢合作！

序号	条　目	完全赞同	赞同	中立	不赞同	完全不赞同
1	自杀是一种疯狂的行为。	1	2	3	4	5
2	自杀死亡者应与自然死亡者享受同样的待遇。	1	2	3	4	5
3	一般情况下我不愿和有过自杀行为的人深交。	1	2	3	4	5
4	在整个自杀事件中,最痛苦的是自杀者的家属。	1	2	3	4	5
5	对于身患绝症又极度痛苦的患者,可由医务人员在法律的支持下帮助患者结束生命。	1	2	3	4	5
6	在处理自杀事件过程中,应该对其家属表示同情和关心,并尽可能为他们提供帮助。	1	2	3	4	5
7	自杀是对人生命尊严的践踏。	1	2	3	4	5

序号	条　目	完全赞同	赞同	中立	不赞同	完全不赞同
8	不应为自杀死亡者开追悼会。	1	2	3	4	5
9	如果我的朋友自杀未遂,我会比以前更关心他。	1	2	3	4	5
10	如果我的邻居家里有人自杀,我会逐渐疏远和他们的关系。	1	2	3	4	5
11	安乐死是对人生命尊严的践踏。	1	2	3	4	5
12	自杀是对家庭和社会一种不负责任的行为。	1	2	3	4	5
13	人们不应该对自杀死亡者评头论足。	1	2	3	4	5
14	我对那些反复自杀者很反感,因为他们常常将自杀作为控制别人的一种手段。	1	2	3	4	5
15	对于自杀,自杀者的家属在不同程度上都应负有一定的责任。	1	2	3	4	5
16	假如我自己身患绝症又处于极度痛苦之中,我希望医务人员能帮助我结束自己的生命。	1	2	3	4	5
17	个体为某种伟大的,超过人生命价值的目的而自杀是值得赞许的。	1	2	3	4	5
18	一般情况下,我不愿去看望自杀未遂者,即使是亲人或好朋友也不例外。	1	2	3	4	5
19	自杀只是一种生命现象,无所谓道德上的好与坏。	1	2	3	4	5
20	自杀未遂者不值得同情。	1	2	3	4	5
21	对于身患绝症又极度痛苦的人,可不再为其进行维持生命的治疗。	1	2	3	4	5
22	自杀是对亲人和朋友的背叛。	1	2	3	4	5
23	人有时为了尊严和荣誉不得不自杀。	1	2	3	4	5
24	在交友时,我不太注意对方是否有过自杀行为。	1	2	3	4	5
25	对自杀未遂者应给予更多的关心与帮助。	1	2	3	4	5
26	当生命已无欢乐可言时,自杀是可以理解的。	1	2	3	4	5
27	假如我身患绝症又处于极度痛苦之中,我不愿再接受维持生命的治疗。	1	2	3	4	5
28	一般情况下,我不会和家中有过自杀者的人结婚。	1	2	3	4	5
29	人应有选择自杀的权利。	1	2	3	4	5

注:1. 量表结构和内容:本问卷为自评问卷,共29个条目。4个维度所含项目数分别为:F1——对自杀行为的态度,9项;F2——对自杀者的态度,10项;F3——对自杀者家属的态度,5项;F4——对安乐死的态度,5项。对自杀行为的态度(F1)为1、7、12、17、19、22、23、26、29,共9项;对自杀者的态度(F2)为2、3、8、9、13、14、

18、20、24、25，共 10 项；对自杀者家属的态度(F3)为 4、6、10、15、28，共 5 项；对安乐死的态度(F4)为 5、11、16、21、27，共 5 项。

2. 评定方法：每个条目按完全赞同、赞同、中立、不赞同、完全不赞同五级评分，分别计 1、2、3、4、5 分。条目中有 13 项为反向计分(分别为 1、3、7、8、10、11、12、14、15、18、20、22、28)，在统计时须先将反向计分进行转换(即 1→5、5→1、2→4、4→2)后方为该条目的实际得分。

3. 结果分析：将各维度的总分(各条目实际得分之和)除以该维度的条目数即为该维度的维度分(平均维度分)。维度分的最后分值在 1~5 分。以 2.5 和 3.5 分为两个分界值，将对自杀的态度划分为 3 个部分，≤2.5 分被认为对自杀持肯定、认可、理解和宽容的态度；2.5~3.5 分为矛盾或中立态度；≥3.5 分被认为对自杀持反对、否定、排斥和歧视态度。

4. 量表应用情况：以预防自杀为目的进行自杀态度研究。

(六)创伤后应激障碍检查表(the posttraumatic stress disorder checklist，PCL)

(Weather 编制，王孟成、戴晓阳修订)

指导语：当您经历或目睹了无法预测的突发事件后，突发事件产生的痛苦情绪有时会在您的记忆中保留很长时间，并且每次回忆时都很痛苦。请您自己评估最近一段时间您的反应，包括这些反应的严重程度(在最合适的分数上画"○")。

1＝没有什么反应　2＝轻度反应　3＝中度反应　4＝重度反应　5＝极重度反应

条　目	评　分
1. 即使没有什么事情提醒您，也会想起这件令人痛苦的事，或在脑海里出现有关画面。	1　2　3　4　5
2. 经常做有关此事的噩梦。	1　2　3　4　5
3. 突然感觉到痛苦的事件好像再次发生了一样(好像再次经历过一次)。	1　2　3　4　5
4. 想起此事，内心就非常痛苦。	1　2　3　4　5
5. 想到这件事情，就出现身体反应，如手心出汗、呼吸急促、心率加快、口干、胃痉挛、肌肉紧张等。	1　2　3　4　5
6. 努力地回避会使您想起此事的想法或感觉。	1　2　3　4　5
7. 努力地回避会使您想起此事的活动、谈话、地点或人物。	1　2　3　4　5
8. 忘记了此事件中的重要部分。	1　2　3　4　5
9. 对生活中的一些重要活动，如工作、业余爱好、运动或社交活动等，失去兴趣。	1　2　3　4　5
10. 感觉和周围的人隔离开来了。	1　2　3　4　5
11. 感觉情感变得麻木了(例如，感受不到亲切、爱恋快乐等感觉，或哭不出来)。	1　2　3　4　5
12. 对将来没有远大的设想(例如，对职业、婚姻或儿女没有期望，希望生命早日结束)。	1　2　3　4　5
13. 难以入睡，或睡眠很浅。	1　2　3　4　5
14. 容易被激怒或一点小事就大发雷霆。	1　2　3　4　5
15. 很难集中注意力。	1　2　3　4　5
16. 变得很警觉或觉得没有安全感(例如，经常巡视你的周围，检查异常声音，检查门窗)。	1　2　3　4　5
17. 容易被突然的声音或动作吓得心惊肉跳。	1　2　3　4　5

注:1. 量表结构和内容:该量表按照 DSM-V 所描述 17 个症状编制了 17 个与之对应的条目。

2. 评定方法:量表采用 1~5 五级计分,1=没有什么反应,2=轻度反应,3=中度反应,4=重度反应,5=极重度反应。根据 DSM-N 的规定在每个条目上的得分≥3 分时才能确定存在该项症状。

3. 结果分析:国外有几项研究报道了 PCL 的诊断效能。当划界分确定为 50 分时,对应的敏感性和特异性分别为 0.82 和 0.83(Weathers et al,1993),44 分时对应的敏感性和特异性分别为 0.94 和 0.86,总的诊断效能为 90%(Blanchard et al.,1996)。国内尚未见相关报道。

(1)DSM-V 三因子结构的计分方法

①再体验因子:前 5 个题目。

②回避因子:第 6 题至第 12 题。

③高警觉因子:第 13 题至第 17 题。

④总分 17 个条目相加,得分越高说明创伤事件对其影响越重。

(2)King 等人四因子结构的计分方法

①再体验因子:前 5 个题目。

②回避因子:第 6 题,第 7 题。

③高警觉因子:第 8 题至第 12 题。

④情感麻木因子:第 13 题至第 17 题。

⑤总分 17 个条目相加,得分越高说明创伤事件对其影响越重。

4. 量表应用情况:创伤后应激障碍检查表是 Weathers 等于 1993 年编制的自评量表,是国外众多用于评估 PTSD 工具中使用最为广泛的自评工具之一。PCL 的施测大概需要 5~10 分钟。作为辅助诊断的工具其总分仅能说明创伤事件对其影响的严重程度,能否做出 PTSD 诊断还需要结合其他资料再做出判断。

四、精神病学临床量表

(一)老年精神评定量表(psychogeriatric assessment scales,PAS)

老年精神评定量表(PAS)(被访老人会谈部分)

(Jorm AF 编制,贾西津、李淑然修订)

背景资料

1. 请告诉我您的姓名?

姓名_____   正确=0   不能正确说出姓名或不知道=1   □

2. 请告诉我您是哪年出生的?

出生年代_____或(属相)_____   正确=0   不正确=1   □

3. 那么您今年多大年纪了?

岁数_____   正确=0   不正确=1   □

4. 您是哪个地方出生的?

出生地_____   正确=0   不正确=1   □

总分:□

若总分为 1 或超过 1,即直接跳到认知受损量表提问。

卒中量表

您是否曾患过或曾有人告诉您患过以下疾病：

S1. 卒中？   没有＝0   有过＝1   不知道＝？   □

S2. 连续小卒中或暂时性缺血发作（TIAs）

没有＝0   有过（次数＿＿＿）＝1   不知道＝？   □

您是否曾（包括回答时的当前情况）：

S3. 有过身体一侧突然无力但现已好转？ 没有＝0   有过＝1   不知道＝？   □

S4. 有过突然说话严重困难？   没有＝0   有过＝1   不知道＝？   □

S5. 有过突然视力严重下降？   没有＝0   有过＝1   不知道＝？   □

S6. 有过突然记忆力严重下降？   没有＝0   有过＝1   不知道＝？   □

将 S1 到 S6 各方框内所得评分合计后 ·· → □ S

填写为？号的方框数量 ·· → □ ？

若有？号的方框数不为零，评分则应按此公式计算：$6 \times S \div (6 - ?)$ ·············· → □ S′

抑郁量表

现在我想问一些您的自我感觉问题：

D1. 在过去两周里您是否感到有过某些抑郁或忧伤？

没有＝0   看情况＝0   有过＝1   不知道＝？   □

D2. 在过去两周里您睡眠是否有过困难？

没有＝0   看情况＝0   有过＝1   不知道＝？   □

D3. 在过去两周里您是否用过什么药以帮助睡眠？

没有＝0   看情况＝0   有过＝1   不知道＝？   □

D4. 在过去两周里您即使没有做什么工作，是否也感到疲乏或没有一点劲？

没有＝0   看情况＝0   有过＝1   不知道＝？   □

D5. 在过去两周里您是否比您平常说话或动作慢了很多？

没有＝0   看情况＝0   有过＝1   不知道＝？   □

D6. 在过去两周里您是否必须不停地活动身体的某些部位，就是说您不能安静下来以致无法静坐？

没有＝0   看情况＝0   有过＝1   不知道＝？   □

D7. 在过去两周里您是否经常感觉缺乏自信心或感到总是无把握？

没有＝0   看情况＝0   有过＝1   不知道＝？   □

现在我想问一些有关您思维的问题

D8. 在过去两周里您的思维是否比您平常缓慢了很多？

没有＝0   看情况＝0   有过＝1   不知道＝？   □

D9. 在过去两周里您的注意力是否不容易集中？

没有＝0　　看情况＝0　　有过＝1　　　不知道＝？　　　　　□

D10. 在过去两周里您的思维是否好像很混乱,以致无法理出个头绪来？

没有＝0　　看情况＝0　　有过＝1　　　不知道＝？　　　　　□

D11. 在过去两周里您是否有过对事情难于做出决定？

没有＝0　　看情况＝0　　有过＝1　　　不知道＝？　　　　　□

随着年龄的增高,有些人相较于年轻时更容易联想到死亡。

D12. 在过去两周里您是否感到过好像活着没意思(想死)？

没有＝0　　看情况＝0　　有过＝1　　　不知道＝？　　　　　□

将 D1 到 D12 各方框内所得评分合计 ……………………… → □ D

填写为？号的方框数量 ………………………………………… → □ ？

若有？号的方框数不为零,评分则应按此公式计算：12×D÷(12—？) ……… → □ D′

认知受损量表

现在让我提一些问题以检查您的注意力和记忆力,多数问题都很简单。

我说出三件东西的名称,我说完后,要求您重复这三件东西的名称。

请记住这些**名称**,因为过几分钟后,我会要求您再说出这些名称。

"大树""钟表""汽车"

C1. 我给您一张纸,请您在纸上写下一句完整的句子。

　　　　　　　　正确＝0　　不正确或拒绝＝1　　未提问＝？　　　□

C2. 我刚才要求您记住的三件东西的名称是什么？

大树……………………正确＝0　　不正确或拒绝＝1　　未提问＝？　　　□

钟表……………………正确＝0　　不正确或拒绝＝1　　未提问＝？　　　□

汽车……………………正确＝0　　不正确或拒绝＝1　　未提问＝？　　　□

请仔细听我下面说的姓名和地址,然后请您自己重复一遍。

王文海,北京市,花园路,51 号。

请记住这个地址和姓名,等一会我会再问您。

C3. 我现在说出一些知名人物的名字,请告诉我他们是什么人,在过去为什么这样
出名。

梅兰芳　　　　　　　　　　　　　　　　　　　　　　　　　□

正确(京剧大师,男扮女装,旦角演员)＝0

不知道或拒绝回答＝1　　　　未提问＝？

毛泽东　　　　　　　　　　　　　　　　　　　　　　　　　□

正确(中国共产党主席,国家领导人,伟人)＝0

不知道或拒绝回答＝1　　　　未提问＝?

诸葛亮　　　　　　　　　　　　　　　　　　　　　□

正确(蜀国宰相,军师,聪明人)＝0

不知道或拒绝回答＝1　　　　未提问＝?

慈禧太后　　　　　　　　　　　　　　　　　　　□

正确(清朝皇太后,同治皇帝母亲,卖国贼)＝0

不知道或拒绝回答＝1　　　　未提问＝?

C4. 元旦是哪一天?　　　　　　　　　　　　　　□

1月1号/新年第一天＝0　　　说错日期,不知道,拒绝回答＝1　　未提问＝?

C5. 刚才,我请您记住的姓名和地址还记得吗?

王文海　　　　　　　　　　　　　　　　　　　□

正确＝0　　　　　　　　未记住或拒绝回答＝1　　　　未提问＝?

北京市　　　　　　　　　　　　　　　　　　　□

正确＝0　　　　　　　　未记住或拒绝回答＝1　　　　未提问＝?

花园路　　　　　　　　　　　　　　　　　　　□

正确＝0　　　　　　　　未记住或拒绝回答＝1　　　　未提问＝?

51号　　　　　　　　　　　　　　　　　　　　□

正确＝0　　　　　　　　未记住或拒绝回答＝1　　　　未提问＝?

C6. 这是一幅画,请在这张纸上照样画一个。

正确＝0　　　　　　　　不正确或拒绝作画＝1　　　　未提问＝?

C7. 大声读出这张纸上写的字,并按字的意思做动作。

(出示写有"请张开您的嘴"字句的纸)

正确＝0　　　　　　　　不正确或拒绝做动作＝1　　　　未提问＝?

C8. 大声读出这张纸上写的字,并按字的意思做动作。

(出示写有"用力咳嗽"字句的纸)　　　　　　　□

正确＝0　　　　　　　　不正确或拒绝做动作＝1　　　　未提问＝?

C9. 请告诉我,这幅图画的是些什么东西?(出示画有四样东西的纸)

茶壶,水壶　　　　　　　　　　　　　　　　　□

正确＝0　　　　　　　　不能认出或拒绝回答＝1　　　　未提问＝?

电话(不能只说拨号盘)　　　　　　　　　　　□

正确＝0　　　　　　　　不能认出或拒绝回答＝1　　　　未提问＝?

剪刀　　　　　　　　　　　　　　　　　　　　□

正确＝0　　　　　　　　不能认出或拒绝回答＝1　　　　未提问＝?

叉子　　　　　　　　　　　　　　　　　　　　□

正确＝0　　　　　　　　不能认出或拒绝回答＝1　　　　未提问＝?

将 C1 到 C9 各方框内所得评分合计 ………………………………………… → □ C	
填写为？号的方框数量 …………………………………………………………… → □ ？	
若有？号的方框数不为零,评分则应按此公式计算:21×C／(21—？) ……… → □ C′	

老年精神评定量表(PAS)(知情人会谈部分)

(Jorm AF 编制,贾西津、李淑然修订)

知情人姓名_____　　　联系电话_____　　　会谈日期_____

背景资料

1. 您与被访老人是什么关系?　　　　　　　　　　　　　　　　　　　　□

配偶＝1　　　兄弟/姐妹＝2　　　堂(表)兄弟/姐妹＝3　　　女儿/儿子＝4

媳/婿＝5　　　朋友＝6　　　护士/专业护理(不包括上述关系)＝7

其他＝8(说明_____)

2. 您认识被访老人有多长时间了?(认识时间以年度计)　　　　　　　　□

3. 您是否与被访老人经常见面?　　　　　　　　　　　　　　　　　　　□

与被访老人住在一起＝1　　　天天见面＝2　　　一周见面一次或以上＝3

一周见面不到一次＝4　　　不知道＝？

4. 被访老人有多大年纪了?　　　　　　　　　　　　　　　　　　　　　□

5. 被访老人从几岁起离开学校后就再也未上过学了?

离开学校时年龄　　　　　　　　　　　　　　　　　　　　　　　　　□

不知道　　　　　　　　　　　　　　　　　　　　　　　　　　　　　□

若被访老人在离开学校时还不到 12 岁,则提问:

她/他当时在学习阅读或写字方面是否有什么特别的困难?

没有＝0　　　有过＝1　　　不知道＝？

卒中量表(知情人会谈)

她/他是否曾患过或曾有人告诉她/他患过以下疾病:

IS1. 卒中?　　　　　　　　　　　　　　　　　　　　　　　　　　　　□

没有＝0　　　有过＝1　　　不知道＝？

IS2. 连续小卒中或暂时性缺血发作(TIAs)?　　　　　　　　　　　　　　□

没有＝0　　　有过＝1　　　不知道＝？

她/他是否曾(包括回答时的当前情况):

IS3. 有过身体一侧突然无力但现已好转?　　　　　　　　　　　　　　　□

没有＝0　　　有过＝1　　　不知道＝？

IS4. 有过突然说话严重困难?　　　　　　　　　　　　　　　　　　　　□

没有＝0　　　有过＝1　　　不知道＝？

IS5. 有过突然视力严重下降？ □

没有＝0 　　　　　有过＝1 　　　　　不知道＝？

IS6. 有过突然记忆力严重下降？ □

没有＝0 　　　　　有过＝1 　　　　　不知道＝？

> 将 IS1 到 IS6 各方框内所得评分合计后 ……………………………………… → □ IS
> 填写为？号的方框数量 ………………………………………………………… → □ ？
>
> 若有？号的数不为 0，评分则应按此公式计算：$6 \times IS \div (6 - ?)$ ………………… → □ IS′

认知功能下降量表

现在我想问一些被访老人在某些特定情境下的情况，以及与其早年相比，在这些情况下，其记忆是否变得差了。

CD1. 当她/他在只有一个人的时候，去原本熟悉的地方（如自己住地、邻居家、商店、至亲好友的家），近来要再找到路也困难了？ □

没有困难，或不认为有困难＝0 　　　　　有些或偶有困难＝1

经常有困难＝1 　　　　　已卧床不起，不能活动＝1

不知道＝？

CD2. 她/他是否对新近才发生的事情，回忆起来已很困难？ □

没有困难＝0 　　　　　比以前困难一些＝1

是的，困难多了＝1 　　　　　不知道＝？

CD3. 她/他是否更容易忘记把东西放在什么地方了？ □

没有困难＝0 　　　　　比以前困难一些＝1

是的，困难多了＝1 　　　　　不知道＝？

CD4. 她/他是否对谈过的话，隔几天后回忆起来更加困难了？ □

没有困难＝0 　　　　　比以前困难一些＝1

是的，困难多了＝1 　　　　　不知道＝？

CD5. 她/他是否对原与人约定的事情和社会活动要记起来更为困难了？ □

没有困难＝0 　　　　　比以前困难一些＝1

是的，困难多了＝1 　　　　　不知道＝？

CD6. 她/他即使视力相当好，但对家人和朋友的面貌是否也更难以辨认了？ □

没有困难＝0 　　　　　比以前困难一些＝1

是的，困难多了＝1 　　　　　不知道＝？

CD7. 她/他在处理钱财方面（如去银行存取、支付账单、决定如何以及在何处花钱或如何投资）是否需要别人帮助？ □

不需要，没有困难＝0 　　　　　需要，但能管理日常采购＝1

需要,已不能管理钱财＝1　　　　　　　除日常采购外,从未管过钱财＝0

不知道＝?

CD8. 她/他注意力集中最近是否更加困难? □

没有＝0　　　　看情况＝0　　　　是的＝1　　　　不知道＝?

CD9. 近来她/他的思维是否好像很混乱,以致无法理出个头绪来? □

与平常没有什么不同＝0　　　看情况＝0　　　是的＝1　　　不知道＝?

CD10. 近来她/他是否对做什么事都难于下定决心? □

与平常没有什么不同(包括不做决定)＝0　看情况＝0

有过＝1　　　　　　　　　　　　　　　不知道＝?

将 CD1 到 CD10 各方框内所得评分合计 ………………… → □CD

填写为? 号的方框数量 ……………………………………… → □?

有? 号的数不为 0,评分则应按此公式计算:10×CD÷(10—?) ……………… → □CD′

行为改变量表

下面是一些有关被访老人的行为方面的问题

B1. 她/他是否缺乏主动性? □

未见缺乏＝0　　　　　　　　　不知道＝?

是缺乏　与早年相比有无变化?

B2. 她/他是否不断提出要求和寻求注意? □

不是＝0　　　　　　　　　　　不知道＝?

是　与早年相比有无变化?

B3. 她/他是否过分情绪不稳定? □

没有＝0　　　　　　　　　　　不知道＝?

是　与早年相比有无变化?

B4. 她/他是否愿意与人交往? □

愿意＝0　　　　　　　　　　　不知道＝?

不愿意　与早年相比有无变化?

B5. 她/他是否冷漠和退缩? □

没有＝0　　　　　　　　　　　不知道＝?

是　与早年相比有无变化?

B6. 她/他是否容易激动烦躁? □

不是＝0　　　　　　　　　　　不知道＝?

是　与早年相比有无变化?

B7. 她/他是不是个与人容易相处的人? □

是的＝0　　　　　　　　　　　　　　不知道＝？

> 不是　与早年相比有无变化？

B8．她/他是否没有耐心,总是要做一件事就立刻要办到?　　　　□

不是＝0　　　　　　　　　　　　　　不知道＝？

> 是　与早年相比有无变化？

B9．她/他是否总怀疑他人?　　　　　　　　　　　　　□

不是＝0　　　　　　　　　　　　　　不知道＝？

> 是　与早年相比有无变化？

B10．她/他是否很固执,以至于在必须改变时,仍不改变自己的行为方式?　　□

并不固执＝0　　　　　　　　　　　　不知道＝？

> 是　与早年相比有无变化？

B11．她/他是否脾气不好,爱争吵?　　　　　　　　　　　□

不是＝0　　　　　　　　　　　　　　不知道＝？

> 是　与早年相比有无变化？

B12．她/他的心情是否特别忧伤或压抑?　　　　　　　　　□

不是＝0　　　　　　　　　　　　　　不知道＝？

> 是　与早年相比有无变化？

B13．她/他是否不需要别人提醒,也能使自己仪表保持相当整洁和受人尊敬?　□

不需要＝0　　　　　　　　　　　　　不知道＝？

> 有时　与早年相比有无变化？
> 或　　没有＝0　有变化＝1　不知道＝？

B14．她/他是否不管他人反应如何总喜欢自行其是?　　　　　□

不是,或仅偶尔自行其是＝0　　　　　　不知道＝？

> 有时是　她或他是否经常如此?
> 或　　　不,而是现在更严重＝1

B15．她/他是否在社交或公共场合行为使他人为难或不安?　　　□

从不,或极少有＝0　　　　　　　　　　不知道＝？

> 有时　与早年相比有无变化？
> 或　　经常有　没有＝0　有变化＝1　不知道＝？

将 B1 到 B15 各方框内所得评分合计 ………………………………	→ □ B
填写为？号的方框数量 ……………………………………………	→ □ ?
若有？号的数不为 0,评分则应按此公式计算:15×B÷(15—?) ……………	→ □ B′

老年精神评定量表:总结剖面图

被试人姓名＿＿＿＿＿＿＿＿＿＿＿＿＿＿＿＿ 知情人姓名＿＿＿＿＿＿＿＿＿＿＿＿＿＿＿＿

被试人年龄＿＿＿＿＿＿＿＿＿＿＿＿＿＿＿＿ 与被试人关系＿＿＿＿＿＿＿＿＿＿＿＿＿＿

被试人会谈日期＿＿＿＿＿＿＿＿＿＿＿＿＿＿ 知情人会谈日期＿＿＿＿＿＿＿＿＿＿＿＿＿

注:1. 量表结构和内容:老年精神评定量表(PAS)分为被试人和知情人会谈两部分,共 6 个分量表,测量 5 个因子。其中被试人会谈部分包括 3 个分量表:卒中量表、抑郁量表、认知受损量表。知情人会谈部分包括另外 3 个分量表:卒中量表、认知功能下降量表、行为改变量表。

2. 评定方法:PAS 全量表每个条目均采取二级评分,没有该症状或问题回答正确评分为 0,有症状或问题回答错误或拒绝回答评分为 1,不知道或未提问则记为问号。6 个分量表均是总分越高,表示受损越严重。

3. 结果分析:(1)被试人会谈部分:①卒中量表包括 S1、S2、S3、S4、S5、S6,共 6 个条目,用于区别血管型痴呆或非血管型痴呆(主要是阿尔茨海默病)。②抑郁量表:包括 D1、D2、D3、D4、D5、D6、D7、D8、D9、D10、D11、D12,共 12 个条目,用于抑郁症的筛查。③认知受损量表:包括 C1、C2、C3、C4、C5、C6、C7、C8、C9,共 9 个条目,用于痴呆的筛查。(2)知情人会谈部分:①卒中量表:包括 IS1、IS2、IS3、IS4、IS5、IS6,共 6 个条目,用于区别血管型痴呆或非血管型痴呆(主要是阿尔茨海默病)。②认知功能下降量表:包括 CD1、CD2、CD3、CD4、CD5、CD6、CD7、CD8、CD9、CD10,共 10 个条目,用于痴呆的筛查。③行为改变量表:包括 B1、B2、B3、B4、B5、B6、B7、B8、B9、B10、B11、B12、B13、B14、B15,共 15 个条目,用于筛查痴呆与抑郁。(3)总分:所有条目得分之和即为该量表的总分,总分越高,表示受损越严重。

4. 量表应用情况:量表的编制者以堪培拉人群样本建立了常模。常模覆盖了整个人群,包括痴呆与抑郁患者。PAS 评分按年龄组、性别、居住地(社区或收容单位)进行加权,以便与 1990 年堪培拉和昆比恩口结构匹配。PAS 总结剖面图上界定值的设定,是要求能测试出 80% 左右的痴呆与抑郁诊断病例。凡符合 ICD-10 和 DSM-Ⅲ-R 诊断标准者即纳入病例。痴呆和抑郁病例平均剖面图是根据堪培拉、悉尼、日内瓦 3 个样本中收集的病例数据建立的。而血管型和阿尔茨海默病病例的平均剖面图只是根据堪培拉数据建立的。

（二）抑郁自评量表（self-rating depression scale，SDS）

（Zung 编制，王春芳等修订）

填表注意事项：下面有 20 条文字。请仔细阅读每一条，把意思弄明白。然后根据你最近 1 周的实际情况在适当的方格里打"√"，每一条文字后有四个格，表示：没有或很少时间、少部分时间、相当多时间、绝大部分时间或全部时间。

条　目	没有或很少时间	少部分时间	相当多时间	绝大部分时间或全部时间	工作人员评定
1. 我觉得闷闷不乐，情绪低沉。	□	□	□	□	□
2. 我觉得一天中早晨最好。	□	□	□	□	□
3. 我一阵阵哭出来或觉得想哭。	□	□	□	□	□
4. 我晚上睡眠不好。	□	□	□	□	□
5. 我吃得跟平常一样多。	□	□	□	□	□
6. 我与异性密切接触时和以往一样感到愉快。	□	□	□	□	□
7. 我发觉我的体重在下降。	□	□	□	□	□
8. 我有便秘的苦恼。	□	□	□	□	□
9. 我心跳比平常快。	□	□	□	□	□
10. 我无缘无故地感到疲乏。	□	□	□	□	□
11. 我的头脑跟平常一样清楚。	□	□	□	□	□
12. 我觉得经常做的事并没有困难。	□	□	□	□	□
13. 我觉得不安而平静不下来。	□	□	□	□	□
14. 我对将来抱有希望。	□	□	□	□	□
15. 我比平常容易生气激动。	□	□	□	□	□
16. 我觉得做出决定是容易的。	□	□	□	□	□
17. 我觉得自己是个有用的人，有人需要我。	□	□	□	□	□
18. 我的生活过得很有意思。	□	□	□	□	□
19. 我认为如果我死了，别人会过得好些。	□	□	□	□	□
20. 平常感兴趣的事我仍然感兴趣。	□	□	□	□	□

注：1. 量表结构和内容：SDS 含有 20 个项目，每条文字及其所希望引出的症状如下（括号中为症状名称）。

（1）我觉得闷闷不乐，情绪低沉（忧郁）。

*（2）我觉得一天中早晨最好（晨重晚轻）。

（3）我一阵阵哭出来或觉得想哭（易哭）。

（4）我晚上睡眠不好（睡眠障碍）。

（5）我吃得跟平常一样多（食欲减退）。

*（6）我与异性密切接触时和以往一样感到愉快（性兴趣减退）。

（7）我发觉我的体重在下降（体重减轻）。

(8)我有便秘的苦恼(便秘)。

(9)我心跳比平常快(心悸)。

(10)我无缘无故地感到疲乏(易倦)。

*(11)我的头脑跟平常一样清楚(思考困难)。

*(12)我觉得做经常做的事并没有困难(能力减退)。

(13)我觉得不安而平静不下来(不安)。

*(14)我对将来抱有希望(绝望)。

(15)我比平常容易生气激动(易激惹)。

*(16)我觉得做出决定是容易的(决断困难)。

*(17)我觉得自己是个有用的人,有人需要我(无用感)。

*(18)我的生活过得很有意思(生活空虚感)。

(19)我认为如果我死了,别人会过得好些(无价值感)。

*(20)平常感兴趣的事我仍然感兴趣(兴趣丧失)。

上述题目中标有"＊"者为反向评分题。

2. 评定方法:SDS 按症状出现频度评定,分 4 个等级:没有或很少时间,少部分时间,相当多时间,绝大部分或全部时间。若为正向评分题,依次评为粗分 1、2、3、4。反向评分题(前文中有 ＊ 号者),则评为 4、3、2、1。

3. 结果分析:SDS 的主要统计指标是总分,把 20 个项目的各项分数相加,即得到总粗分。即用粗分乘以 1.25 后,取其整数部分,就得到标准总分(index score,Y)。也可通过表格做转换。但在实际应用中,很多使用者仅使用原始粗分。临床使用时可以采用抑郁严重指数(0.25~1.00)来反映被测者的抑郁程度。抑郁严重指数＝粗分(各条目总分)/80(最高总分)。抑郁程度判断方法:无抑郁(抑郁严重指数<0.5);轻度抑郁(抑郁严重指数 0.50~0.59);中度抑郁(抑郁严重指数 0.60~0.69);重度抑郁(抑郁严重指数 0.7 以上)。

4. 量表应用情况:抑郁自评量表由 Zung 编制于 1965 年,是用于心理咨询、抑郁症状筛查及严重程度评定和精神药理学研究的量表之一。其因使用简便,在国内外应用很广。

(三)流调用抑郁自评量表(center for epidemiological survey, depression scale, CES-D)

(Radloff 编制,张明园等修订)

说明:下面是一些你可能有过或感觉到的情况或想法。请按照过去 1 周内你的实际情况或感觉,在适当的格子内打"√"。

没有或几乎没有:过去 1 周内,出现这类情况的日子不超过 1 天。

少有:过去 1 周内,有 1~2 天有这类情况。

常有:过去 1 周内,有 3~4 天有这类情况。

几乎一直有:过去 1 周内,有 5~7 天有这类情况。

条 目	没有或几乎没有	少有	常有	几乎一直有
1. 我因一些小事而烦恼。	☐	☐	☐	☐
2. 我不大想吃东西,我的胃口不好。	☐	☐	☐	☐
3. 即使家属和朋友帮助我,我仍然无法摆脱心中苦闷。	☐	☐	☐	☐
4. 我觉得我和一般人一样好。	☐	☐	☐	☐
5. 我在做事时无法集中自己的注意力。	☐	☐	☐	☐

续表

条　目	没有或几乎没有	少有	常有	几乎一直有
6. 我感到情绪低沉。	□	□	□	□
7. 我感到做任何事都很费力。	□	□	□	□
8: 我觉得前途是有希望的。	□	□	□	□
9. 我觉得我的生活是失败的。	□	□	□	□
10. 我感到害怕。	□	□	□	□
11. 我的睡眠情况不好。	□	□	□	□
12: 我感到高兴。	□	□	□	□
13. 我比平时说话要少。	□	□	□	□
14. 我感到孤单。	□	□	□	□
15. 我觉得人们对我不大好。	□	□	□	□
16: 我觉得生活得很有意思。	□	□	□	□
17. 我曾哭泣。	□	□	□	□
18. 我感到忧愁。	□	□	□	□
19. 我觉得人们不喜欢我。	□	□	□	□
20. 我觉得无法继续我的日常工作。	□	□	□	□

注:1. 量表结构和内容:CES-D共包括20道问题,分别调查20项症状,见表4。

2. 评定方法:CES-D为自评量表,按过去1周内出现相应情况或感觉的频度评定,不足1天者为"没有或几乎没有",1～2天为"少有",3～4天为"常有",5～7天为"几乎一直有"。除下面要提到的反向评分外,均按上述顺序依次评为0、1、2、3分。标有"＊"号的第4、8、12、16题,为反向评分题,即评分顺序为3、2、1、0。如题4:"我觉得我和一般人一样好",自评为"没有这样的感觉",应计"3"分。

3. 结果分析:CES-D分析较简单,主要的统计指标是总分,即20个单项分的总和。总分≤15分为无抑郁症状,16～19分为可能有抑郁症状,≥20分为肯定有抑郁症状。

4. 量表应用情况:此表较广泛地用于流行学调查,用于筛查有抑郁症状的对象,以便进一步检查确诊。也有人用作临床检查,评定抑郁症状的严重程度。和其他抑郁自评量表相比,CES-D更着重于个体的情绪体验,较少涉及抑郁时的躯体症状。文盲或半文盲,一般不宜作为评定对象。

表4　CES-D项目及引出症状

序　号	量表中症状项目原文	引出症状
1	我因一些小事而烦恼	烦恼
2	我不大想吃东西	食欲减退
3	即使家属和朋友帮助我,我仍然无法摆脱心中的苦闷	苦闷感
4＊	我觉得我和一般人一样好	自卑感
5	我在做事时无法集中自己的注意力	注意障碍

序 号	量表中症状项目原文	引出症状
6	我感到情绪低沉	情绪低沉
7	我感到做任何事都很费力	乏力
8*	我觉得前途是有希望的	绝望感
9	我觉得我的生活是失败的	失败感
10	我感到害怕	害怕
11	我的睡眠情况不好	睡眠障碍
12*	我感到高兴	无愉快感
13	我比平时说话要少	言语减少
14	我感到孤单	孤独感
15	我觉得人们对我不大好	敌意感
16*	我觉得生活很有意思	空虚感
17	我曾哭泣	哭泣
18	我感到忧愁	忧愁
19	我觉得人们不喜欢我	被憎恶感
20	我觉得无法继续我的日常工作	能力丧失

（四）Beck 抑郁自评量表（Beck depression rating scale，BDI）

（Beck AJ 编制，郑洪波、郑延平修订）

指导语：以下是一个问卷，由 13 道题组成，每一道题均有 4 个短句，代表 4 个可能的答案。请您仔细阅读每一道题的所有回答（0～3）。读完后，从中选出一个最能反映您今天即此刻情况的句子，在它前面的数字（0～3）上画"○"。然后，再接着回答下一题。

一、0. 我不感到忧郁。

　　1. 我感到忧郁或沮丧。

　　2. 我整天忧郁，无法摆脱。

　　3. 我十分忧郁，已经忍受不住。

二、0. 我对未来并不感到悲观失望。

　　1. 我感到前途不太乐观。

　　2. 我感到我对前途不抱希望。

　　3. 我感到今后毫无希望，不可能有所好转。

三、0. 我并无失败的感觉。

　　1. 我觉得和大多数人相比我是失败的。

　　2. 回顾我的一生，我觉得那是一连串的失败。

　　3. 我觉得我是个彻底失败的人。

四、0. 我并不觉得有什么不满意。

　　1. 我觉得我不能像平时那样享受生活。

2. 任何事情都不能使我感到满意一些。

3. 我对所有的事情都不满意。

五、0. 我没有特殊的内疚感。

1. 我有时感到内疚或觉得自己没价值。

2. 我感到非常内疚。

3. 我觉得自己非常坏,一钱不值。

六、0. 我没有对自己感到失望。

1. 我对自己感到失望。

2. 我讨厌自己。

3. 我憎恨自己。

七、0. 我没有要伤害自己的想法。

1. 我感到还是死掉的好。

2. 我考虑过自杀。

3. 如果有机会,我还会杀了自己。

八、0. 我没失去和他人交往的兴趣。

1. 和平时相比,我和他人交往的兴趣有所减退。

2. 我已失去大部分和人交往的兴趣,我对他们没有感情。

3. 我对他人全无兴趣,也完全不理睬别人。

九、0. 我能像平时一样做出决定。

1. 我尝试避免做决定。

2. 对我而言,做出决定十分困难。

3. 我无法做出任何决定。

十、0. 我觉得我的形象一点也不比过去糟。

1. 我担心我看起来老了,不吸引人了。

2. 我觉得我的外表肯定变了,变得不具吸引力。

3. 我感到我的形象丑陋且讨人厌。

十一、0. 我能像平时那样工作。

1. 我做事时,要额外的努力才能开始。

2. 我必须努力强迫自己,方能干事。

3. 我完全不能做事情。

十二、0. 和以往相比,我并不容易疲倦。

1. 我比过去容易觉得疲乏。

2. 我做任何事都感到疲乏。

3. 我太易疲乏了,不能干任何事。

十三、0. 我的胃口不比过去差。

1. 我的胃口没有过去那样好。

2. 现在我的胃口比过去差多了。

3. 我一点食欲都没有。

注：1. 量表结构和内容：BDI 共 13 项,各项症状分别为：①抑郁；②悲观；③失败感；④满意感缺如；⑤自罪感；⑥自我失望感；⑦消极倾向；⑧社交退缩；⑨犹豫不决；⑩自我形象改变；⑪工作困难；⑫疲乏感；⑬食欲丧失。

2. 评定方法：各项均为 0～3 分四级评分,无该项症状＝0 分；轻度＝1 分；中度＝2 分；严重＝3 分。具体为每一项(问题),均有 4 个短句,让被试者选择最符合他当时心情或情况者。例如,项目 1 抑郁的描述性短句分别为："0. 我不感到忧郁""1. 我感到忧郁或沮丧""2. 我整天忧郁,无法摆脱""3. 我十分忧郁,已经忍受不住",请被试者从 0～3 中选择一项。

3. 结果分析：BDI 只有单项分和总分两项统计指标。Beck 提出,可以用总分来区分抑郁症状的有无及其严重程度：0～4(基本上)无抑郁症状,5～7 轻度,8～15 中度,16 以上严重。

4. 量表应用情况：近年国外一些大型的心血管疾病研究中常常使用 BDI 评定抑郁症状。一般而言,本量表不适合于文盲和低教育人群。

(五)抑郁体验问卷(depressive experiences questionnaire，DEQ)(Blatt 的 66 题版本)

(Blatt 编制,刘秀菊、孟宪璋修订)

指导语：以下列出一些与个人特点和素质有关的陈述。逐条阅读并确定您是否同意以及程度如何。如果您完全同意,选 7；如果强烈反对,选 1；如果您觉得介乎两者之间,请在 1 与 7 之间选择适合您的任一数字。中间值是 4,当您的态度不偏不倚或不能确定时,可选此值。

1＝强烈反对；2＝比较反对；3＝稍微反对；4＝既不反对也不同意；5＝稍微同意；6＝比较同意；7＝完全同意

1. 我尽可能高地为自己设定目标。	1 2 3 4 5 6 7
2. 没有周围人的支持,我将会感到孤立无援。	1 2 3 4 5 6 7
3. 我容易满足于目前的计划和目标,从不去追求更高的目标。	1 2 3 4 5 6 7
4. 我有时觉得自己很高大,有时却又觉得自己很渺小	1 2 3 4 5 6 7
5. 当我与别人形成了密切的关系,我从来没有唯恐失去的感觉。	1 2 3 4 5 6 7
6. 我迫切需要只有别人才能提供的东西。	1 2 3 4 5 6 7
7. 我常发觉自己不能按自己的标准或理想行事。	1 2 3 4 5 6 7
8. 我感到我总能充分发挥自己的潜能。	1 2 3 4 5 6 7
9. 与人缺少长久的关系并不让我忧虑。	1 2 3 4 5 6 7
10. 如果不能达到自己的期望,我会觉得没有价值。	1 2 3 4 5 6 7
11. 许多时候我觉得孤立无援。	1 2 3 4 5 6 7
12. 我很少担心自己的言行会遭到非议。	1 2 3 4 5 6 7
13. 我目前的状况与我的希望之间有相当大的距离。	1 2 3 4 5 6 7
14. 我在激烈的竞争中感到快乐。	1 2 3 4 5 6 7
15. 我觉得有许多责任必须承担。	1 2 3 4 5 6 7
16. 我有时感到内心"空虚"。	1 2 3 4 5 6 7

17. 我不易满足于现状。 1 2 3 4 5 6 7

18. 我不在乎是否达到了别人的要求。 1 2 3 4 5 6 7

19. 当感到寂寞时我会变得恐慌。 1 2 3 4 5 6 7

20. 假如失去一个很亲密的朋友，我会觉得好像是失去了自身的某个重要的部分。

 1 2 3 4 5 6 7

21. 不管我犯过多少错误，人们都不会将我拒之门外。 1 2 3 4 5 6 7

22. 我难于中断使我不愉快的关系。 1 2 3 4 5 6 7

23. 我常常担心会有失去亲密朋友的危险。 1 2 3 4 5 6 7

24. 别人对我要求太高。 1 2 3 4 5 6 7

25. 跟别人一道时，我容易低估或"贱卖"自己。 1 2 3 4 5 6 7

26. 我不大在乎别人怎样报答。 1 2 3 4 5 6 7

27. 两个人的关系不管多么亲密，仍会有摩擦和冲突。 1 2 3 4 5 6 7

28. 我对被别人拒绝的暗示非常敏感。 1 2 3 4 5 6 7

29. 我的成功对家庭很重要。 1 2 3 4 5 6 7

30. 我常常觉得自己令人失望。 1 2 3 4 5 6 7

31. 当别人惹我发火时，我会让他（她）知道我的感受。 1 2 3 4 5 6 7

32. 我持之以恒、不遗余力地取悦或帮助周围的人。 1 2 3 4 5 6 7

33. 我精力（能力、力量）充沛。 1 2 3 4 5 6 7

34. 我发觉很难对朋友的请求说"不"。 1 2 3 4 5 6 7

35. 在一种密切的关系中我绝不会真正感到安全。 1 2 3 4 5 6 7

36. 我对自己的看法常常改变，有时感到自己完美无缺，有时看到自己的不足又觉得自己一无是处。 1 2 3 4 5 6 7

37. 我常因处境改变而恐惧。 1 2 3 4 5 6 7

38. 即便最亲近的人即将离去，我也一样能自己生活下去。 1 2 3 4 5 6 7

39. 人们必须坚持不懈地追求他人的爱：也就是说，爱必须争取。 1 2 3 4 5 6 7

40. 我对他人对自己言行的感受特别敏感。 1 2 3 4 5 6 7

41. 我常因自己的言行而内疚。 1 2 3 4 5 6 7

42. 我是一个独立性强的人。 1 2 3 4 5 6 7

43. 我常感到有罪。 1 2 3 4 5 6 7

44. 我想我是一个很复杂的人，一个具有"多种侧面"的人。 1 2 3 4 5 6 7

45. 我十分担心会冒犯或伤害我所亲近的人。 1 2 3 4 5 6 7

46. 发怒会使我惊慌失措。 1 2 3 4 5 6 7

47. 重要的不是你的身份而是你所取得的成就。 1 2 3 4 5 6 7

48. 不管成功还是失败，我都感觉良好。 1 2 3 4 5 6 7

49. 我很容易把自己的感受和问题放到一边，全身心地关心别人的感受与问题。

	1 2 3 4 5 6 7
50. 假如一个我所关心的人冲我发火,我将担心他会离我而去。	1 2 3 4 5 6 7
51. 当要担负重要责任时,我会感到不自在。	1 2 3 4 5 6 7
52. 与朋友吵架后,我必须尽快承认错误。	1 2 3 4 5 6 7
53. 我不愿承认自身的弱点。	1 2 3 4 5 6 7
54. 重要的是我喜欢自己的工作,而不是我的工作是否得到称赞。	1 2 3 4 5 6 7
55. 与人争吵后,我会感到非常孤独。	1 2 3 4 5 6 7
56. 在与别人的交往中,我很注意别人能给我什么。	1 2 3 4 5 6 7
57. 我很少想到我的家庭。	1 2 3 4 5 6 7
58. 我对亲友的感受时常改变:有时感到怒发冲冠,有时却又柔情似水,情意绵绵。	
	1 2 3 4 5 6 7
59. 我的言行对周围的人影响很大。	1 2 3 4 5 6 7
60. 我有时感到自己"特别"。	1 2 3 4 5 6 7
61. 我成长在一个极端封闭的家庭中。	1 2 3 4 5 6 7
62. 我对自己和自己的成就十分满意。	1 2 3 4 5 6 7
63. 我希望能从亲友那儿得到许多东西。	1 2 3 4 5 6 7
64. 我倾向于对自己过分严厉。	1 2 3 4 5 6 7
65. 独自待着一点也不令我心烦。	1 2 3 4 5 6 7
66. 我经常用准则或目标来对照自己。	1 2 3 4 5 6 7

注:1. 量表结构和内容:DEQ 是一个自评量表,初始问卷包括 66 个李克特型条目,询问受试者对自身及对人际关系的态度。每个叙述都按 7 级回答,从"强烈反对"到"完全同意",中值为 4。

2. 评定方法:Welkowitz 的计分系统的结构包括 3 个因子,它们是依赖、自我批评和有效性。依赖因子包括的条目主要是外部指向性的,以人际关系为核心,包含关注被抛弃、感觉孤独和无助、想与他人亲密、依赖他人等主题,因为害怕别人对自己不满意而避免伤害或冒犯他人。自我批评因子包括的条目主要是内部指向性的,反映了对内疚、空虚、无助、不满和不安全的关注,对不能满足自我设定的、对自己过高的期望和标准而感到担忧和压力,对自己和他人矛盾,倾向于承担责任和自责。有效性因子是抑郁的一种拮抗因素,包括的条目表明对自己的潜力和能力自信,独立且有责任感,对个人的成就感到自豪和满意。

3. 结果分析:自我批评与抑郁关系最为密切,自我批评的个体存在着严厉或苛刻的客体认同,他们有更强烈的死亡意图,自杀尝试更有致命性。

4. 量表应用情况:DEQ 用于测量情感依附型抑郁和内射型抑郁,自问世以来,在国际上得到了广泛的研究和应用。

(六)焦虑自评量表(self-rating anxiety scale,SAS)

(Zung 编制,吴文源修订)

填表注意事项:下面有 20 条文字,请仔细阅读每一条,把意思弄明白。然后根据您最近 1 周的实际情况在适当的方格里打"√",每一条文字后的四个格表示:没有或很少时间、小部分时间、相当多时间、绝大部分或全部时间。

条　目	没有或很少时间	小部分时间	相当多时间	绝大部分或全部时间
1. 我觉得比平常容易紧张和着急。	□	□	□	□
2. 我无缘无故地感到害怕。	□	□	□	□
3. 我容易心里烦乱或觉得惊恐。	□	□	□	□
4. 我觉得我可能将要发疯。	□	□	□	□
5. 我觉得一切都好,也不会发生不幸。	□	□	□	□
6. 我手脚发抖打战。	□	□	□	□
7. 我因为头痛、头颈痛和背痛而苦恼。	□	□	□	□
8. 我感觉容易衰弱和疲乏。	□	□	□	□
9. 我觉得心平气和,并且容易安静坐着。	□	□	□	□
10. 我觉得心跳得很快。	□	□	□	□
11. 我因为一阵阵头晕而苦恼。	□	□	□	□
12. 我有晕倒发作或觉得要晕倒似的。	□	□	□	□
13. 我呼气、吸气都感到很容易。	□	□	□	□
14. 我手脚麻木和刺痛。	□	□	□	□
15. 我因为胃痛和消化不良而苦恼。	□	□	□	□
16. 我常常要小便。	□	□	□	□
17. 我的手常常是干燥温暖的。	□	□	□	□
18. 我脸红发热。	□	□	□	□
19. 我容易入睡,并且一夜睡得很好。	□	□	□	□
20. 我做噩梦。	□	□	□	□

注:1. 量表结构和内容:SAS共20个项目,它们的条文及所希望引出的症状如下:

(1)我觉得比平常容易紧张和着急(焦虑)。

(2)我无缘无故地感到害怕(害怕)。

(3)我容易心里烦乱或觉得惊恐(惊恐)。

(4)我觉得我可能将要发疯(发疯感)。

*(5)我觉得一切都很好,也不会发生什么不幸(不幸预感)。

(6)我手脚发抖打战(手足颤抖)。

(7)我因为头痛、头颈痛和背痛而苦恼(躯体疼痛)。

(8)我感觉容易衰弱和疲乏(乏力)。

*(9)我觉得心平气和,并且容易安静坐着(静坐不能)。

(10)我觉得心跳得很快(心悸)。

(11)我因为一阵阵头晕而苦恼(头晕)。

(12)我有晕倒发作或觉得要晕倒似的(晕厥感)。

*(13)我呼气、吸气都感到很容易(呼吸困难)。

(14)我手脚麻木和刺痛(手足刺痛)。

（15）我因为胃痛和消化不良而苦恼（胃痛，消化不良）。

（16）我常常要小便（尿意频数）。

*（17）我的手常常是干燥温暖的（多汗）。

（18）我脸红发热（面部潮红）。

*（19）我容易入睡，并且一夜睡得很好（睡眠障碍）。

（20）我做噩梦（噩梦）。

上述题目中标有"＊"者为反向评分题。

2. 评定方法：SAS 的主要评定依据为项目所定义的症状出现的频度，共分 4 级：没有或很少时间、小部分时间、相当多时间、绝大部分或全部时间。正向评分题，依次评为 1、2、3、4。反向评分题，则评分 4、3、2、1。

3. 结果分析：SAS 的主要统计指标为总分。在自评者评定结束后，将 20 个项目的各个得分相加，即得总粗分。即用粗分乘以 1.25 后，取其整数部分，就得到标准总分（index score，Y）。不同精神疾病的 SAS 总分（标准分）可参照表 5。

4. 量表应用情况：国外研究认为，SAS 能较准确地反映有焦虑倾向的精神病患者的主观感受，而焦虑又是心理咨询门诊中较常见的一种心理障碍，因此 SAS 可作为咨询门诊中了解焦虑症状的一种自评工具。

表 5　不同精神疾病的 SAS 总分（标准分）

诊　　断	例　　数	总分均值	标准差
焦虑症	22	58.7	13.5
精神分裂症	25	46.4	12.9
抑郁症	96	50.7	13.4
人格障碍	54	51.2	13.2
正常对照组	100	33.8	5.9

参考文献

[1] 陈荷花,严新华. 语言沟通在老年患者中的应用[J]. 咸宁学院学报(医学版),2004(4):299.

[2] 杨明武. 治疗性沟通在老年慢性疾病病人中的应用[J]. 海南医学,2008(10):145,131.

[3] 程霞. 非语言沟通在老年患者护理中的应用[J]. 中国伤残医学,2008(6):112-113.

[4] 刘春燕. 心理沟通对老年患者术前心理的影响[J]. 中国医药科学,2011(11):78,84.

[5] 刘娟. 语言沟通在老年患者护理中的应用[J]. 中国医药导报,2010(12):149,153.

[6] 纪红,张继春. 非语言沟通在老年患者心理护理中的应用[J]. 中国社区医师(医学专业),2011(5):183.

[7] 王元芳. 语言沟通在老年患者护理中的应用效果分析[J]. 中国医药指南,2013(10):707-708.

[8] 瞿慧丽. 浅谈护患沟通在老年糖尿病护理过程中的作用[J]. 中国保健营养,2012(12):2074.

[9] 朱建英,杨婕. 护患沟通在老年病房优质护理服务中的作用[J]. 中国实用医药,2013(14):260-261.

[10] 武建梅. 护患沟通在老年糖尿病患者护理中的效果[J]. 临床合理用药杂志,2014(36):173-174.

[11] 江玉棉,杨宇宁,陈菁菁,等. 治疗性沟通对老年脑卒中病人自我感受负担的影响[J]. 护理研究,2015(35):4406-4408.

[12] 梁桂兰. 护患沟通在老年糖尿病护理过程中的作用[J]. 糖尿病新世界,2014(16):73.

[13] 王素芳. 护患沟通在老年糖尿病护理中的实践效果[J]. 糖尿病新世界,2014(21):137.

[14] 顾军. 刍议护患沟通在老年糖尿病护理过程中的作用[J]. 糖尿病新世界,2014(22):131,133.

[15] 李妍. 护患沟通在老年糖尿病患者临床护理中的效果分析[J]. 糖尿病新世界,2015(5):179.

[16] 林国艳. 护理沟通在老年高血压护理过程中的作用[J]. 世界最新医学信息文摘,2015(16):182-183.

[17] 逯红. 护理沟通在老年高血压护理过程中的作用[J]. 世界最新医学信息文摘,2015(60):207.

[18] 朱英. 非语言沟通在老年患者中的应用技巧[J]. 中国伤残医学,2014(3):290-291.

[19] 黄姣娥,江晋渝,曾灵,等. 以患者为中心的护患沟通在老年患者胃镜检查中的作用[J]. 现代医药卫生,2014(4):485-487.

[20] 李琳,姜慧强,柳涛,等. 有效沟通对老年脑梗死患者康复效果的影响[J]. 中国老年学杂志,2015(20):5941-5942.

[21] 范佳媚. 护患沟通在老年糖尿病护理过程中的作用[J]. 中国现代药物应用,2015(20):251-252.

[22] 陈菁菁. 基于一对一访谈模式的治疗性沟通在老年脑卒中病人护理干预中的应用[J]. 全科护理,2016(35):3675-3678.

[23] 李满香. 护患沟通在老年糖尿病护理过程中的作用[J]. 数理医药学杂志,2016(6):931-932.

[24] 蔡丽清. 护患沟通在老年糖尿病护理过程中的应用及对患者治疗依从性的影响分析[J]. 糖尿病新世界,2017(22):124-125.

[25] 马美琴. 治疗性沟通对老年痴呆照顾者焦虑的影响[J]. 世界最新医学信息文摘,2017(12):67-68.

[26] 渠一丹,计莲娣. 治疗性沟通对老年骨科患者术后负性情绪及睡眠质量的影响[J]. 中国健康心理学杂志,2018(11):1669-1672.

[27] 袁静,何霁,庞晴,等.护患沟通对老年糖尿病患者护理依从性及满意度的影响[J].实用糖尿病杂志,
    2018(3):40-41.

[28] 孙春梅.护患沟通在老年糖尿病护理过程中的作用[J].糖尿病新世界,2018(4):143-144.

[29] 李倩玲,陈凌云,曾丽娟.治疗性沟通对老年脑卒中患者负面情绪水平及应对方式的影响[J].黑龙江医
    学,2018(10):1027-1029.

[30] 王路燕.双边反馈沟通在老年良性前列腺增生手术患者中的应用[J].当代护士(中旬刊),2018(12):
    37-39.

[31] 王亚兰.护患沟通在老年糖尿病患者护理过程中的作用[J].中国继续医学教育,2020(3):169-172.

[32] 王晶,杨芳,韩长利.非语言沟通在老年肾衰竭患者中的应用[J].齐鲁护理杂志,2022(3):143-146.

[33] 才让吉.护患沟通在老年糖尿病护理过程中的效果评价[J].现代养生,2022(13):1078-1080.

[34] 王莉莉.护患沟通在老年糖尿病护理过程中的作用效果及对改善患者病情的影响[J].智慧健康,2022(33):
    253-256,261.

[35] 张月秀.副语言沟通在老年患者护理中的运用[J].国际医药卫生导报,2008(7):102-103.

[36] 马虹颖,杨存美,余小英,等.精细化沟通在老年住院患者健康教育中的应用效果[J].中华现代护理杂
    志,2016(25):3609-3612.

[37] 康玉华,王巧珍,蔡水仙,等.心理沟通对老年择期手术患者术前心理状态的影响[J].中国实用护理杂
    志,2012(8):12-14.

[38] 涂莉莉,张泽英,柯秀菊,等.医患沟通在老年糖尿病患者护理中的作用[A]//中华医学会、中华医学会
    糖尿病学分会.中华医学会糖尿病学分会教育管理研讨会暨2014国际糖尿病教育管理论坛.中华医学
    会、中华医学会糖尿病学分会:中华医学会,2014:162.

[39] 杨平.探讨护患沟通在老年糖尿病护理过程中的应用及对患者治疗依从性影响[J].养生保健指南,2019(36):
    345.

[40] 张云兰.谈护患沟通在老年护理中的重要性[J].健康必读杂志,2012(5):123.

[41] 刘晓红,杨滨.试析护患沟通在老年糖尿病护理过程中的作用情况[J].家庭保健,2020(2):159-160.

[42] 罗仕清.护理沟通在老年高血压护理过程中的作用[J].东方食疗与保健,2015(9):168.

[43] 王萍.科学沟通对老年皮肤病患者焦虑状态的影响[J].中外医学研究,2014(16):109-110.

[44] 杨秀丽.护患沟通在老年糖尿病护理过程中的作用效果及对改善患者病情的影响[J].糖尿病天地,2021(2):210.

[45] 王明霞.护患沟通在老年高血压护理过程中的作用[J].医学信息,2017(46):154.

[46] 陈涌.护患沟通在老年糖尿病护理中的临床疗效评价[J].中国保健营养,2019(26):162.

[47] 蒋玉华.护患沟通在老年糖尿病临床护理中的效果分析[J].医药前沿,2020(28):145-147.

[48] 罗仕清.护理沟通在老年高血压护理过程中的作用[J].东方食疗与保健,2017(9):168.

[49] 冯立娜.加强护患沟通改善老年糖尿病患者治疗依从性的研究[J].中华养生保健,2022(19):58-61.

[50] 韩颖.护患沟通对老年糖尿病患者护理依从性及满意度的影响[J].中华养生保健,2020(9):85-86.

[51] 刘晓红,杨滨.试析护患沟通在老年糖尿病护理过程中的作用情况[J].特别健康,2020(2):159-160.

[52] 王明霞.护理沟通在老年高血压护理过程中的作用[J].医学信息,2015(46):149.

[53] 高会英.护患沟通对老年糖尿病护理中的影响探究[J].糖尿病天地,2019(6):276.

[54] 刘丽香,王巍,杨晓莲.护理沟通在老年高血压护理过程中的作用[J].中国保健营养,2020(6):182.

[55] 丁梅.引导式健康教育结合流程化沟通提高老年高血压自我管理水平的价值[J].健康大视野,2022(3):
    281-282.

[56] 曾玉娟,罗丽琼,李瑞娣,等.语言沟通在老年患者护理中应用的效果分析[J].首都食品与医药,2019(6):
    93-94.

［57］孙敏，吕忠艳，王丽，等．护患沟通在老年糖尿病患者护理中的应用效果［J］．中国当代医药，2019(6)：241-243.

［58］张晓玲．护理沟通在老年患者治疗中的应用价值［J］．实用临床护理学电子杂志，2019(31)：159-160.

［59］王庆玲．SBAR沟通在老年危重患者护理中应用的伦理分析［J］．西南国防医药，2019(8)：871-873.

［60］刘菊兰，侍巧云，杨淑萍．护患沟通在老年糖尿病患者护理中的应用效果体会［J］．现代养生，2019(22)：219-220.

［61］高莲竹．护患沟通对老年糖尿病护理的价值评价［J］．中国医药指南，2019(33)：248-249.

［62］周琴．护理沟通在老年高血压护理过程中的作用［J］．中国社区医师，2021(20)：145-146.

［63］林想红，黄丽珊，刘芳．关怀性沟通对老年腰椎退行性病变患者焦虑情绪影响的探究［J］．卫生职业教育，2021(16)：143-145.

［64］张丽，刘文文．护患沟通在老年糖尿病护理过程中的作用效果及对改善患者病情的影响［J］．沈阳药科大学学报，2021(S1)：117-118.

［65］孔庆红，饶和平，毛翠，等．现代养老护理员培训理论课程及技能训练项目设置调查分析［J］．护理与康复，2018(2)：28-31.

［66］陈春柳．智慧居家医养服务发展路径研究——以温州市"互联网＋健康养老"创新模式为例［J］．决策咨询，2019(4)：50-54.

［67］马英．"嵌入式"老年护理能力本位课程体系的构建与实施——南宁市卫生学校老年护理人才培养模式改革的探索［J］．广西教育，2019(34)：40-41,83.

［68］TERRY P C, LANE A M, FOGARTY G J. Construct validity of the Profile of Mood States – Adolescents for use with adults［J］. Psychology of sport & exercise, 2003,4:125-139.

［69］张春青，钟伯光，姒刚彦，等．情绪调节问卷在中国运动员和学生群体中的信效度检验［J］．中国运动医学杂志，2014(9)：907-913.

［70］WEATHERS F W, LITZ B T, HERMAN D S, et al. The PTSD Checklist (PCL)：Reliability, validity, and diagnostic utility［Z］//Annual convention of the international society for traumatic stress studies. San Antonio, 1993,TX (Vol. 462).

［71］BLANCHARD E, JONES-ALEXANDER J, BUCKLEY T C, et al. Psychometric properties of the PTSD Checklist (PCL). Behaviour research and therapy, 1996,34(8)：669-673.

教学资源索取单

尊敬的老师：

　　您好！

　　感谢您使用林允照等编写的《高龄长者情感交互对话艺术》。

　　为了便于教学，本书另配有课程相关教学资源(扫左侧二维码可见教学资源清单及示例)。如贵校已选用了本书，您把下表中的相关信息以电子邮件方式发至我社即可免费获得。

姓名				专业	
学校		院系		教研室	
学校地址				邮编	
职务		职称		办公电话	
E-mail				手机	
通信地址				邮编	
本书使用情况	用于教学，每学年使用册。				
您对本书的意见或建议					
您还希望从我社获得哪些服务	□教师培训　□寄送样书 □教学研讨活动　□相关图书出版信息□其他				

联系人：李峰伟

联系电话：0592－2188509

厦门大学出版社有限责任公司